U0311479

# 精神心理疾病
# 诊治基础与进展

陈 伟 主编

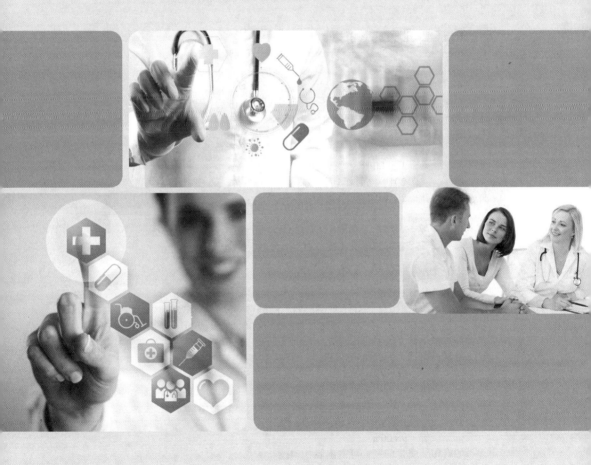

吉林科学技术出版社

**图书在版编目（CIP）数据**

精神心理疾病诊治基础与进展 / 陈伟主编. -- 长春:
吉林科学技术出版社, 2018.6
ISBN 978-7-5578-4646-6

Ⅰ. ①精… Ⅱ. ①陈… Ⅲ. ①心理疾病—诊疗 Ⅳ.
①R395.2

中国版本图书馆CIP数据核字(2018)第140267号

# 精神心理疾病诊治基础与进展

出 版 人　李　梁
责任编辑　孟　波　孙　默
装帧设计　孙　梅
开　　本　787mm×1092mm　1/16
字　　数　332千字
印　　张　17.25
印　　数　1-3000册
版　　次　2019年5月第1版
印　　次　2019年5月第1次印刷

出　　版　吉林出版集团
　　　　　吉林科学技术出版社
发　　行　吉林科学技术出版社
地　　址　长春市人民大街4646号
邮　　编　130021
发行部电话/传真　0431-85635177　85651759　85651628
　　　　　　　　　85677817　85600611　85670016
储运部电话　0431-84612872
编辑部电话　0431-85635186
网　　址　www.jlstp.net
印　　刷　三河市天润建兴印务有限公司

书　　号　ISBN 978-7-5578-4646-6
定　　价　98.00元
如有印装质量问题　可寄出版社调换

# 前　言

　　随着工业化、都市化的进程，我国在经济建设上取得了举世瞩目的成就。但在这过程中，由于劳动力的重新组合，价值观念的改变，家庭结构和人口结构的变化及社会竞争不断加剧，导致人们生活中的心理应激因素增加，带来了新的心理和行为问题。为适应我国精神疾病的变化和对防治工作提出的新要求，编者结合自身多年的临床工作经验撰写了这本《精神心理疾病诊治基础与进展》。

　　在编写过程中，编者注重参阅多个相关专业文献，简明扼要地阐述了常见精神心理障碍的概念，病因相关因素、发病机制、诊断标准和治疗方法等，本书主要对心理疾病的诊断与治疗方法进行了全面分析和总结，详细论述心理疾病药物治疗和心理治疗的进展，着重介绍各种抗抑郁药和抗精神病药、镇静催眠药的临床应用和对病人特殊的指导以及心理障碍患者危急情况的紧急处理等。力求集先进性、实用性、学术性、规范性于一身，方便读者阅读使用。

　　在本书的编写过程中，编者将最丰富的临床知识和各位读者进行分享。但由于编者编写经验不足，加之编写时间仓促，疏漏之处恐在所难免，恳请广大读者和同行们批评指正，以期再版时予以改进、提高，使之逐步完善。

# 目　　录

# 第一章　精神心理疾病的病因与分类

## 第一节　精神障碍的概念与病因

精神障碍是指在生物、心理和社会因素影响下,人体出现的各种精神活动紊乱,表现为具有临床诊断意义的认知、情感和行为等方面的异常,可伴有痛苦体验和(或)功能损害。

精神障碍的病因至今尚未完全阐明,但是,经过半个多世纪以来的大量探索性研究,目前能够达成的共识是,精神疾病不是由单一的致病因素导致的,而是生物、心理、社会因素相互作用的结果。

### 一、精神障碍的生物学因素

影响精神健康和精神疾病的生物学因素大致包括遗传、感染、躯体疾病、创伤、营养不良、毒物等。这些致病因素将在以后的各个章节里详述,这里仅列举遗传、环境、感染与精神障碍的关系。

#### (一)遗传与环境因素

人们早就认识到基因是影响人类和动物正常与异常行为的主要因素。通过对多种精神障碍的遗传方式、遗传度到基因扫描的家族聚集性研究,共同的结论是:精神分裂症、情感障碍、儿童孤独症、神经性厌食症、儿童多动症、惊恐障碍等具有遗传性,是基因将疾病的易感性一代传给一代。

目前,绝大多数的精神障碍都不能用单基因遗传来解释,而是多个基因的相互作用,加上环境因素的参与,产生了疾病。不过,发现与疾病发生关系最为密切的环境因素似乎较容易诱发疾病,因此,改变导致疾病的环境因素,是当前预防精神障碍的重点。

如上所述,在多基因遗传病中,遗传和环境因素的共同作用,决定了某一个体是否患病,其中,遗传因素所产生的影响程度称为遗传度。一旦证明某种疾病有家族聚集现象,下一步的工作就是找出遗传度,然后是遗传方式,最后是找到基因所在位置。

　　了解遗传度最有效的办法是双生子研究,如果疾病与遗传有关,那么同卵双生子的同病率应高于异卵双生子,通过比较同卵双生子和异卵双生子的同病率,即可计算出遗传度。需要强调的是,即使有较高的遗传度,环境因素(社会心理、营养、健康保健等)在疾病的发生、发展、严重程度、表现特点、病程及预后等方面仍起着非常重要的作用。例如精神分裂症同卵双生子同病率不到50%,就是说,具有相同基因的双生子一方患精神分裂症时,另一方患精神分裂症的可能性尚不足50%。人类基因组计划给我们展示了一个光明的前景,通过各种高科技手段和多年的努力,我们将最终找到致病基因。其意义在于,找到了基因,就有可能知道问题的症结所在,例如,如果找到了增加精神分裂症发生危险性的基因,我们就可以了解在脑发育过程中,何时此基因被激活,哪些脑内细胞或通路出了问题,这就为我们的干预提供了有利的时机;另外,遗传学的研究将为我们研究环境因素的致病作用提供帮助。

　　**(二)感染**

　　早在20世纪的早期,我们就已知道,感染因素能影响中枢神经系统,产生精神障碍。

　　例如,通过性传播的苍白密螺旋体苍白亚种(梅毒螺旋体)首先引起生殖系统症状,在多年的潜伏后,进入脑内,成为神经梅毒,导致神经系统的退行性变,表现为痴呆、精神病性症状及麻痹。获得性人类免疫缺陷病毒(HIV)也能进入脑内,产生进行性的认知行为损害,早期表现为记忆损害、注意力不集中及情绪淡漠等,随着时间的推移,出现更为广泛的损害,如缄默症、大小便失禁、截瘫等。有15%～44%的HIV感染者出现痴呆样表现。HIV不是直接感染神经元,而是感染了免疫细胞——单核吞噬细胞,这类细胞死亡后,释放毒素,损伤了周围神经元,引起精神障碍,类似感染还包括诸如单纯疱疹性脑炎、麻疹性脑脊髓炎、慢性脑膜炎、亚急性硬化性全脑炎等。近来还发现,有些儿童在链球菌性咽炎后突然出现强迫症的表现。

## 二、精神障碍的心理、社会因素

　　应激性生活事件、情绪状态、人格特征、性别、家庭养育方式、社会阶层、社会经济状况、种族、文化宗教背景、人际关系等均构成影响疾病的心理、社会因素。心理、社会因素既可以作为发病因素,如反应性精神障碍、创伤后应激障碍、适应障碍等;也可以作为相关因素影响精神障碍的发生、发展,如神经症、心理生理障碍,甚至是精神分裂症等;还可以在躯体疾病的发生、发展中起重要作用,如心身疾病。

### (一)应激与精神障碍

任何个体都不可避免地会遇到各种各样的生活事件,这些生活事件常常是导致个体产生应激反应的应激源。其中,恋爱婚姻与家庭内部问题、学校与工作场所中的人际关系常是主要的应激源。社会生活中的一些共同问题,如战争、洪水、地震、交通事故、种族歧视等,以及个人的某种特殊遭遇,如身体的先天或后天缺陷,某些遗传病、精神病、难治性疾病、被虐待、遗弃、强暴等也可能成为应激源。

在临床上,与急性应激有关的精神障碍主要有急性应激反应和创伤后应激障碍(PTSD)。前者在强烈精神刺激后数分钟至数小时起病,持续时间相对较短(少于1个月),表现为精神运动性兴奋或抑制;后者主要表现为焦虑、恐惧,事后反复回忆和梦中重新体验到精神创伤的情景等。慢性应激反应可能与人格特征关系更大,临床上可见适应障碍等。另外,社会、心理刺激常常作为许多精神障碍的诱因出现,应予充分注意。

除了外来的生活事件外,内部需要得不到满足、动机行为在实施过程中受挫等,也会产生应激反应;长时间的应激则会导致神经症、心身疾病等。

### (二)人格特征与精神障碍

一个具有开朗、乐观性格的人,在人际关系中误会与矛盾较少,即使有也容易获得解决,对挫折的耐受性也较强。与此相反,一个比较拘谨、性格抑郁的人,与他人保持一定距离,心存戒备,不太关心别人,在人际关系中误会与隔阂较多;他们内向、懦弱、回避刺激,在困难面前容易悲观,对心理应激的耐受能力较差,易患神经症、心身疾病、酒精与药物滥用等。人格障碍与精神障碍的关系十分密切,如具有表演型性格的人容易罹患癔症;具有强迫性格的人容易罹患强迫症;分裂样人格障碍者则患精神分裂症的可能性较大。

纵观上述对精神疾病病因学探讨,生物学因素(内在因素)和心理社会因素(外在因素)在精神障碍发生、发展过程中均起着重要作用。实际上,生物学因素与环境因素不能截然分开,它们相互作用、相互影响,共同影响人类的精神活动。

# 第二节 精神障碍的分类与诊断原则

精神障碍分类与诊断标准的制定,是精神病学领域近20年所取得的重大进展之一,它一方面促进了学派间的相互沟通,改善了诊断不一致的问题,有利于临床实践,另一方面在探讨各种精神障碍的病理生理及病理心理机制、心理因素对各种躯体疾病的影响以及新药研制、临床评估和合理用药等方面,也发挥着重要作用。

## 一、常用的精神障碍分类系统

如今在中国精神病学界所使用的精神障碍分类系统有3种:即世界卫生组织(WHO)《国际疾病分类》中的第5章、美国精神病学会的《精神障碍诊断和统计手册》和中国精神障碍分类及诊断标准。

### (一)世界卫生组织精神障碍分类系统

1992年出版的世界卫生组织公布的国际疾病分类第10版(ICD-10),它涉及各科疾病,主要类别如下:

F00~F09 器质性(包括症状性)精神障碍(含痴呆);

F10~F19 使用精神活性物质所致的精神及行为障碍(含酒、药依赖);

F20~F29 精神分裂症、分裂型及妄想性障碍;

F30~F39 心境(情感性)障碍;

F40~F49 神经症性、应激性及躯体形式障碍(含焦虑、强迫和分离性障碍等);

F50~F59 伴有生理障碍及躯体因素的行为综合征(含进食障碍、睡眠障碍、性功能障碍等);

F60~F69 成人的人格与行为障碍;

F70~F79 精神发育迟缓(智力障碍);

F80~F89 心理发育障碍[弥漫性发育障碍(含孤独症)、言语和语言发育障碍、学习技能障碍等];

F90~F98 通常发生于儿童及少年期的行为及精神障碍(多动性障碍、品行障碍、抽动障碍等);

F99 待分类的精神障碍。

## （二）美国精神障碍分类系统

美国的精神障碍分类系统称为《精神障碍诊断与统计手册》(DSM)，1994 年出版了第 4 版(DSM-Ⅳ)。DSM-Ⅳ系统将精神障碍分为 17 大类：①通常在儿童和少年期首次诊断的障碍；②谵妄、痴呆、遗忘及其他认知障碍；③由躯体情况引起、未在他处提及的精神障碍；④与成瘾物质使用有关的障碍；⑤精神分裂症及其他精神病性障碍；⑥心境障碍；⑦焦虑障碍；⑧躯体形式障碍；⑨做作性障碍；⑩分离性障碍；⑪性及性身份障碍；⑫进食障碍；⑬睡眠障碍；⑭未在他处分类的冲动控制障碍；⑮适应障碍；⑯人格障碍；⑰可能成为临床注意焦点的其他情况。

## （三）中国精神障碍分类系统

中国精神疾病分类及诊断标准 2001 年出版了第 3 版(CCMD-3)。CCMD-3 的主要类别如下：

0.器质性精神障碍；

Ⅰ.精神活性物质或非成瘾物质所致精神障碍；

Ⅱ.精神分裂症和其他精神病性障碍；

Ⅲ.情感性精神障碍(心境障碍)；

Ⅳ.癔症、严重应激障碍和适应障碍、神经症；

Ⅴ.心理因素相关生理障碍；

Ⅵ.人格障碍、习惯与冲动控制障碍和性心理障碍；

Ⅶ.精神发育迟滞与童年和少年期心理发育障碍；

Ⅷ.童年和少年期的多动障碍、品行障碍和情绪障碍；

Ⅸ.其他精神障碍和心理卫生情况。

目前，较多的精神病专科医院已经采用 ICD-10 作为临床诊断标准，部分医院仍然使用 CCMD-3，而 DSM-Ⅳ一般用于研究用。

# 二、精神障碍的诊断原则

精神障碍的诊断主要依靠病史和精神检查所获得的资料，首先确定患者的症状，将相关的症状聚类，得出症候群或综合征，也就是症状学诊断。

第二步，结合发病的有关因素及病程特点，遵循诊断分类系统规定的标准，进行疾病诊断，再与具有类似临床表现的疾病相鉴别。

以 ICD-10 为例，每一类精神障碍都有相应的临床描述、诊断要点、鉴别诊断和排除标准。

DSM-Ⅳ采用的是多轴诊断系统,是指采用不同层面或维度来进行疾病诊断的一种诊断方式。目前使用的共有 5 个轴,分别为:

轴Ⅰ:临床障碍;

轴Ⅱ:个性障碍;

轴Ⅲ:躯体情况;

轴Ⅳ:社会心理和环境问题;

轴Ⅴ:全面功能评估。

轴Ⅰ用于记录除人格障碍和精神发育迟滞以外的各种障碍,也包括可能成为临床注意焦点的其他情况。轴Ⅱ主要记录是否具有人格障碍和精神发育迟滞。轴Ⅲ记录目前的躯体情况,它与认识和处理患者的精神障碍可能有关。轴Ⅳ用于报告心理社会和环境问题,它可能影响精神障碍(轴Ⅰ和轴Ⅱ)的诊断、处理和预后。轴Ⅴ用于医生对患者的整个功能水平的判断。轴Ⅳ和轴Ⅴ为特殊的临床科研所设置,便于制定治疗计划和预测转归。

# 第三节　心理疾病是如何发生的

不言而喻,了解心理疾病的病因、发病机制和危险因素对心理疾病的预防、诊断和治疗是极为重要的。很可惜,我们对心理疾病真正的病因知道甚少,这并不奇怪,因为心理活动太复杂,大多数情况下判断是否是病因很难确定,不过我们对发病机制的理解要多一点,因为我们可以借助现代科学手段对心理疾病患者的脑内活动与化学物质变化进行观察和实验,了解人患了心理疾病后脑内活动变化的规律,据此也可以设计治疗方法。由于人类思维偏爱“一种现象具有一种原因”,人们也希望找到某一心理疾病的单一病因,但近百年来对多种心理疾病寻找单一病因所做的研究都确定无疑地遭到了失败。这是因为任何一个具体的行为都不是由一个单一的变量引起的,而是由许多不同的因素决定的。在前一节系统层次理论的论述中,我们说过任一层次的功能变化都会影响其他各个层次的功能。人的心理状态与行为变化既可以与生物系统的各个层次如分子、细胞和器官的功能变化相关(这就是还原的方法,注意:相关不能区分因果),也可以与社会系统如人际、家庭和社会的变化相关(这是宏观的视野),当然还可以与心理系统的认知、情感和行为的相互作用有关。因此,心理疾病的多因观点得到更多的赞同。如 R.M.Nesse 和 G.C.Williams 所说:“各方面不很系统的零星事实说明,大多数精神问题是遗传的前提条件,加上早期生活中的事件、药物与其他环境因素对大脑的综合作用和当前的人际关系、生活处境、认知习惯以及心理动力学复杂的相互关系的结果。"

　　在理解心理疾病如何发生的问题上，学者提出了许多不同的解释模型，其中，应激与易患素质相互作用模型获得较多证据支持。所谓"易患素质"指个体易患某种疾病的倾向，包括遗传基因、个体的心理与生理特征等因素所构成。在应激（包括心理社会应激）的作用下，具有某种易患素质的人可能发生"心理生理疾病"，如高血压病、冠心病、功能性肠病、甲状腺功能亢进、糖尿病等；也可能发生"心理疾病"，如抑郁症、焦虑性疾病及其他精神障碍；还可能出现各种不健康行为，如过度吸烟、喝酒、吸毒、攻击伤人、自杀自伤、进食障碍、厌学、出走或孤独自处等。在此，我们对这个模型进行扼要的讨论。

# 一、基因组

　　家系、双生子和寄养子的研究显示，遗传因素在很多心理疾病的发病中起有相当重要的作用。也就是说，心理疾病如抑郁症、双相障碍、焦虑性疾病及精神分裂症等有其易感基因的基础。我们说的"易感基因"（很多尚未发现）指它们增加了患心理疾病的危险，但不是患心理疾病的唯一原因。即使一个人有某种易感基因，是不是会发病还要看基因和环境的相互作用如何。Matt Ridley 断言："基因既支配人的行为，又接受行为的命令，接受生活方式的调控，它不仅仅携带遗传信息，也对经验作出反应，是基因容许了可塑性和学习。"要使一个基因显现效果，就必须与环境发生相互作用。还有，过去人们认为心理疾病是由单一基因引起的，现在来看这种观念完全错了。事实上同一种心理疾病也可能有不同的基因组合，而且基因之间还有相互作用，形成不同的临床类型。如抑郁症就有几种不同类型，可能涉及不同的基因组合，出现不同的神经化学变化，而且如前所说，还要考虑基因组与环境之间的相互作用，抑郁症的发生才能获得较完整的理解。

　　基因通过对经验作反应而运作，我们可以用洛伦兹对动物"印刻"的研究作为证据。刚出壳的小鹅好像本能地跟随它们的母亲，但更仔细观察发现并非如此，它们固定追随所遇到的第一个移动对象，而且总是跟随着它。通常那个移动的东西是小鹅的母亲，但也可以是具有某种形状和颜色并且能够运动的东西，如二位教授。不论什么物体，只要在它们生命早期某一特定阶段提供了这种感觉，就会被它们当成"母亲"来跟随，这就是"印刻"作用。印刻一旦发生，它就会一直坚持下去，不能再跟随另一个不同的对象。换句话说，洛伦兹的小鹅是在遗传上编好程序，要印刻环境提供给它作为一个模型母亲的任何东西。跟随是本能的，但所跟随的"母亲"则是通过学习才认识到的,人类也是如此。

我们脑内只有部分回路是由基因具体定义的。我们有大约 10 万基因,但我们脑内有超过 10 万亿个突触,基因的数量还没有多到可以决定我们所有精确结构和所有组织的具体位置的地步。基因组严格规定了我们身体的细节构建,也包括脑的整个设计,但是,并非所有的自主发育和运作的回路都是由基因规定的。我们从幼年发育到成人的过程中,脑回路设计表征着我们不断发育的身体及其与这个世界的相互作用,各种好的和坏的情境都不断地被传递到神经系统回路进行表征,个体的经验不断改变着神经联系以及这些联系形成的神经突触的强弱,某些回路随着个体经验的改变而不断修改和改变,另一些回路则大体能维持不变,如某些先天回路既参与免疫、内分泌系统的调节,控制内脏的生物化学运转和本能活动,也对经验修改的回路施加影响。因此,基因组对人的心理和行为影响很大,但不是决定一切。神经突触的可塑性,个体经验能对神经回路不断修改,这些都为心理疾病的治疗康复提供了充分的可能性。

经验对神经回路能不断重塑,对大脑发育有重大影响,我们也可以举出一些研究证据。如:Thorsten Wiesel 和 David Hubel 以猫和猴为实验对象,出生后最初几个月蒙住动物一只眼,那么,那只眼到视觉皮质之间的突触数量就下降,而另一只眼因在使用,相同部位的突触数量则上升。如果在这个关键时期之后再打开被蒙住的那只眼,动物的那只眼也仍然是睁眼瞎。人类在出生至 6 个月的时间内,蒙住儿童眼睛数周,也会对视力造成持久损害。

在"富"鼠与"穷"鼠的研究中,"富"鼠住得宽敞,有梯子、踏车,"穷"鼠住得狭小,笼内无物。数月后,"富"鼠新皮质发育产生出复杂的神经网络,而"穷"鼠神经通路稀疏。两组差异非常显著,"富"鼠大脑更重,做迷宫游戏更聪明。用猴实验,结果一样。

我们曾说,心理依赖于整体的人与环境的相互作用,依赖于身体各部分状态的每时每刻的变化在脑内神经回路中不间断地连续表征。个人生活在人的群体社会中,人的心理活动受到所在的社会文化很大的影响,其时基因的决定作用更小。

## 二、个体生理与心理特征

个体生理与心理特征,包括个体的年龄、性别、躯体健康状况、认知习惯、应对方式、行为模式及其他个性特征。心理疾病有不同的发病年龄,也能见到性别差异,如强迫症常起病于少年期,恐惧症与惊恐障碍以女性多见,抑郁症过去多在中年发病,但现在发病年龄有明显下移,甚至在儿童少年期也可见到,且似有增多的趋势。个体以往的患病历史对心理疾病的易患倾向有很大影响,尤其是对脑部有重大伤害的疾病,如头部外伤、药物对神经的损害以及在儿童少年发育的关键期遭受重大心理创伤等。关于个性特征或行为模式与疾病的关系,A 型行为模式(TABP)可作为一个很好的例子。上世纪 50 年代后期心脏病学家 Friedman 与 Rosenman 开创了 A 型行为模式和冠心病(一种心身疾病)关系的研究。A 型行为模式的主要特征包括:①无缘无故的敌意;②攻击性;③争强好胜;④总是感到时间紧迫,行动匆忙;⑤没有耐心;⑥不停地去实施并不明确的目标;⑦讲话和运动快速而莽撞。在对"A 型行为模式的人易患冠心病"假设的初步检验中,他们随机抽样选择 TABP 与非 TABP 的男性各 83 名,在年龄、饮食、吸烟等大体相等的情况下追踪观察,结果 TABP 男性中冠心病发病率为 28%,而非 TABP 男性中仅有 4%,和 TABP 的假设一致。1960 年,Friedman 与 Rosenman 用 8 年半时间对 3154 名 39～59 岁的健康男性进行了大规模前瞻性研究,发现在此期间内 TABP 者冠心病发病率是非 TABP 者的两倍,并且复发率为非 TABP 者的 5 倍。在研究期间有 80 人死亡,51 例尸体解剖证实其中 25 例死于心脏病。这 25 例中属于 TABP 者 22 例,非 A 型者仅 3 例。不论死于冠心病或其他病,TABP 者尸体解剖的冠状动脉硬化程度比非 A 型者严重得多。1978 年根据美国西部协作组 8 年前瞻性随访研究,TABP 被确认为冠心病的危险因素。该研究表明,TABP 者冠状动脉病(CHD)病死率为非 TABP 的 2 倍。美国国立心、肺、血液研究所(NHLBI)组织专家审议,确认 TABP 与美国中年男性 CHD 危险增加有关。"这种危险性较年龄、收缩压升高、血清胆固醇升高或吸烟等因素的危险为大,相当于后三者相加的强度级别。"由于 NHLBI 的权威认定,TABP 与冠心病的关系一时成了研究热点。但是,也有一些不一致的报告,总体来说,大部分以一般人群为基础的严谨的研究显示,TABP 和发生 CHD 的危险增加有关,而在研究已发生 CHD 的患者中 TABP 似未增加死亡危险。由于这些研究发现的不一致,研究者们趋向于找出 TABP 中的特殊成分,试图确定这些特殊成分与心脏事件和病死率增加的相关性,敌意、愤怒而不是竞争成为关注的焦点。上世纪 80 年代后期,敌意、愤怒与心脏病的关联不断得到研究证实。关于认知习惯、应对方式的问题,我们将在讨论应激的部分再谈。

## 三、应激

应激是一个非常重要而又充满争议的领域。说它重要,是因为很长时期以来,医学关注的是使人患病的细菌、病毒、外伤、中毒及营养不良等生物学因素与物理化学因素,自从提出应激概念以来,大量国内外研究表明,应激,尤其是心理社会应激对人的心身健康构成了重大挑战,和细菌、病毒、外伤等因素一样,是人类许多疾病重要的致病因素;说它充满争议,是因为对应激有许多不同理解与争论,甚至对应激还没有一个一致的定义。或许正是不同观点的争论推动了应激领域十分活跃的研究。现在,大家比较一致的看法是,应激是个体察觉刺激事件对人的内稳态(动态平衡)和负荷能力构成了威胁与挑战,或者超过了个体调整应变能力时出现的心身反应模式。这些刺激事件包括各种内外环境变化事件,称为应激源。

### (一)应激概念的历史演变

Cannon(1914)和 Selye(1936)对应激概念的提出作出了重要贡献。Cannon 第一次科学地描述了动物和人类对危险的战斗或逃跑反应。他发现一系列神经和腺体反应被引发,使躯体作好防御和挣扎或者逃跑的准备,这种反应的中心在下丘脑,包括了许多情绪反应。Selye 则是第一个证实应激能够引起身体损伤的人,他报告了实验动物对伤害性事件的一系列复杂反应,这些事件包括细菌感染、中毒、外伤、强制性束缚、冷、热等。根据 Selye 的应激理论,许多种应激源能引起相同的反应,他称为"普遍适应综合征"(GAS),分为 3 个阶段:警戒反应、抵抗阶段与耗竭阶段。Selye 的应激理论在细节上有不少错误,受到很多的质疑和批评。也许其最大的问题是只关注了生理反应,忽视了内在的心理过程,这在当时应是可以理解的。现在知道应激是整体的反应,既有生理反应也有心理反应。也有学者对他所说的应激反应的"非特异性"提出了质疑,还有学者认为他所说的耗竭阶段中肾上腺皮质激素被消耗殆尽的情况不会发生。虽然有这些缺点或不足,但 Selye 的研究价值不容忽视,他第一个发现了应激可以引起身体损伤,并且强调了皮质醇在应激过程中的重要性。现在我们知道皮质醇过量分泌对大脑确实可以造成损伤,当前脑科学对下丘脑-垂体-肾上腺轴及其功能的研究对认识抑郁、焦虑的发生机制有很大的价值。他的应激三阶段 GAS 也有助于解释慢性应激可能导致心身障碍。

### (二)心理社会应激的概念

Harold.G.Wolff 进一步提出了"心理社会应激"的概念。1952 年他的《应激和疾病》一书出版,在应激概念的基础上发展了心理应激与应激性生活变化的概念,认为应激可以成为人类疾病的致病因素。他断言:"人应对社会生活中出现的象征性威胁的能力不足,使其在对各种心理社会刺激作反应时容易出现适应不良性心理生理反应或疾病。"家庭和社会结构的破坏、基本需要不能满足、个人目标与潜能受阻是具有致病性的应激性刺激。各种威胁、象征性的危险以及诸如丧偶、结婚、退休、战争等应激性事件或情境也可以是有害的。Wolff 与其同事研究了生活变化对健康的影响,描述细致,测量了心理和生理参数,令人印象深刻,成为心身医学研究的一个典范。

### (三)应激源分类

应激源现在通常分为 4 类:①重大生活变化事件,如亲人丧亡、婚恋纠纷、子女离家等;②生活琐事,又被称为微小应激源;③职业或工作压力,如劳动条件、工作负荷与人际关系等;④自然灾害与重大社会变动等。1967 年为了评估生活变化的应激与疾病的关系,Holmes 与 Rahe 编制了一个由 43 个条目组成的"社会再适应评定量表"(SRRS)。该量表能根据人们的生活变化单位分值对疾病进行预测,研究表明应激性生活事件可导致情绪痛苦,增加个体患身体疾病的易感性,从而引起发病,或使原先的疾病加重。该量表被广泛采用,在预测与应激有关的疾病方面被认为是有效的。但是,许多研究者认为这个量表存在一些缺陷,例如它没有考虑不同的人对同一生活变化事件常有不同的认知评价;列入条目的内容既有积极的,也有消极的,二者混杂;虽然量表能说明应激与健康的关系,但对疾病的预测效度较低。而且,其中一些条目早已过时。所以,我国学者对这一量表做了改进,这里不再赘述。

### (四)应激认知评价模型与两类应对策略

应激源经过哪些中介引起应激反应?1966 年 R.Lazarus 提出的应激认知评价模型对我们理解这个问题很有帮助。应激中介指机体将应激源的传入信息转变为输出信息,即应激反应的内在加工过程,包括心理中介和心理生理中介。研究认为,应激的心理中介首先是察觉与认知评价。如果对应激源所造成的威胁或挑战没有察觉,当然也谈不上什么应激。Lazarus 认为,对应激源的认知评价可分为初级评价与二级评价两类,初级评价指刺激事件的性质对个体是有利还是有害的评估;二级评价则是指可供利用的应对手段及有效改善可能性的评估。换言之,应激反应是经过两次评价发生的:首先个体是要察觉并评估刺激事件有利还是有害,然后是有没有可以利用的应对手段或解决方法。

一般而言,个体对刺激事件所作的判断有三:①同自己无关;②是好事;③是应激性事件。Lazarus 对应激性评价进一步分为三类:第一类为"丧失-伤害"的评价。丧失包括具体的或抽象的丧失,真实的或预期的。亲人丧亡、子女远离、失业、未能升学或财产损失是具体、真实的丧失;名誉损失、自尊遭到贬低、社会地位下降则比较抽象;预期目标未能实现,如未能考进自己向往的学校,未能完成工作指标,未能如愿晋升职称或职务等等。不管这些丧失是否真实,只要个体评价为丧失,则不可避免会引起消极情绪反应,常见情绪低落、怨恨、不安。伤害则包括他人对自己的攻击、诽谤、婚姻被骗或对身体造成伤害等,其中也常包含某些丧失引起的愤怒、怨恨、敌视、焦虑、恐惧或悲伤等情绪反应。第二类为"威胁"的评价。通常是对人体或心理可能有危险含义的事件,例如,患了癌症感受到生存、致残或疼痛的危险;工作任务过重有不能完成的危险;突发灾祸有伤及自身的可能等。人处于被威胁的情境时通常有焦虑、恐惧的情绪体验,伴发回避行为。第三类为"挑战"的评价。通常是面临符合个人需要但又包含有一定程度风险的事件时容易视为挑战,此时应激反应常常包含兴奋、期待和努力应对的成分,同前述两类评价比较对健康的消极影响较小。例如,职务提升既是符合个人期望又可能有更大的压力时就被视为挑战;一项研究课题难度很大但又非常有价值,也是对研究者的挑战。

二级评价是对应对资源及改善可能性的认知,强烈影响我们对刺激事件的应对方式。如果个体对刺激事件作出应激性的初级评价之后,觉得自己无法应对,则将产生很强的应激反应,情绪焦虑、恐惧、无助、失望;行为倾向于逃避;伴有程度不等的生理表现。如果对刺激事件的初级评价虽然是应激性的,但觉得自己有解决问题的经验,自信有能力应对困难,那么,即使有应激反应也不会太强、不会持久。

Lazarus 于 1991 年提出"核心关系主题"在应激认知评价中的重要性,他认为在应激过程中每一种特定的情绪由其特定的核心关系主题所决定,如果关系有害则导致负性情绪,如果关系有利则导致正性情绪。例如,面对不确定的威胁导致焦虑;体验一种无可挽回的丧失将导致悲哀。我们将在后面的章节里进一步详加讨论。

从 Lazarus 的应激评价模型,我们可以知道认知评价对应激反应的发生、强度与持久性有极为重要的影响。为了缓和应激反应,可以引出两种策略:一是聚焦于情绪的应对。由于应激性认知评价导致应激反应,有情绪、行为和生理成分,负性情绪使人痛苦,若要缓和情绪痛苦,则要改变认知评价。例如,不会游泳的人下水时感到有溺水的危险,体验到特别焦虑与恐惧,因此不敢下水或下水后马上又上岸。如果在他人帮助下学会了在水中浮起,能顺利地换气,就不会再感到溺水危险,而觉得是愉快的运动,他的焦虑与恐惧反应随之消失。聚焦于情绪的应对方法还有疏泄,采取积极的行为活动或放松训练等。另一是聚焦于问题解决的应对,这就是解决应激源的问题。增强我们的应对能力,开发潜能,提供希望是主要方法。为了增强解决问题的能力,需要多方面了解信息,了解问题所在;还应分解问题,提高应对的信心;给予充分有效的社会支持等。

### （五）应激的心理生理性中介机制

心理生理性中介机制的研究近 20 多年来取得了很多进展,有助于理解应激源信息经过认知评价后如何引起应激反应的生理改变,这里只作扼要评述。以前曾用心理植物神经、心理内分泌与心理免疫三种中介分开叙述,容易使人误解这三者是独立运作的。事实上,这三大调节系统是互相联系、互相影响,形成一个完整的网络系统。所以,现在认为应激反应是通过激活"应激系统"(包括自主神经、内分泌与免疫系统)而产生的。"应激系统"主要由分布于下丘脑室旁核(PVN)的促皮质素释放激素(CRH)组成 PVN-CRH 系统和脑干蓝斑(LC)的去甲肾上腺素神经元(NE)及有关的自主神经分支组成。这两个组分有相互作用,中枢神经系统内的神经递质如 5-羟色胺、乙酰胆碱、GABA 及阿片肽和糖皮质类固醇对这两组分也分别有兴奋或抑制作用。危急情况下,杏仁核被激活,引起一系列生理变化与情绪反应,现在认为这是应激的主要中介结构;而海马主司人的记忆,对杏仁核提供联想的信息。应激时 LC-NE/交感系统可激活新皮质、新边缘系的多巴胺(DA)系统,与认知功能、动机强化及奖励有关。"应激系统"被激活后可以引起许多生理功能改变,包括自主神经变化、ACTH、糖皮质激素以及免疫功能的变化,人类的许多疾病被认为与"应激系统"的功能失调有关,在有某种易患素质的人中容易产生心理生理疾病或称为心身疾病。

## 第四节 负性情绪是心理障碍的中心

负性情绪是心理障碍的中心,是心理障碍患者感到痛苦的主要成分,这样说是有充分依据的。首先,因为常见的心理障碍如抑郁症、焦虑症、恐惧症、强迫症以及疑病症等的临床表现中心都是负性情绪,正是这些负性情绪使患者感到极其痛苦。从神经生物学的研究来看,情绪的本质是身体状态变化的总和,负性情绪与其情绪性身体状态相对应,此时我们的感受常觉得很痛苦。我们天生就具有一种神经机制,即基本情绪机制,可以对某类刺激产生相应的躯体状态。情绪心理学研究表明:在满足个体目标或有希望达到目标的事件时产生正性情绪,在伤害或威胁个体利害关系的事件时产生负性情绪。借助于痛苦或愉快的情绪体验,我们学习并改善对生存环境的反应,不断进行自我调节以获得满意的适应。在这种意义上,情绪是我们生物调节机制的明确表达,既传达我们内稳态变动的信息,对我们内在心理进行引导,又参与推理过程,并对应激源作出适应性反应,维护我们的整体和谐。提出这个看法是为了对心理障碍患者的痛苦情绪作进一步考察,因为所有治疗的目的都是帮助患者减轻痛苦。这里我们要对情绪与感受的概念、情绪心理学理论、情绪分类、情绪的神经生理基础进行较深入的讨论。

## 一、情绪与感受

愉悦、欢乐、欣快、狂喜、悲哀、沮丧、抑郁、害怕、焦虑、愤怒、敌意及平静,这些与另一些其他的情绪赋予我们生活多样的色彩。它们给予我们丰富的体验,使我们的行动充满情感和个性特色。如前所说,情绪障碍是几种主要心理疾病的中心,需要临床医生的认真关注。一种情绪状态具有两种成分:一是明显且特有的躯体感觉;另一是意识的感受。例如我们感到心脏剧烈跳动的同时,我们的意识感到害怕。为了区分这两种成分,情绪这个词有时仅用于指身体状态(如情绪状态),而感受这个词用于指意识的感觉。

像知觉和动作一样,情绪状态与感受是由脑内独立的神经回路介导的。事实上,很多影响心理的药物,包括成瘾的毒物与治疗药物,都是作用于特殊的与情绪状态及感受关联的神经回路而起作用的。

意识的感受是经由大脑皮质、部分经扣带回皮质和额叶皮质而产生,情绪状态则经由一组外周的、自主神经的、内分泌和骨骼肌运动反应所形成。这些反应涉及一些皮质下结构:杏仁核、海马及脑干。当我们受到惊吓时,我们不仅感到害怕,也体验到心率加快和呼吸急促、口干、肌肉紧张、手掌出汗等,所有这些反应都由皮质下结构调节。欲理解一种情绪,例如,害怕,我们就需要理解皮质表征的认知感受与皮质下结构调节的生理表现的关系。

情绪如何在脑内表征?分析情绪的神经基础涉及四个问题:第一,我们必须理解刺激如何获得情绪意义,意识的认知过程与自动的潜意识过程在决定一个特定时刻的特定刺激是否具有情绪意义方面起什么作用。第二,我们必须理解,一旦一种刺激获得了情绪意义,某种自主神经和骨骼肌运动反应是如何被促发的。第三,我们必须确认感受的大脑皮质神经回路。第四,我们需要理解躯体的情绪状态与意识的感受状态如何相互作用,即如何从周围的、自主神经的和骨骼肌运动的系统反馈到大脑皮质,进而塑造情绪体验。现在我们简要描述控制情绪的基础的神经系统模型:情绪一般是由一种特殊刺激引发的,这种刺激同时作用于新皮质和皮质下结构(如杏仁核),进而,皮质结构与杏仁核等皮质下结构调节介导情绪行为外周表现的系统。特定的情绪体验是新皮质、皮质下结构以及从周围受体来的反馈信息之间相互对话的一种功能。

## 二、情绪的功能

情绪的外周、骨骼肌运动与自主神经方面的成分具有准备与社会联系的功能。准备功能涉及两个方面，一是普遍性唤起，为有机体作为一个整体而行动作准备；另一个是特殊唤起，为有机体的特定行为作准备。您在商店购买了一件上衣，回家后发现是件次品，您感到生气，肌肉紧张，马上要去同商家交涉。您可以发现此时的愤怒情绪已经成为您去找商家交涉的动机，生理唤起为您去交涉做好了准备，您的情绪引导您出行直到完成交涉的目标。

普遍和特殊唤起的机制协同工作，为了应对正在进行的和即将到来的事件在外周（肌肉、腺体、血管）和大脑皮质进行准备。除了特别例外，适度唤起增强智能与物理操作。良好的情绪对人的认知、学习记忆能力、创造性思维能力有积极影响，能使人有更高的效率和创造性解决问题的方式。但唤起过度或唤起不足都可引起操作效能下降。例如，面临考试的学生如果生理唤起适度，那么他或她可以高效能地发挥自己的学习记忆能力，获得出色的成绩。但如果过度唤起出现焦虑，那就可能抑制思维与记忆，甚至出现头脑空白的体验。同样，如果唤起不足，未能对考试做好充分准备，其结果也是可以想象的。

情绪的外周成分还有与别人联系的功能。人类情绪的社交功能主要由骨骼肌运动系统承担，特别是由控制面部表情与姿势的肌肉所发出的信息。研究显示，生活在不同国家的儿童有很多相似的情绪反应，并且能被其他儿童识别，这表明有些情绪反应模式是天生的，是遗传得来的一种躯体和心理上复杂的变化模式，它们被"预置"在人脑里，以便对特定的刺激或处境作出情绪反应，从而适应各种环境，这些情绪被认为是基本情绪。研究同样显示，在早期基本情绪的基础上经由后天经验的学习、认知评价和联想逐渐形成的次级情绪也是存在的，而且情绪表达很早就受到社会文化的制约。在一项研究中，中国 11 个月大的婴儿比起与他们同龄的日本和美国婴儿，情绪表达一直偏少。不同的文化建立起不同的社会规范，规定人们应该有哪些特定的情绪反应，以及对特定人群的成员而言，哪些情绪表达是社会适应的，所以，我们既可以看到全人类在特定范围内的情绪表达分享着相同的基因遗传机制，同时我们也看到在不同的文化影响下情绪表达存在很大差异。

## 三、情绪的心理学理论

### (一)詹姆斯-兰格理论

詹姆斯-兰格理论是情绪理论中很著名的一个,由詹姆斯和兰格同时提出。其所以著名是因为詹姆斯第一个对情绪提出了科学定义,既推动了对情绪的实证研究,又引发了长达一百多年的争议。詹姆斯说:"在对周围存在现实知觉之后,躯体便发生一系列变化,我们对这些躯体变化的感受就是情绪。"这就是说,情绪是对躯体外周信息的认知反应,将情绪定义为一种明确的躯体表达,其理论核心是与外在环境相联系的内在的躯体变化引发了人们所体验的情绪。他举例说,当我们遇到可能的危险,如在我们前进的道路当中有一只熊坐着,对熊的凶猛评估本身并不能产生意识体验的情绪状态,直到我们逃走前我们并不体验害怕。这就是说,我们本能地逃走,然后我们的意识对动作和身体变化(如心跳与呼吸加快)进行解释,好像逃走是害怕驱动似的。詹姆斯与兰格提出了一种假说:感受状态,即对情绪的意识体验,是在脑皮质接收了我们生理变化的信号之后出现的。先有某种生理变化,如血压、心率及肌紧张的增加或降低,而后我们才有感受。詹姆斯写道:"我们感到悲伤是因为我们哭泣,愤怒是因为我们攻击,恐惧是因为我们颤抖,而不是因为悲伤引起哭泣,愤怒引起攻击,恐惧引起颤抖。"按照这个观点,情绪是对来自外周信息的认知反应。

现在有一些实验证据对詹姆斯-兰格理论的某些方面提供了支持。例如,客观上能区分的不同情绪与特定自主神经、内分泌和随意运动反应的模式相关:悲伤会导致高心率,快乐则导致低心率,虽然气愤和恐惧都会使心率加速,但气愤会导致高的皮肤温度,而恐惧则导致低的皮肤温度;而且,脊髓受到严重意外损伤的患者由于缺失自主神经系统反馈而情绪体验的强度减弱。在临床实践上,这种理论提供了治疗心理障碍的一种有用的策略:欲减轻患者负性情绪体验的痛苦,就必须鼓励患者改变其躯体状态。如欲治疗恐惧或焦虑,就要改变患者的逃跑行为,因为正是逃跑引起或加强了恐惧的体验。

不过,詹姆斯-兰格理论不能解释情绪行为的某些方面。例如,一个人的情绪可以在生理变化消退之后仍然持续地被唤起,假如生理反馈是唯一的控制因素,那么情绪不应当比生理变化持久;也不好解释一个人在威胁已经解除之后很长时间还会感到害怕。某些感受的到来比这些感受相关联的身体状态的变化要快得多,因此,情绪体验除了是皮质对躯体外周变化信息的解释以外,还可能有其他的神经机制。有学者认为詹姆斯提出的情绪与感受假设是具有远见卓识的,他认为情绪的本质就是身体状态变化的总和,而感受某种情绪的本质就是对这些变化以及引发这一过程的心理表象的体验。感受的基础是同时由神经化学物质所引发的认知过程的变化来完成的。他对詹姆斯理论的批评是,该理论没有提及引发情绪的场景的心理评估过程,对情绪在认知以及行为中的作用几乎只字未提。也许最大的挑战是来自 W.B.Cannon 的研究,他指出人处于危险情境的时候出现"战斗或逃避反应",这种反应是由自主神经系统的交感神经为中介的,并且不依赖于特定的情绪性刺激。他认为对情绪性刺激的生理反应是无差别地传送到皮质的,没有证据支持在情绪反应中内脏器官具有特定的反应模式。

### (二)坎农-巴德理论

坎农和巴德对詹姆斯-兰格理论提出了一系列质疑,例如,他们提到通过手术切断内脏与中枢神经系统的联系,实验动物仍然会继续存在情绪反应;而且内脏反应太慢了,不足以成为引发情绪的来源。坎农与巴德提出,两个皮质下结构——下丘脑与丘脑,在介导情绪过程中起着关键作用,包括调节情绪的外周信号和提供皮质情绪认知过程需要的信息。他们认为,一个情绪唤起的刺激同时产生两种效应,通过交感神经系统导致躯体上的唤起,并通过皮质得到情绪的主观感受,两者没有因果关系。这个理论最重要的意义在于强调了情绪发生的神经生理学基础,引发了后来许多情绪的神经生理学研究。

意识的情绪感受是在躯体变化后出现还是躯体变化在感受后出现,这一问题争论了很多年。日益增多的看法是,情绪或许是在杏仁核水平、下丘脑介导的外周水平和脑皮质介导的中枢水平之间动态的、不断进行的相互作用的结果。

### (三)沙赫特理论

詹姆斯-兰格的情绪理论首先由斯坦利·沙赫特提出、新近由 Antonio Damasio 进行了重要的改进。20 世纪 60 年代,Schachter 设计了一系列巧妙的实验,其对实验结果的解释有广泛的启发价值。

按他的理论,情绪体验是一种生理唤起和认知评价相结合的状态,两者对情绪的发生同等重要,生理唤起是情绪序列的第一步,然后个体对生理唤起进行评价,为生理唤起设定精确方向,决定哪个情绪标签最合适。由于个体对唤起的认知解释不同,从而有不同的情绪体验。Schachter 认为通过生理唤起和认知评价之间非常紧密的相互关联及相互作用,可以对情绪进行控制,这就是 Schachter 的情绪两因素理论。沙赫特的一个实验是:将志愿者分为 3 组,都注射肾上腺素,使被试都处于同样的生理激活状态。注射前告诉第 1 组被试注射后会出现心悸、手抖等副作用;对第2组仅说明手脚会有点痒,无其他感觉;对第3组不作任何说明。然后将所有被试置于令人发笑或惹人发怒的情境中,结果发现:第2和第3两组在愉快情境中显得愉快,在激怒情境中怒气冲冲,而第1组被试已知会有生理激活反应,则无第2、3组被试的愉快或愤怒的体验。Schachter解释说,尽管被试的生理激活状态相同,但由于在环境的影响下导致对生理激活的认知解释不同,因而产生不同的情绪体验。他提出,皮质将外周来的信号甚至非特异信号转化成特殊的感受,与个体的预期和社会关系背景一致,皮质对躯体外周信息创造一种认知反应,这就是情绪的感受。

Damasio则使之更为精致,他认为,情绪是一种简单或复杂的心理评价过程,以及对评价过程产生的痕迹反应两者的组合。痕迹反应主要指向身体,可以产生一种情绪性身体状态;同时也指向脑(脑干的神经递质核团),可以产生其他心理变化。感受状态,即情绪体验,主要是人脑构建对躯体反应进行解释的事件。新近的研究表明,自主神经反应并不像坎农相信的那样都是同样的、一成不变的,不同的情绪状态伴随不同的自主神经活动模式。曼德勒(G. Mandler)对cannon批评James的两点意见(即切断内脏反馈信息的神经联系后情绪行为依然发生,及情绪产生速度远快于内脏反应)为James进行了辩护。他指出由于先前情绪行为反应的出现,情绪行为反应可以形成对外部刺激的条件反射,因而情绪行为可以在内脏器官产生反应前发生,或在没有内脏器官参与的情况下发生。

### (四)阿诺德理论

MagdaAmold认为:情绪是对一个情境可能有害或有利的潜意识评价的产物,而感受是潜意识评价在意识中的反映。因此,感受是以一种特别方式进行反应的倾向,而不是反应本身,人们情绪彼此不同是因为它们引发不同的动作倾向。同詹姆斯-兰格理论不同,Arnold的观点不要求我们在体验情绪时有自主神经反应。大多数意见认为,Amold的"评价"理论对情绪如何发生提供了一种很好的、全面的描述:先是潜意识对一种刺激的隐性评价,跟着是动作倾向,然后是外周反应,最后是意识体验。她认为我们往往会从自身出发,即时地、自动地、不知不觉地对我们所碰到的任何事物进行评价,我们将趋近于那些被评价为"好"的事物,避开那些被评价为"坏"的事物,忽视那些被评价为无关的事物。评价过程使我们产生了要做些什么的倾向,如果这种倾向很强烈,那么它就可以被称为情绪。评价依赖于记忆和期待,整个评价过程相当复杂,而且是瞬时发生的。

### (五)拉扎勒斯理论与核心关系主题

拉扎勒斯是另一位认知评价观点的倡导者,他坚持"情绪体验不能被简单理解为在个人或大脑中发生了什么,而要考虑和评估与环境的相互作用"。斯托曼认为,在所有情绪理论中拉扎勒斯理论是最好的,非常全面,从各个可能的角度对情绪进行了考察,具有一定的应用价值。评价是 Lazarus 观点中的核心概念,我们对每一个遇到的刺激进行评价时,都会考虑这一刺激与我们的相关性和意义,这就是认知过程,情绪则是它的一部分。并且他强调评价通常是在潜意识状态下发生的,他认为每种情绪反应都是某种特殊种类的认知或评价活动的一种功能。Lazarus的观点认为情绪是人类进化遗传的一部分,具有适应的功能。他指出,情绪有生物、心理和社会文化的成分,同时具有行为、生理和认知(主观感受)这三个水平,这三个水平都非常重要,三者之间可能存在某种联系的模式则是情绪的一个显著特征。应对是拉扎勒斯情绪理论的重要成分,在我们与环境的相互作用中,所有刺激信息都会经过初级评价与二级评价,我们就持续不断地进行应对。应对过程始终影响着我们的行动倾向和相应的生理模式;应对又具有反馈作用,并通过其对个人的意义影响着评价和情绪,我们的认知和情绪反应也随之改变。

## 四、情绪的分类

　　学者们同意存在着基本情绪,与基本情绪相对应的称为复合情绪或次级情绪。所谓基本情绪是天生的、预组织的,是人生早期就有的情绪,它们由人类祖先进化而来、具有适应功能的生物调节机制的表达。在早期情绪基础上逐步建立起来的成年后体验的情绪,称为次级情绪,在人的成长过程中,由于人的社会化发展,对信息的评价能力与认知能力的发展,认知与情绪的相互作用,产生的情绪大多是复合情绪。在实际生活中,任何情绪体验都是一个思维、记忆、情感、躯体变化和行为的复杂混合体,并处于不断的变化之中。认知评价交织在这一混合体中,成为情绪的一部分。Zajonc 认为情绪独立于认知,某些情绪反应发生很快,在详细的认知分析之前就已产生。Lazarus 则认为,认知不仅在情绪反应之前,而且是把情绪带来的主要动因。如果情绪反应很快,那是因为它们有同样快的自动评价的结果。人们不能报告这种初级评价,因为认知过程本质上包含了不随意和潜意识的评价。现在认知评价对情绪发生与调节的意义已为多数学者公认,临床上关于情绪障碍病因与治疗的认知理论已成为临床心理学的主流。基本情绪的数量则无一致意见,多数学者同意快乐、愤怒、恐惧、悲哀这四种情绪模式属于基本情绪,欧特雷和约翰逊-莱尔德列举了 5 种基本的、通用的人类情绪模式:快乐、悲伤、焦虑(或恐惧)、愤怒和厌恶,他们认为这些情绪模式的任何一种对其他情绪模式都有抑制作用(这种观点为我国古代"以情胜情"的情绪认知疗法提供了佐证)。在这 5 种基本情绪中,快乐,除了病态的情绪高涨,如躁狂发作,通常是正面情绪。但由于心理学更多地关注负面情绪的研究,忽视对正面情绪的探索,故实证研究较少。C.E.Izard 认为快乐通常与满意和充满信心有关,而且常常包括了对爱或被爱的感受。在压力或负面情绪消失之后或者完成创造性工作之后,我们似乎常会体验到快乐。快乐意味着行为系统最佳的功能状态,所以人总是追求快乐,趋乐避苦是人的一条心理与行为规律。快乐与其他情绪之间存在着相互作用,对知觉和认知有一定影响,而且与价值观有关。快乐存在个体差异,每个人对快乐有不同的倾向和接受能力。焦虑、恐惧、悲伤通常认为是负面情绪,非常痛苦,但如前所说,它们对人类的适应是有价值的。Izard 同样指出,它们也会与其他情绪如愤怒、羞耻感等发生相互作用。愤怒常被视为负面情绪,因为它伴随着攻击、暴力的行为倾向,但是对愤怒的体验和表达可能是积极的,对于集中能量进行防御非常重要。厌恶与前几种负面情绪不同,厌恶与拒绝那些不洁食物或者味道不好的东西有关,虽然厌恶有跨文化的共通性,但我们对许多事物的厌恶是习得的,认知对这种情绪体验是必要的,只有在个体识别和理解这种情绪的认知能力发展之后,这种情绪才能发展起来。这些负面情绪令人痛苦,但它们是不应当被否定的,也不一定是要避免的,它们可能只是向个体提供了一些有用的信息:个体的认知结构和行为习惯需要通过某些方式进行改变。G.Mandler 还假设:"情绪的感受具有动机的特性,能导致趋避行为的产生。"这样就将情绪与人的行为动机联系起来。上面说的是 5 种基本情绪,如果对同一情境有几种不同的解释性评价,或对一种情绪产生继发性评价,复合情绪就会出现。Oatley 和 Johnson-Laird 认为情绪是认知系统不同部分之间的交流,也是社会中不同个体之间的交流。Lazarus 考虑情绪具有生物学因素又有社会文化因素,他同时指出,社会文化可以通过 4 条途径影响情绪:

1.通过我们感知情绪性刺激的方式。

2.通过直接改变情绪的表达。

3.通过决定社会关系和判断。

4.通过高度仪式化的行为(如丧亲悲痛的哀悼仪式)。

对情绪的分析,关于情绪的成分、情绪的引起、情绪的功能与不同情绪之间的相互作用以及情绪系统与认知、行为、生理系统的相互作用和协同,对于认知行为治疗实践有非常重要的意义。

# 第二章　精神疾病症状学

## 第一节　概述

精神活动是大脑生理功能的具体表现,当大脑功能出现异常时,临床表现为异常的精神活动,精神症状是异常的精神活动,但异常的精神活动不完全等于精神症状。

为了判定某一种精神活动是否正常,一般应从以下几个方面进行对比分析:

1.纵向比较,即与其过去一贯表现相比较,是否一致?

2.横向比较,即与大多数正常人的精神状态相比较,是否一致?

3.还要分析这种现象是否由客观原因造成。

4.精神症状的判断必须与患者的过去、现在进行比较,并结合其处境、症状的频度、持续时间和严重程度进行综合。能否发现患者的精神症状,特别是某些隐蔽的症状常取决于医患关系及检查技巧。

异常的精神活动通过人的外显行为如言谈、书写、表情、动作行为等表现出来(即精神疾病的临床表现),称之为精神症状。研究精神症状科学称为症状学,症状学又称现象学或精神病理学。

人们对精神症状的认识的4个发展阶段:

1.第一阶段　19世纪个别症状阶段,人们认识的精神症状只是一个一个的个别症状。

2.第二阶段　20世纪初症状群或综合征阶段,有些精神症状常常一起出现,或成群出现。

3.第三阶段　精神疾病分类阶段,以某些精神症状或症状群来划分某种精神疾病。

4.第四阶段　诊断学或精神病理学阶段,将精神症状按诊断或精神病理学归类。

精神检查的方法主要通过交谈和观察。在检查中首先应确定是否存在精神症状,并且确定存在哪些症状;其次,应了解症状的强度、持续时间的长短,评定其严重程度;第三,应善于分析各症状之间的关系,确定哪些症状是原发的,与病因直接有关,具有诊断价值,哪些症状是继发的,有可能与原发症状存在因果关系;第四,应重视各症状之间的鉴别,将减少疾病的误诊;第五,应学会分析和探讨各种症状发生的可能诱因或原因及影响因素,包括生物学和社会心理因素,以利于治疗和消除症状。

精神症状的表现受到以下因素影响:

1.个体因素　如性别、年龄、文化程度、躯体状况以及人格特征均可使某一症状表现有不典型之处。

2.环境因素　如个人的生活经历、目前的社会地位、文化背景等都可能影响患者的症状表现。

学习症状学时应注意以下几点:①许多精神障碍至今病因未明,尚缺乏有效的诊断性生物学指标。因此,精神症状都是描述性的,记忆时要精炼出核心词汇。②精神症状是分类介绍的,但是人是一个整体,症状之间存在着相互联系又相互制约的关系。③精神症状受个体因素的影响,如性别、年龄、文化、躯体状况、人格特征、生活经历、社会地位等,均可使某一症状表现出不典型之处。④精神症状同时受环境因素的影响,同一个人在不同时间、不同场合出现同一症状时,也可能表现形式不一样。⑤要善于比较相似症状之间的异同点。⑥要熟练掌握某一症状常见于哪些疾病,但同时要注意,症状与疾病之间并不是一一对应的,一种症状可以见于多种疾病,一种疾病在不同时期也可以出现多种症状。⑦在学习理论知识的同时,要充分联系实际,善于观察,经常讨论。

# 第二节　常见精神症状

## 一、感知障碍

感知包括感觉和知觉。感觉是客观事物个别属性,如光、声、色、形等,通过感觉器官在人脑中的直接反应。知觉是客观事物的各种属性在人脑中进经过综合,并借助于过去的经验所形成的一种完整的印象。正常情况下感知觉与外界客观事物相一致。

1.感觉障碍　神经系统器质性疾病和分离(转换)性障碍。

(1)感觉过敏:是对外界一般强度的刺激感受性增高,如感到阳光特别刺眼,声音特别刺耳,轻微的触摸皮肤感到疼痛难忍等。多见于神经症、更年期综合征等。

(2)感觉减退:是对外界一般刺激的感受性减低,感觉阈值增高,患者对强烈的刺激感觉轻微或完全不能感知(后者称为感觉缺失)。见于抑郁状态、木僵状态和意识障碍。感觉缺失见于癔症,称转换性症状,如失明、失聪等。

(3)内感性不适:是躯体内部产生的各种不舒适和(或)难以忍受的异样感觉,如牵拉、挤压、游走、蚁爬感等。性质难以描述,没有明确的局部定位,可继发疑病观念。多见于神经症、精神分裂症、抑郁状态和躯体化障碍。

2.知觉障碍　知觉的强度和性质的改变。

强度:躁狂发作时患者表现出比平时感觉更好;而抑郁发作时正好相反,表现比平时感觉更差。

性质:常是不愉快的或是扭曲的。如某些分裂症患者描述花的味道特别刺激、辛辣,食物味道特别不愉快。

(1)错觉:指对客观事物歪曲的知觉。正常人在光线暗淡、恐惧、紧张和期待等心理状态下可产生错觉,经验证后可以认识纠正。临床上多见错听和错视。如将地上的一条绳索看成一条蛇。病理性错觉常在意识障碍时出现,带有恐怖色彩,多见于器质性精神障碍的谵妄状态。如谵妄的患者把输液瓶标签上的一条黑线看成是蜈蚣在爬动。错觉通常发生在以下 4 种情况:①感觉条件差造成感觉的刺激水平降低时出现错觉;②疲劳、注意力不集中造成感觉的感知的清晰度下降时出现错觉;③意识障碍使客体的意识水平下降时出现错觉;④情绪处于某种强烈的状态时出现错觉。

(2)幻觉:指没有现实刺激作用于感觉器官时出现的知觉体验,是一种虚幻的知觉。幻觉是临床上常见的精神病性症状,常与妄想并存。幻觉根据其所涉及的感官分为幻听、幻视、幻嗅、幻味、幻触和内脏性幻觉。幻觉有两种特性:①逼真的知觉体验,并非想象;②幻觉多数来自外部世界。正常人也可出现幻觉,主要发生在入睡前和醒来后。正常的幻觉通常是短暂的、单纯的,如听到铃声或一个人的名字。

3.感知综合障碍　指患者对客观事物能感知,但对某些个别属性如大小、形状、颜色、距离、空间位置等产生错误的感知,多见于癫痫。常见:①视物变形症:患者感到周围的人或物体在大小、形状、体积等发生了变化。看到物体的形象比实际增大称作视物显大症,如看到他的父亲变成了巨人,头顶着房顶;比实际缩小称为视物显小症。如:一成年男性患者感到自己睡的床只有童床那么大小,认为容纳不下自己的身体而坐着睡觉。②空间知觉障碍:患者感到周围事物的距离发生改变,如候车时汽车已驶进站台,而患者仍感觉汽车离自己很远。③时间感知综合障碍:患者对时间的快慢出现不正确的知觉体验。如感到时间在飞逝,似乎身处于"时空隧道"之中,外界事物的变化异乎寻常地快;或者感到时间凝固了,岁月不再流逝,外界事物停滞不前。④非真实感:患者感到周围事物和环境发生了变化,变得不真实,视物如隔一层帷幔,像是一个舞台布景,周围的房屋、树木等像是纸板糊成的,毫无生气;周围人似没有生命的木偶等。对此患者具有自知力。见于抑郁症、神经症和精神分裂症。

## 二、思维障碍

思维是人类精神活动的重要特征,是人脑对客观事物间接和概括的反映,是人类精神活动的重要特征,是认识过程的高级阶段。思维是在感觉和知觉的基础上产生的,通过对事物的分析、比较、综合、判断、推理抽象和概括来反映事物本质,用语言、行动或书面等表现形式表达出来。

正常人的思维有以下几个特征:①目的性,指思维围绕一定目的,有意识的进行的;②连贯性,指思维过程中的概念是前后衔接,相互联系的;③逻辑性,指思维过程是有一定的道理,合乎逻辑的;④实践性,正确的思维是能通过客观实践检验的。思维障碍临床表现多种多样,主要包括思维形式障碍和思维内容障碍等。

1.思维形式障碍　思维形式障碍包括思维联想障碍和思维逻辑障碍等。

(1)思维联想障碍

1)思维奔逸:又称观念飘忽,指思维的联想速度加快和联想数量的增加、内容丰富生动。患者表现健谈,说话滔滔不绝、口若悬河、出口成章,自觉脑子反应快,特别灵活,好像机器加了"润滑油",思维敏捷,概念一个接一个地不断涌现出来,说话的主题极易随环境而改变(随境转移),也可有音韵联想(音联),或字意联想(意联)。多见于躁狂症,也可见于精神分裂症。

2)思维迟缓:即联想抑制,联想速度减慢、数量减少和联想困难。患者表现言语缓慢、语量减少,语声甚低,反应迟缓,但思维内容并不荒谬,能够正确反映现实。患者自觉"脑子不灵了"、"脑子迟钝了",多见于抑郁发作,也见于精神分裂症。

3)思维贫乏:指联想数量减少,概念与词汇贫乏,脑子空洞无物。患者表现为沉默少语,答话时内容大致切题,但单调空洞或词穷句短,常泰然回答"不知道"、"什么也没想"。多见于精神分裂症,也见于抑郁症、脑器质性精神障碍及精神发育迟滞。

4) 思维散漫：又称思维松弛，是指患者在意识清晰的情况下，思维的目的性、连贯性和逻辑性障碍。思维活动缺乏主题思想，内容和结构都散漫无序，不能把联想集中于他所要解释的问题上。表现为说话东拉西扯，对问话的回答不切题，以致检查者感到交流困难。尽管患者的每句话都完整通顺，意思可以理解，但上下文前后语句缺乏联系。有时谈话中夹杂的一些突发的与现实无关的内隐性观念，使人难以理解其究竟是想表达什么。这种叙述的混乱虽经检查者提出要求予以澄清，患者仍然不能说清楚。主要见于精神分裂症，也见于严重的焦虑和智能降低者。

5) 思维破裂：指概念之间联想的断裂，建立联想的各种概念内容之间缺乏内在联系。表现为患者的言语或书写内容的句子之间含意互不相关，变成语句堆积，令人不能理解。严重时，言语支离破碎，成了语词杂拌。多见于精神分裂症。如在意识障碍的背景下出现语词杂拌，称之为思维不连贯。

6) 病理性赘述：思维活动停滞不前，迂回曲折，出现节外生枝的联想，通常说明讲话人的抽象概括和理解能力低下，表现为说话啰唆，抓不住重点，包含了许多不必要的细节和无关的分枝。对别人让其围绕话题简述的要求置之不理，固执地按照自己预想的思路赘述下去。思维进行虽慢，但说话的主题还隐约可见，最终能够达到预定的目标。见于癫痫、脑器质性及老年性精神障碍。

7) 思维中断：又称思维阻隔。患者意识清晰无明显外界干扰下，思维过程在短时间内突然出现中断，或言语突然停顿。表现为患者说话时突然停顿，然后开始另一个话题内容。若患者有当时的思维被某种外力抽走的感觉，则称作思维被夺。两症状均为诊断精神分裂症的重要症状，也可见于正常人疲劳、注意分散时以及神经症患者。

8) 思维云集：又称强制性思维患者体验到大量不属于自己的思想突然性的强制涌入自己的脑内，令其恐慌和不愉快。有时体验到某种思想让别人强行塞进其脑内，称为思维插入。症状往往突然出现，迅速消失。都是精神分裂症的特征性症状。注意和强迫性思维的鉴别不在于思维内容和形式的怪异，而在于是否属于患者自己，及思维的"属我性"和"属他性"。

(2) 思维逻辑障碍

1) 病理性象征性思维：以无关的具体概念或行动代表某一抽象概念，不经患者解释，旁人无法理解。如某患者经常反穿衣服，以表示自己为"表里合一、心地坦荡"，常见于精神分裂症。正常人可以有象征性思维，如以鸽子象征和平。正常人的象征以传统和习惯为基础，彼此能够理解，而且不会把象征当作现实。

2)语词新作:指概念的融合、浓缩以及无关概念的拼凑。患者自创一些新的符号、图形、文字或语言并赋予特殊的概念,不经患者本人解释,别人难以弄清其含义。如"矛市"代表狼心狗肺;"％"代表离婚。多见于精神分裂症青春型。

3)逻辑倒错性思维:主要特点为推理缺乏逻辑性,既无前提,也无根据,或因果倒置,推理离奇古怪,不可理解。如一患者说:"因为电脑感染了病毒,所以我要死了。"可见于精神分裂症和偏执狂等。

4)其他特殊的思维活动言语表达形式:

①持续言语:指患者在回答问题时持续重复第一次问题的答案。主要见于器质性障碍如痴呆,也见于其他精神障碍。

②刻板语言:指患者机械地重复某些无意义的词或句子。主要见于精神分裂症。

③模仿语言:指患者模仿周围人的言语,周围人说什么,患者也重复什么。主要见于精神分裂症。

2.思维内容障碍

(1)妄想:妄想是一种病理性的歪曲信念,具有以下特征:①思维内容与事实不符,没有客观现实基础;②患者对自己的想法深信不疑,不能被事实所纠正,与其所接受的教育和所处的社会文化背景不相称;③妄想内容均涉及患者本人,总是与个人利害有关;④妄想具有个人独特性,不为任何集体所共有。

妄想按其起源与其他心理活动的关系可分为原发性妄想和继发性妄想。

原发性妄想是突然发生的,与患者当时的心理活动和所处环境毫无关系,一旦出现即绝对确信,包括妄想知觉(患者突然对正常知觉体验赋以妄想性释)、妄想心境或妄想气氛(患者感到他所熟悉的环境突然变得使他迷惑不解,而且对他具有特殊意义或不祥预兆,为此而紧张不安)。原发性妄想对诊断精神分裂症具有重要价值。

继发性妄想是指在其他病态体验的基础上产生并发展起来的妄想,可继发于幻觉、情绪、异己体验、智能损害等精神障碍,其内容只是对原发障碍的解释和说明。还有一种特殊形式的妄想叫作感应性妄想,又称分享性妄想,指长期密切地同妄想患者生活在一起,受患者妄想信念的影响力产生同样内容的妄想。虽然妄想程度相当,但一旦分开,常迅速消退。

妄想按照结构划分,可分为系统性妄想和非系统性妄想。系统性妄想是指多个妄想内容之间,或者一个妄想的多种表现之间相互联系、结构严密、逻辑性较强,反之则称为非系统性妄想。

临床上通常按妄想的内容进行归类,常见的有:

1)被害妄想:是最常见的妄想。患者无中生有地坚信周围某些人或某些集团对患者进行打击、陷害、谋害、破坏等不利的活动。加害的方式多种多样,可以是施毒、监视、跟踪、搞阴谋、造谣诽谤,或以非人道的方式用患者做试验、控制患者的思想或行为等。患者受妄想的支配可拒食、控告、逃跑,或采取自卫、自伤、伤人等行为。可见于多种精神病。

2)关系妄想:患者认为环境中与他无关的事物都与他有关。如认为周围人的谈话是在议论他,别人吐痰是在蔑视他,人们的一举一动都与他有一定关系。常与被害妄想伴随出现,可见于多种精神病。

3)物理影响妄想:又称被控制感。患者觉得他自己的思想、情感或意志行为受到某种外界力量,如电波、超声波,或某种先进仪器的控制而不能自主。如患者觉得自己的大脑已被电脑控制,自己已是机器人。此症状是精神分裂症的特征性症状。

4)夸大妄想:指自我夸耀和自视过高的妄想,才智、容貌、体力、财富、名誉、权势和血统等都可以是夸大的内容,常因时间、环境、患者的文化水平和经历不同而表现各异。可见于躁狂症和精神分裂症及某些器质性精神病。

5)非血统妄想:患者坚信父母不是自己的亲生父母。多见于精神分裂症。

6)罪恶妄想:又称自罪妄想。患者毫无根据地坚信自己犯了严重错误、不可宽恕的罪恶,应受严厉的惩罚,要求劳动改造以赎罪,或坐以待毙,或拒食自杀。主要见于抑郁症,也可见于精神分裂症。

7)疑病妄想:患者毫无根据地坚信自己患了某种严重躯体疾病或不治之症,因而到处求医,即使通过一系列详细检查和多次反复的医学验证都不能纠正。如认为脑内长有肿瘤,全身各部分均被癌细胞侵犯,心脏已经停止跳动等。严重时患者认为"自己内脏腐烂了"、"脑子变空了"、"血液停滞了",称之为虚无妄想。多见于精神分裂症、更年期及老年期精神障碍。

8)钟情妄想:患者坚信自己被异性钟情。因此,患者采取相应的行为去追求对方,即使遭到对方严词拒绝,仍毫不置疑,而认为对方在考验自己对爱情的忠诚,仍反复纠缠不休。主要见于精神分裂症、妄想性障碍等。

9)嫉妒妄想:患者无中生有地坚信自己的配偶对自己不忠实,另有外遇。为此患者跟踪监视配偶的日常活动或截留拆阅别人写给配偶的信件,检查配偶的衣服等日常生活用品,以寻觅私通情人的证据。可见于精神分裂症、妄想性障碍等。

(2)超价观念:超价观念是指在一定的性格基础和强烈的情感色彩基础上,对某些事实做出超乎寻常的评价,并予以坚持而影响行为。超价观念的发生一般有事实依据,多与切身利益有关,若了解患者的生活背景则可以理解。它与妄想的区别在于没有逻辑推理错误,可以被事实纠正,具有社会可接受性,其信念可与其他人所共有。多见于人格障碍或应激相关障碍。

(3)强迫观念:强迫观念或称强迫性思维,指在患者头脑中反复出现某一毫无现实意义的概念或想法,明知没有必要,又无法摆脱,伴有主观的被强迫感觉和痛苦感。强迫性思维可表现为某些想法,反复回忆(强迫性回忆)、反复思索无意义的问题(强迫性穷思竭虑),脑中总是出现一些对立的思想(强迫性对立思维),总是怀疑自己的行动是否正确(强迫性怀疑)。强迫性思维常伴有强迫性动作,多见于强迫症。它与强制性思维不同,前者明确是自己的思想,反复出现,内容重复;后者体验到思维是异己的。

## 三、情感障碍

情感和情绪都是指个体对现实环境和客观事物所产生的内心体验和采取的态度。

1.情绪　将主要与机体生理活动相联系的,伴有明显自主神经反应的,较初级的内心体验称为情绪。如看精彩表演时产生的愉快感受。持续时间较短,其稳定带有情境性。

2.情感　把与社会心理活动相联系的高级的内心体验称为情感,如友谊感、审美感、爱感、道德感等。持续时间较长,既有情境性,又有稳固性和长期性。

3.心境　是影响个体内心体验和行为的持久的情绪状态。

在精神科临床中,患者的情绪障碍和情感障碍常常同时出现,很难细分。因此,临床上情绪和情感经常相互兼用。

在精神疾病中,情感障碍通常表现三种形式,即情感性质的改变、情感波动性的改变及情感协调性的改变。

1.情感性质的障碍　指患者的精神活动中占据明显优势地位的病理性情绪状态,其强度和持续时间与现实环境刺激不相适应。只有在情感反应不能依其处境及心境背景来解释时方可作为精神症状。

(1)情绪高涨:指患者的情绪异常高涨,心境特别愉快。常伴有明显的夸大色彩,常见于躁狂发作、分裂情感性精神障碍、脑器质性疾病。患者表现不易理解的、自得其乐的情感高涨状态称为欣快,多见于脑器质性疾病或醉酒状态。

（2）情绪低落：指患者的情绪异常低落，心境抑郁。常常自卑、自责、自罪、甚至自伤、自杀。常伴有思维迟缓、动作减少及某些生理功能的改变，如食欲不振、睡眠障碍、闭经等。情绪低落常见于抑郁发作，也见于分裂症及躯体疾病时的抑郁状态。

（3）焦虑：指在缺乏相应的客观因素情况下，患者出现内心极度不安的期待状态、常伴有自主神经功能失调的表现和运动性不安，严重者可出现惊恐发作。焦虑着伴有严重的运动性不安，如搓手蹬脚，称为激越状态。焦虑症状最常见于各种焦虑障碍，也见于其他精神疾病，如分裂症在幻觉和妄想的基础上也可以出现。

（4）恐惧：指面临不利的或危险处境时出现的焦虑反应。恐惧者同时伴有明显的自主神经功能紊乱症状，严重者可出现惊恐发作恐惧发作常导致抵抗和逃避。恐怖常见于各种恐惧症，也见于其他精神障碍时的幻觉、错觉、妄想状态。

2.情感波动性障碍　　指情感始动功能失调，患者表现为情感不稳定、情感淡漠、易激惹性、病理性激情、情感麻木。

（1）易激惹性：指患者的易激惹性情绪/情感反应极易诱发，轻微刺激即可引起强烈的情绪/情感反应，或暴怒发作。常见于疲劳状态、人格障碍、神经症、躁狂症、偏执型精神病、脑器质性精神障碍和躯体疾病伴发的精神障碍。

（2）情感不稳定：指患者的情感稳定性差，喜、怒、哀、愁等极易变化，常常从一个极端波动至另一极端，显得喜怒无常，并且不一定有明确的外界因素。常见于脑器质性精神障碍、癫痫性精神病、酒精中毒、人格障碍。与外界环境有关的轻度的情感不稳定可以是一种性格表现。患者极易伤感多愁，动辄呜咽哭泣，称为情感脆弱，多见于癔症、神经衰弱、抑郁症。

（3）情感淡漠：患者对客观事物和自身情况漠不关心，缺乏应有的内心体验和情感反应，处于无情感状态。常见于精神分裂症。如果患者对客观刺激的情感反应速度明显迟缓、强度明显减低，称为情感迟钝；常见于精神分裂症、躯体疾病伴发的精神障碍、痴呆。

（4）病理性激情：指患者骤然发生的、强烈而短暂的情感爆发状态。常伴有冲动和破坏行为，事后不能完全回忆。见于脑器质性精神障碍、躯体疾病伴发的精神障碍、癫痫、酒精中毒、反应性精神病、智能发育不全伴发的精神障碍、分裂症。

（5）情感麻木：患者因十分强烈的精神刺激所引起的短暂而深度的情感抑制状态。如患者虽然处于极度悲伤或惊恐的境遇中，但缺乏相应的情感体验和表情反应，显得麻木不仁。常见于反应性精神障碍（急性应激障碍）、癔症。

3.情感协调性的障碍　　指患者的内心体验与环境刺激和面部表情互不协调，

或者其内心体验显得自相矛盾。

(1)情感倒错:指患者的情感反应与环境不刺激相互矛盾,或面部表情与其内心体验不一致。多见于精神分裂症。

(2)情感幼稚:指患者的情感反应退化到童年时代的水平,并容易受直觉和本能活动的影响,缺乏节制。多见于癔症、痴呆。

(3)情感矛盾:患指者在同一时间内体验到两种完全相反的情感,但患者并不感到这两种情感的互相矛盾和对立,也不为此感到苦恼和不安;相反,患者常将此相互矛盾的情感体验同时显露出来,付诸行动。常见于精神分裂症。

## 四、意志障碍

意志是指人们自觉地确定目标,并克服困难用自己的行动去实现目标的心理过程。意志与认识活动、情感活动及行为紧密相连而又相互影响。认知过程是意志的基础,而人的情感活动则可能成为意志行动的动力或阻力。在意志过程中,受意志支配和控制的行为称作意志行为。常见的意志障碍有:

1.意志增强　指意志活动增多。在病态情感或妄想的支配下,患者可以持续坚持某些行为,表现出极大的顽固性,例如有嫉妒妄想的患者坚信配偶有外遇,长期对配偶进行跟踪、监视、检查;有疑病妄想的患者到处求医;在夸大妄想的支配下,患者夜以继日地从事无数的发明创造等。

2.意志减退　指意志活动的减少。患者表现动机不足,常与情感淡漠或情感低落有关,缺乏积极主动性及进取心,对周围一切事物无兴趣以致意志消沉,对今后没有打算,工作学习感到非常吃力,甚至不能工作,整日呆坐或卧床不起,严重时日常生活都懒于料理。患者一般能意识到,但总感到做不了。常与思维迟缓、情感低落同时存在,多见于抑郁症。

3.意志缺乏　指意志活动缺乏。表现为对任何活动都缺乏动机、要求,生活处于被动状态,处处需要别人督促和管理。严重时本能的要求也没有,行为孤僻、退缩。常伴有思维贫乏和情感淡漠,多见于衰退期精神分裂症及痴呆。

4.矛盾意向　表现为对同一事物同时出现两种完全相反的意向活动。例如,碰到朋友时,一面想去握手,一面却把手马上缩回来。患者对此不能自觉,也不能意识到它们之间的矛盾性,因而不能自觉地纠正。多见于精神分裂症。

5.意向倒错　患者的意向要求违背常理,以致某些行动使人难以理解。如患者无明确动机地伤害自己的身体,吃正常人不吃或厌恶的东西,如肥皂、墙皮、烂瓜果等,又称异食症。多见于精神分裂症青春型。

## 五、注意障碍

注意是精神活动在一段时间内集中地指向于某一事物的过程。注意的指向性表现出人的心理活动具有选择性和保持性。注意的集中性使注意的对象鲜明和清晰。注意过程与感知觉、记忆、思维和意识等活动密切相关。注意有主动注意/随意注意和被动注意/不随意注意。主动注意是有意地去注意某一事物,而被动注意是无意地注意到周围的事物。通常讲的注意是指主动注意。注意障碍通常有以下表现:

1.注意增强　指患者特别容易为某种事物所吸引或特别注意某些活动。常见于分裂症、躁狂症、疑病症。

2.注意减退　又称注意涣散,指患者的主动注意减退,注意力不易集中或不能持久。注意力减退多见于神经症、分裂症、儿童多动症、疲劳过度。

3.随境转移　指患者的被动注意/不随意注意明显增强。表现为注意极易为外界的事物所吸引,并且注意的对象经常变换。主要见于躁狂症。

4.注意范围缩小/狭窄　指患者的注意集中于某一事物时,就不能再注意其他事物。即主动注意范围缩小,被动注意减弱,患者表现十分迟钝。常见于有意识障碍或智能障碍患者,正常人疲劳时。

5.注意迟钝　患者的主动注意和被动注意均减弱。外界刺激不易引起患者的注意。常见于衰竭状态和重脑器质性精神病患者。

## 六、动作与行为障碍

简单的随意和不随意的运动称为动作。有动机、有目的而进行的复杂随意运动,是一系列动作的有机组合,称为行为。一定的行为反应一定的思想、动机和目的。精神疾病患者由于认知、情感和意志障碍而导致动作及行为的异常成为动作行为障碍或精神运动性障碍。常见的动作行为障碍如下:

1.精神运动性兴奋　指患者的动作和行为明显增加。可分为协调性和不协调性精神运动性兴奋两类。

(1)协调性精神运动性兴奋:指患者动作和行为的增加与其思维、情感活动的内容一致,与其思维和情感活动的量得增加一致。患者的行为是有目的的,可理解的,身体各部分的动作与整个精神活动是协调的,如情绪激动时的兴奋、轻躁狂时的兴奋、焦虑时的坐立不安。

(2)不协调性精神运动兴奋:指患者的动作和行为的增加与其思维、情感活动不一致,表现为动作单调杂乱、无动机、无目的,令人难以理解,或患者的动作行为与其整个精神活动不协调,与其所处的环境也不协调。如分裂症紧张型的紧张性兴奋、青春型的愚蠢行为和装怪相、做鬼脸等。意识障碍时也可出现不协调性兴奋如谵妄状态。

2.精神运动性抑制　指患者的整个精神活动受到抑制,表现为患者的动作、行为明显减少。常见的精神运动性抑制有木僵、蜡样屈曲、缄默症和违拗症。

(1)木僵:指动作行为和言语活动的完全抑制或减少,并经常保持一种固定姿势。严重的木僵称为僵住,患者不言、不动、不食、面部表情固定,大小便潴留,对刺激缺乏反应,如不予治疗,可维持很长时间。轻度木僵称作亚木僵状态,表现为问之不答、唤之不动、表情呆滞,但在无人时能自动进食,能自动大小便。严重的木僵见于精神分裂症,称为紧张性木僵。较轻的木僵可见于严重抑郁症、反应性精神障碍及脑器质性精神障碍。

(2)蜡样屈曲:是在木僵的基础上出现的,患者的肢体任人摆布,即使是不舒服的姿势,也较长时间似蜡塑一样维持不动。如将患者头部抬高似枕着枕头的姿势,患者也不动,可维持很长时间,称之为"空气枕头",此时患者意识清楚,病好后能回忆。见于精神分裂症紧张型。

(3)缄默症:患者缄默不语,也不回答问题,有时可以手示意。见于癔症及精神分裂症紧张型。

(4)违拗症:患者对于要求他做的动作,不但不执行,而且表现抗拒及相反的行为。若患者的行为反应与医生的要求完全相反时称作主动违拗,例如要求患者张开口时他反而紧闭口。若患者对医生的要求都加以拒绝而不作出行为反应,称作被动违拗。多见于精神分裂症紧张型。

3.其他特殊症状

(1)刻板动作:指患者机械刻板地反复重复某一单调的动作,常与刻板言语同时出现。多见于精神分裂症紧张型。

(2)持续言动:指患者对一个有目的而且已完成的言语或动作进行无意义的重复。多见于器质性精神障碍。

(3)模仿动作:指患者无目的地模仿别人的动作,常与模仿言语同时存在,见于精神分裂症紧张型。

(4)作态:指患者做出古怪的、愚蠢的、幼稚做作的动作、姿势、步态与表情,如做怪相、扮鬼脸等。多见于精神分裂症青春型。

(5)强迫动作:是患者明知不必要,却难于克制而去重复做某个动作,如不重复患者就会产生严重的焦虑不安。强迫动作常由强迫观念引起,强迫动作最常见于强迫症,也见于精神分裂症、抑郁症等精神障碍。

(6)冲动行为:指患者突然产生,通常引起不良后果的行为。常见于人格障碍、精神分裂症、正常人情绪特别激动时。

4.本能行为 人类的本能行为归纳为保存生命的本能和保存种族延续的生理本能两大类。生理本能行为具体表现为安全、饮食、睡眠、性需要等。异常的本能行为有自杀、饮食障碍、睡眠障碍、性功能障碍。

(1)自杀:指保存生命本能的行为障碍。常见的自杀原因有:受到外界强大的压力;一时的感情冲动;为了达到某种目的,弄假成真;各种精神疾病,以抑郁症最常见,其次为分裂症。自伤也属于本能行为障碍,指没有死亡动机或没有造成死亡后果的自我伤害的行为,多见于精神发育迟滞、癔症、精神分裂症。

(2)饮食障碍:指维持生命所需物质摄入行为的障碍。

食欲减退:指患者进食数量和次数比平常明显减少的行为。常见于抑郁症,其次为神经性厌食及某些躯体疾病。

食欲亢进:指患者经常暴饮暴食。多见于精神发育迟滞或精神分裂症,也见于躁狂症、癔症等。

拒食:指精神疾病患者因猜疑怕中毒、幻觉、被害妄想、意识模糊及木僵等症状而拒食的行为。

异食症:指嗜食普通人不吃或不常吃的东西的行为。

(3)睡眠障碍:指睡眠和觉醒周期性变化的障碍。

失眠:通常表现为入睡困难、多梦、易醒、早醒等。有些患者虽然睡着过,但却没有睡过的感觉,并出现严重的焦虑,称为主观性失眠。

嗜睡:常由衰弱引起。有些患者表现不可抗拒的进入睡眠状态,但持续时间短暂,较易醒,成为发作性睡眠。

睡行症:又称梦游症,指患者在夜间睡过一阵后起床活动,行为呆板,意识恍惚,问之不答或者含糊回答。活动一阵后患者又会回床上睡,次日不能回忆。多见于儿童和癔症。

(4)性功能障碍

器质性性功能障碍:性器官会脊髓疾病常引起器质性性功能障碍。

功能性性功能障碍:心理因素、人格障碍、神经症、躁狂症、抑郁症、各种精神疾病引起。

常见的性欲障碍为性欲亢进,性欲减退(阳痿、早泄等),性欲倒错(恋物、露阴、施虐与受虐)等。

# 七、记忆障碍

1.记忆　是贮藏在脑内的信息或经历再现的过程,包括识记、保存、回忆、再认4个过程。

(1)记忆的过程

1)识记:是记忆过程的开始,指事物通过感知在大脑中留下痕迹的过程。识记好坏取决于意识水平和注意是否集中。

2)保存:指把识记了的事物储存在脑内,使信息储存免于消失的过程。保存发生障碍时患者不能建立新的记忆,不能进行学习,遗忘范围与日俱增。

3)回忆:指在必须的时候将保存在脑内的痕迹重现出来的过程。如果识记和保存过程都是正常的,回忆很少发生障碍。

4)再认:指验证复现的映像是否正确的过程,即原刺激物再现时能认识它是过去已感知过的事物。回忆困难的事物可以被再认。部分或完全失去回忆和再认能力,称为遗忘。

(2)记忆的形式

1)即刻记忆:指发生在几秒钟到1~2min内的经历的记忆。

2)短期记忆:发生在几分钟到1h内的经历的记忆。

3)近事记忆:指对发生在24~48h的经历的就记忆。

4)远事记忆:指24~48h以前的经历的记忆。

(3)记忆内容

1)感知形象的记忆:即看到或接触到的物体是怎样的。

2)词语概念的记忆:即记起学习过的语词和概念是什么意思。

3)情绪的记忆:即记起某种事件当时的情绪联系。

4)一定的记忆:即记起某个动作或操作应该怎样执行。

记忆的神经生理基础涉及皮质的感觉联络区、颞叶、丘脑和整个大脑皮质。研究发现边缘系统与记忆密切相关,提出"海马-穹窿-乳头体-乳头视丘束-视丘前核-扣带回-海马"的记忆回路。研究还发现近事记忆与远事记忆是由两个系统负责的,记忆回路主要与我们的近事记忆有关,而远事记忆与皮质和皮质下支配记忆活动的神经元有关。当各种刺激进入大脑后会产生两种反应:一是激活已贮藏的记忆,产生与当时情境相应的反应;二是构成新的痕迹联系,建立新的记忆储存起来。

2.记忆障碍

(1)遗忘:指患者部分或完全不能再现以往的经历。

1)心因性遗忘:又名界限性遗忘,指患者同以往经历的某一特定时期/阶段有关的记忆丧失。通常这一阶段/时期发生的时间与不愉快的或强烈的恐惧、愤怒、羞耻情景有关,具有高度选择性。多见于癔症。

2)器质性遗忘:指患者由于脑部疾病引起的记忆缺失。通常近事遗忘比远事遗忘重。造成器质性遗忘的原因可以是意识障碍造成的识记过程困难,也可以是不能形成持久痕迹的保存过程困难,或是记忆回路受损,或三个过程都受到损害。

3)逆行性遗忘:指患者不能回忆脑损伤以前一段时间的经历。多见于脑外伤、脑震荡、急性意识障碍,遗忘持续的时间长短与脑外伤的严重程度成正比。

4)顺行性遗忘:指患者对发病后一段时间内发生的事情不能回忆。遗忘是因疾病不能形成持久的痕迹所致。常见于急性器质性脑病,如高热谵妄、癫痫性朦胧、醉酒、脑外伤、脑炎、蛛网膜下腔出血等。

5)近事遗忘:指患者对新近发生的事情不能回忆再现。

6)远事遗忘:指患者对过去发生的事情不能回忆再现。

7)遗忘综合征:又名科萨科夫综合征,指患者同时有定向障碍、虚构和近事遗忘三大特点。下丘脑尤其是乳头体附近的病变产生此综合征。常见于慢性弥漫性脑病患者,如老年性痴呆、麻痹性痴呆、慢性酒精中毒性精神障碍、脑外伤、脑肿瘤等。

(2)记忆错误

1)错构:指患者对过去曾经经历的事件在发生地点、时间、情节上出现错误的回忆,但患者仍坚信不疑。多见于脑部器质性疾病、抑郁症等。

2)虚构:指患者对自己记忆的缺失部分,以虚构一套事情来填补,其内容常生动、多变,并带有荒诞的色彩,但患者常瞬间即忘。

3)似曾相识或旧事如新感:指患者感受从未经历过的事物或进入一个陌生的环境时,有一种早已经历过的熟悉感。指感受早已熟悉的事物或环境时,有一种初次见面的陌生感。这些都是回忆和再认的障碍,常见于癫痫,也见于正常人。

4)妄想性回忆。

5)记忆增强:指患者出现病态的记忆增强,患者对过去很远的、极为琐小的事情都能回忆,常包许多细节。多见于躁狂症、强迫症、偏执性精神病。

根据 Ribot 定律,越是新近识记的事物越是遗忘得快,遗忘的发展总是由近事记忆逐渐发展到远事记忆。

6)记忆减退:指记忆的四个基本过程普遍减退,临床上较多见。轻者表现为回忆的减弱,如记不住刚见过面的人、刚吃过的饭。严重时远记忆力也减退,如回忆不起个人经历等。可见于较严重的痴呆患者。神经衰弱患者记忆减退都较轻,只是记忆困难。也可见于正常老年人。

## 八、智能障碍

智能又名智力,指人们认识客观事物并运用知识解决实际问题的能力。这种能力是在实践中发展的,是先天素质、后天实践(社会实践和接受教育)共同作用产生的。

智能包括观察力、记忆力、注意力、思维能力、想象能力等。它涉及感知、记忆、注意和思维等一系列认知过程,并通过上述心理过程表现出来。根据这些表现的能力不同,可将智能分为抽象智能、机械智能和社会智能。抽象智能指理解和运用概念、符号的能力;机械智能指理解、创造和运用机械的能力;社会智能指在人们相互关系和社会实践中采取恰当行为的适应能力。

临床上常常根据个体解决实际问题的能力,运用词汇、数字、符号、图形和非语言性材料构成概念的能力,来测定一个人的智能水平。目前,应用智力测验来评估个体的智能水平。临床上常用的智力测验是 Wechsler 智力测验,简称 WAIS,智力测验的结果用数字表示,称为智商。大多数人的智商值在 90～110,智商高于130 属于高智能,智商低于 70 属于低智能。

正常智能的基础是健全的大脑和合适的学习、实践。因此,智能障碍由脑部的疾病和缺乏学习、实践引起。学习和实践不但包括环境和老师,也包括学习和实践的时期。

智能障碍可分为精神发育迟滞及痴呆两大类型。

1.精神发育迟滞　指先天或围生期或在生长发育成熟以前(18 岁以前),大脑的发育由于各种致病因素,如遗传、感染中毒、头部外伤、内分泌异常或缺氧等因素,使大脑发育不良或受阻,智能发育停留在一个特定的阶段。

2.痴呆　是一种综合征,指大脑发育完全后因疾病等各种因素造成智能的全面衰退,表现为定向、记忆、理解、计算、学习、判断等能力障碍。常见于老年痴呆、脑动脉硬化、帕金森病、麻痹性痴呆、脑炎后遗症等。但没有意识障碍。

根据大脑病理变化的性质和所涉及的范围大小的不同,可分为全面性痴呆及部分性痴呆。

全面性痴呆大脑的病变主要表现为弥散性器质性损害,智能活动的各个方面均受到损害,从而影响患者全部精神活动,常出现人格的改变。定向力障碍及自知力缺乏。可见于阿尔茨海默病和麻痹性痴呆等。

部分性痴呆大脑的病变只侵犯脑的局部,如侵犯大脑血管的周围组织,患者只产生记忆力减退,理解力削弱,分析综合困难等,但其人格仍保持良好,定向力完整,有一定的自知力,可见于脑外伤后以及血管性痴呆的早期。但当痴呆严重时,临床上很难区分是全面性或部分性痴呆。

临床上在强烈的精神创伤后可产生一种类似痴呆的表现,而大脑组织结构无任何器质性损害,称之为假性痴呆。预后较好,可见于癔症及反应性精神障碍。

1.Ganser 综合征　又称心因性假性痴呆,即对简单问题给予近似而错误的回答,给人以故意做作或开玩笑的感觉。如一位 20 岁的患者,当问到她一只手有几个手指时,答"4 个",对简单的计算如 2＋3＝4 以近似回答。患者能理解问题的意义,但回答内容不正确。行为方面也可错误,如将钥匙倒过来开门,但对某些复杂问题反而能正确解决,如能下象棋、打牌,一般生活问题都能解决。

2.童样痴呆　以行为幼稚、模拟幼儿的言行为特征。即成人患者表现为类似一般儿童稚气的样子,学着幼童讲话的声调,自称自己才 3 岁,逢人就称阿姨、叔叔。

3.抑郁性假性痴呆　指严重的抑郁症患者在精神运动性抑制的情况下,出现认知能力的降低,表现为痴呆早期的症状,如计算能力、记忆力、理解判断能力下降、缺乏主动性。但患者有抑郁的体验可予鉴别。抑郁消失后智能完全恢复。

# 九、意识障碍

在临床医学上,意识是指患者对周围环境及自身能正确认识和反应的能力。意识涉及水平、注意、感知、思维、情感、记忆、定向行为等心理活动/精神功能,是人们智慧活动、随思动作和意志行为的基础。大脑皮质及网状上行激活系统的兴奋性对维持意识起着重要作用。

意识障碍指意识清晰度下降、意识范围改变及意识内容的变化。意识障碍是脑功能的抑制造成的。意识障碍时许多精神活动都受到影响,表现为感觉阈值升高,感知清晰度下降、不完全,甚至完全不能感知;主动注意减退,注意集中困难,或不能集中注意;思维能力下降,难于形成新的概念,思维联想松散,思维缓慢,内容含糊,抽象思维和有目的思维困难;情感反应迟钝、茫然,记忆减退,常有遗忘;行为和动作迟缓,缺乏目的性和连贯性;定向障碍,受累顺序为时间、地点、人物。定向障碍是临床上判断患者有无意识障碍的重要标志。

临床上常见的意识障碍有嗜睡、昏睡、昏迷、意识混浊、谵妄、意识朦胧、梦样意识和意识模糊。

1.嗜睡　指患者的意识水平下降,如不给予刺激,患者昏昏入睡,但呼叫或推醒后能够简单应答,停止刺激后患者又进入睡眠。此时,患者的吞咽、瞳孔、角膜反射存在。见于功能性及脑器质性疾病。

2.昏睡　指患者意识水平更低,对周围环境意识及自我意识均丧失,但强烈刺激下患者可有简单活轻度反应。此时角膜、睫毛等反射减弱,对光反射、吞咽反射仍存在,深反射亢进,病理反射阳性。可出现不自主运动及震颤。

3.昏迷　指患者意识完全丧失,对外界刺激没有反应,随意运动消失。此时,吞咽、角膜、咳嗽、括约肌、腱反射,甚至对光反射均消失,可引出病理反射。多见于严重的脑部疾病及躯体疾病的垂危期。

4.意识混浊　指患者的意识清晰度受损,表现似醒非醒,缺乏主动,强烈刺激能引起反应,但患者的反应迟钝,回答问题简单,语音低而慢,有时间、地点、人物的定向障碍此时吞咽、角膜、对光反射尚存在,也可出现原始动作如舔唇、伸舌、强握、吸吮和病理反射等。多见于躯体疾病所致精神障碍。

5.谵妄　在意识清晰度降低的同时,出现大量的错觉、幻觉,以幻视多见,视幻觉及视错觉的内容多为生动而鲜明的形象性的情境,如见到昆虫、猛兽等。有的内容具有恐怖性,患者常产生紧张、恐惧情绪反应,出现不协调性精神运动性兴奋。思维不连贯,理解困难,有时出现片断妄想。患者的定向力全部或部分丧失,多数患者表现自我定向力保存而周围环境定向力丧失。谵妄状态往往夜间加重,昼轻夜重。持续数小时至数日,意识恢复后可有部分遗忘或全部遗忘。以躯体疾病所致精神障碍及中毒所致精神障碍较多见。

6.梦样状态　指在意识清晰程度降低的同时伴有梦样体验。患者完全沉湎于幻觉幻想中,与外界失去联系,但外表好像清醒。对其幻觉内容过后并不完全遗忘。持续数日或数月。

7.朦胧状态　指患者的意识范围缩窄,同时伴有意识清晰度的降低。患者在狭窄的意识范围内,可有相对正常的感知觉,以及协调连贯的复杂行为,但除此范围以外的事物都不能进行正确感知判断。表现为联想困难,表情呆板或迷惘,也可表现为焦虑或欣快的情绪,有定向障碍,片断的幻觉、错觉、妄想以及相应的行为。常忽然发生,突然中止,反复发作,持续数分钟至数小时,事后遗忘或部分遗忘。多见于癫痫性精神障碍、脑外伤、脑缺氧及癔症。

## 十、定向力

定向力指一个人对时间、地点、人物以及自身状态的认识能力。前者称为对周围环境的定向力,后者称为自我定向力。时间定向包括对当时所处时间的认识;地点定向或空间定向是指对所处地点的认识;人物定向是指辨认周围环境中人物的身份及其与患者的关系;自我定向包括对自己姓名、性别、年龄及职业等状况的认识。对环境或自身状况的认识能力丧失或认识错误即称为定向障碍。定向障碍多见于症状性精神病及脑器质性精神病伴有意识障碍时。定向力障碍是意识障碍的一个重要标志,但有定向力障碍不一定有意识障碍,例如酒中毒性脑病患者可以出现定向力障碍,而没有意识障碍。

双重定向,即对周围环境的时间、地点、人物出现双重体验,其中一种体验是正确的,而另外一种体验与妄想有关,是妄想性的判断或解释。如一患者将医院认为又是医院又是监狱,或认为这里表面上是医院而实际上是监狱等。常见于感染中毒性精神障碍和癫痫性精神障碍。

## 十一、自我意识障碍

自我意识或称自我体验:指个体对自身精神状况和躯体状况的认知。每个人都意识到自己的存在,是一个独立的个体。自己的精神活动完全由自己控制,并为自己所认识。过去的我和现在的我是相互联系的同一个体。常见的自我意识障碍有:人格解体、双重人格、自我界限障碍、自知力缺乏。

1.人格解体　指患者感到自身已有特殊的改变,甚至已不存在了。患者感到世界正在变得不真实或不存在,称为现实解体或非现实感。有的患者感到自己丧失与他人的情感共鸣,不能产生正常的情绪或感受。多见于抑郁症,也见于分裂症和神经症。

2.双重人格　指患者在不同的时间体验到两种完全不同的心理活动,有着两种截然不同的精神生活,是自我单一性障碍。常见于癔症、精神分裂症。

3.自我界限障碍　指患者不能将自我与周围世界区别开来,因而感到精神活动不再为自己所有,自己的思维即使不说出来,他人也会知道,称为思维被洞悉感或思维播散。自己的思维、情感、意志、冲动和行为不是自己的,而由他人或某种仪器所操纵或强加控制,称为被控制感。是分裂症的特征性症状。自我界限障碍偶见于癫痫及其他精神障碍。

## 十二、自知力

自知力又称领悟力或内省力,是指患者对自己精神疾病认识和判断能力。自知力缺乏是精神病特有的表现。精神病患者一般均有不同程度的自知力缺失,他们不认为有病,更不承认有精神病,因而拒绝治疗。有的患者在患病初期尚有自知力,随病情加重逐渐丧失。经过治疗,病情好转后患者的自知力恢复。临床上将有无自知力及自知力恢复的程度作为判定病情轻重和疾病好转程度的重要指标。自知力完整是精神病病情痊愈的重要指标之一。

对自知力的判断包含 3 个层次:①自我认识。感到自己跟以前不一样了,或者跟周围大多数人不一样了。②归因。认识到这种不一样是由于患精神疾病的结果,而不是身体不适或者环境所致。③对治疗的态度。认识到这种疾病状态需要治疗,而不是通过休息、改变膳食或者改变环境就能奏效。所以,在临床工作中,要想达到"临床痊愈",就要尽可能帮助患者达到以上的 3 个层次,才可以称为"自知力完整",否则,只能是好转。自知力不完整,势必会给今后的病情复发留下隐患。

## 第三节　常见精神障碍综合征

精神疾病的症状常常不是孤立存在的,而是相互联系的,以一组症状组合成某些综合征或症候群同时出现。这些状态对诊断多无特异性,同一状态可见于不同病因所致的疾病。在诊断尚未明确时,以某种状态来描述患者症状的主要特点,有助于诊断的深入探讨。常见的精神状态综合征有:

1.幻觉妄想综合征　以幻觉为主,在幻觉的基础上产生妄想,如被害妄想、物理影响妄想等。本综合征的特点是幻觉和妄想密切结合,互相补充,互相影响。通常妄想没有系统性。多见于分裂症、某些器质性精神障碍以及其他精神障碍。

2.精神自动症综合征　本征在意识清晰状态下出现假性幻觉、被控制感、被揭露感、强制性思维及系统化的被害妄想、影响妄想等,患者的突出体验是异己感,可有思维插入、思维被广播等被动体验。见于精神分裂症偏执型。

3.紧张综合征　以全身肌肉张力增高得名,包括紧张性木僵和紧张性兴奋两种状态。本征表现为木僵、违拗、被动服从、蜡样屈曲、作态,以及刻板言语、刻板动作等,有时又表现为突发的兴奋、冲动行为。见于精神分裂症紧张型。

4.Korsakoff综合征(科萨科夫综合征)　又称遗忘综合征,以近事遗忘、虚构和定向障碍为特征。狭义指维生素B缺乏所致,广义指各种因素所致的类似维生素B缺乏的一组病者。遗忘是korsakoff综合征最突出和最严重的症状,包括顺行性遗忘和逆行性遗忘。患者常伴有人格改变,表现为表情冷漠、缺乏主动性。通常患者意识清晰,但学习新知识的能力下降。多见于酒精中毒性精神障碍、颅脑损伤所致精神障碍、脑动脉硬化、脑肿瘤(尤其是中脑和间脑)、某些感染性疾病、中毒性疾病、内分泌疾病。

5.急性脑病综合征　以各种意识障碍为主要临场表现,起病急、症状鲜明、持续时间较短。可伴有急性精神病表现,如不协调性精神运动性兴奋、紧张综合征、类躁狂表现、抑郁状态等。多继发于急性器质性疾病或急性应急状态。

6.慢性脑病综合征　以痴呆为主要表现,伴慢性精神病症状如抑郁状态、类躁狂状态、类精神分裂症状态,以及明显的人格改变和遗忘综合征。通常不伴有意识障碍。常常由慢性器质性疾病引起,也可以是急性脑病综合征迁延而来。

7.神经衰弱综合征　又名脑衰弱综合征。患者主要表现为容易感到疲劳、虚弱、思维迟缓、注意力不集中、情绪不稳定、情感脆弱,并常常伴有头痛、头晕、感觉过敏、出虚汗、心悸、睡眠障碍等。常见于器质性疾病的初期、恢复期或慢性器质性疾病的过程中。

8.缩阳综合征　这是一种急性焦虑反应,患者极度害怕自己的阴茎缩小,甚至缩至腹内,以致死亡。女性患者如出现类似综合征,表现为害怕乳房及阴唇缩小,称为缩阴综合征。这是一种心因性障碍,系文化、社会、心理因素和病前人格综合作用的结果。本综合征偶见于抑郁症和苯丙胺中毒时。

9.Capgras(法国)综合征　又名易人综合征、替身综合征,指患者认为他(她)周围某个非常熟悉的人是其他人的化身。Capgras综合征并非感知障碍,患者认为周围人的外形并无改变或稍有改变。本综合征的实质是替身妄想。通常替身的对象是患者关系密切的亲人;也可以泛化,但仍仅限于患者日常接触的人员。患者认为原型和替身同时存在,只是目前的对象是替身。患者心目中被替身的原型的形象受到破坏,多数患者认为替身的目的是要欺骗自己或迫害自己。多见于精神分裂症(偏执型为主),偶见于癫痫、癔症。

10.Cotard(法国)综合征　指患者又虚无妄想或否定妄想。患者认为身体内部的器官和外部现实世界都发生了变化,感到自己是一个没有五脏六腑的空虚躯壳,或者自己已不复存在了。伴随症状可有痛觉缺失、体感异常、疑病妄想、人格解体、缄默、自残冲动、自杀意念、错觉、幻觉等。多见于抑郁状态,尤其伴有激越性症状的抑郁症。患者多为中、老年人,女性多见,年轻患者少见。也见于精神分裂症、老年痴呆、癫痫、脑炎、顶叶病变等。

11.Ganser(德国)综合征　患者回答问题时表现出能理解问题,但作近似而不正确的回答,常伴有时间、地点和人物的定向障碍。

# 第三章　常见心理障碍的诊断和处理要点

## 第一节　常见脑器质性疾病伴发
## 心理障碍的诊断和处理要点

### 一、阿尔茨海默病

阿尔茨海默病(AD)是病因未明的原发性退行性脑变性疾病。多起病于老年前期或老年期,潜隐起病,缓慢进展,以智力损害为主。病理改变主要为皮层弥漫性脑萎缩,神经元大量减少,并可见老年斑、神经元纤维缠结、颗粒性空泡小体等病变,胆碱乙酰化酶及乙酰胆碱含量显著减少。起病在65岁以前者(老年前期),多有同病家族史,病变发展较快,颞叶及顶叶病变较显著,常有失语和失明。先天愚型者本病发病率较高。

【临床表现】

起病缓慢,表现为智力损害(痴呆)综合征。

1.记忆及智力障碍:记忆障碍常为本病的首发症状。检查可见短时记忆损害,学习新知识困难,可有顺行性遗忘,经常丢三落四,做事随做随忘。长时记忆也逐渐受损,记不清过去发生的重大事件。定向力障碍较明显,如在原来熟悉的环境中走失。严重时连亲人姓名、年龄都忘记。

智力衰退日益严重,如计算、判断、分析、综合、理解、推理、概括、创造能力减退,不能适应社会环境,不能从事脑力劳动,严重时连简单劳动都不能做。经常出错,如忘记关煤气、锁门等。

有时因记忆减退而出现错构和虚构;或因找不到自己放置的物品,而怀疑被他人偷窃;或因强烈的嫉妒心而怀疑配偶不忠实等。此类片段的被害、被盗观念甚至妄想,可随着痴呆的加重而逐渐消退。

2.情感常淡漠,也可表现欣快、焦虑或抑郁。

3.早期人格与自知力相对完整,病情进展时可有人格改变,如自私、固执、不修边幅、收集破烂,缺乏羞耻及道德感。

4.行为被动,动作单调刻板、笨拙。

5.可有颞叶功能障碍(如视觉失认,不能识别亲人或镜子中的自我,反复触摸眼前的物品),进食过多,随便乱吃等。

6.睡眠节律紊乱。夜间兴奋不眠甚至吵闹,白天心理萎靡、昏昏欲睡。

7.躯体方面可有外貌苍老,皮肤干燥多皱,色素沉着,毛发苍白,牙齿脱落。

8.神经系统损害:肌肉萎缩,痛觉反应消失。其他神经系统检查常无明显阳性体征,少数患者可导致失语、失用等,也可出现帕金森症和强握、吸吮等原始反射。严重者可大小便失禁,癫痫发作。脑电图检查早期仅呈现 α 节律减慢,晚期为弥漫性慢波,影像学检查可显示皮质萎缩和第三脑室扩大。

**【体格检查】**

1.血压、脉搏、呼吸、体温,有无意识障碍。

2.心肺、腹部有无异常。

3.神经系统有无异常体征。

**【心理检查】**

1.意识状态　是否有时间、地点、人物及周围环境定向障碍,是否存在意识障碍及意识障碍的程度。

2.感知觉　有无错觉、幻觉及感知觉综合障碍。

3.思维　是否有思维贫乏、思维迟缓,有无妄想内容。

4.智力　记忆力、计算力、理解判断力以及综合分析能力是否正常。

5.情感　是否有情感淡漠、情感低落,情感是否协调。

6.心理运动　是否有心理运动性抑制、意志行为减退、紊乱行为。

7.自知力　对病情有无认识和判断能力。

**【辅助检查】**

1.心电图、脑电图、胸片、头颅 CT 或 MRI 是否异常。

2.韦氏成人智力量表(WAIS)、简易智力状况检查(MMSE)、长谷川痴呆量表(HDS)和日常生活能力量表(ADL)等。

**【诊断要点】**

1.符合 CCMD-3 器质性心理障碍的诊断标准

(1)症状标准

1)有躯体、神经系统及辅助检查证据。

2)有脑病、脑损伤,或可引起脑功能障碍的躯体疾病,并至少有下列1项:①智力损害综合征;②遗忘综合征;③人格改变;④意识障碍;⑤心理障碍性症状(如幻觉、妄想、紧张综合征等);⑥情感障碍综合征(如躁狂综合征、抑郁综合征等);⑦解离(转换)综合征;⑧神经症样综合征(如焦虑综合征、情感脆弱综合征等)。

(2)严重标准:日常生活或社会功能受损。

(3)病程标准:心理障碍的发生、发展及病程与原发器质性疾病相关。

(4)排除标准:缺乏心理障碍由其他原因(如心理活性物质)引起的足够证据。

2.符合 CCMD-3 阿尔茨海默病的诊断标准

(1)症状标准

1)符合器质性心理障碍的诊断标准。

2)全面性智力损害。

3)无突然的卒中样发作,疾病早期无局灶性神经系统损害的体征。

4)无临床或特殊检查提示智力损害是由躯体或脑的疾病所致。

5)下列特征可支持诊断,但不是必备条件:①高级皮层功能受损,可有失语、失认或失用;②淡漠、缺乏主动性活动,或易激惹和社交行为失控;③晚期重症病例可能出现帕金森症状和癫痫发作;④躯体、神经系统或辅助检查证明有脑萎缩。

6)尸解或神经病理学检查有助于确诊。

(2)严重标准:日常生活和社会功能明显受损。

(3)病程标准:起病缓慢,病情发展虽可暂停,但难以逆转。

(4)排除标准:排除脑血管病等其他脑器质性病变所致智力损害;抑郁症等心理障碍所致的假性痴呆、心理发育迟滞,或老年人良性健忘症。

## 【处理原则】

目前大部分智力损害患者无法根治,但治疗能延缓病情进展,减轻病症和心理社会性不良后果,并减少伴发疾病的患病率及死亡率。应加强对智力损害的心理社会影响的了解和调整,识别疾病的促发或延续因素,提倡早期发现、早期治疗,并制订全程的药物、心理治疗以及心理社会康复相结合的综合性治疗计划,并根据病情不断调整综合性的治疗、护理。

1.一般治疗

(1)注意患者的饮食、营养、水电解质平衡和日常的清洁卫生,尽量督促患者自己料理生活。

(2)鼓励患者适当参加活动和锻炼,使他们与环境保持一定接触,以减缓其心理衰退。

（3）预防感染，尤其是肺部和尿路感染；预防骨折，避免患者单独外出及单独从事有可能发生危险的行为。

（4）心理治疗、社会干预、适合患者及家属的健康教育应贯穿整个治疗过程。医生应努力取得患者及其家属的配合，增强对治疗的依从性。

2.对症治疗

（1）改善认知功能和促进脑代谢药物，包括提高胆碱能活性的药物，如四氢氨基吖啶、多奈哌齐、毛果芸香碱等；抗缺氧药，如都可喜、吡拉西坦、茴拉西坦等；钙离子拮抗剂，如尼莫地平、尼卡地平等；血管扩张药，如低分子右旋糖酐、烟酸等；其他，如 L-色氨酸、卡马西平、双氢麦角碱、脑活素等，以及中药丹参、当归、赤芍、川芎等。

（2）一般患者不需要服用抗精神病药物，如有兴奋不宁、行为紊乱难以管理及妄想症状明显者，可给予少量安定、奋乃静等药物，但应使用小剂量并及时停药，以防发生不良反应。

## 二、血管性痴呆

本病以阶梯状进展的智力障碍为特征，曾被称为多发性脑梗死型痴呆。过去认为是由于脑动脉粥样硬化使脑组织供血不足，从而导致大脑广泛而散在的缺血性病变所致；近来认为是反复来自颅外动脉栓子引起大小不等的脑多发性梗死所致，因此称为多发梗死性痴呆。

【体格检查】

1.血压、脉搏、呼吸、体温是否异常，有无意识障碍。

2.心肺、腹部有无异常。

3.神经系统有无异常体征。

【心理检查】

1.意识状态　是否有时间、地点、人物及周围环境定向障碍，是否存在注意力减退，根据定向力、注意力及其他心理状况，判定是否存在意识障碍及意识障碍的程度。

2.感知觉　有无错觉、幻觉，症状的种类、内容、出现的时间、频度。

3.思维　是否有思维贫乏、思维迟缓，有无妄想，妄想的内容、时间、频度。

4.智力　记忆力、计算力、理解判断力、画图能量、语言能力、常识是否异常，了解患者的识记、近记忆力及远记忆力有无减退、有无遗忘以及有无虚构、错构。

5.情感　是否有情感淡漠、情感低落、情感不协调,情感是否欣快。

6.意志行为　是否有意志行为减退、紊乱行为,是否有冲动、伤人行为。

7.自知力　对疾病有无自知力。

【辅助检查】

1.脑电图、头颅 CT 或 MRI 是否异常。

2.韦氏成人智力量表(WAIS)、简易智力状况检查(MMSE)、长谷川痴呆量表(HDS)、日常生活能力量表(ADL)和 Hachinski 缺血指数量表(HIS)等。

【诊断要点】

1.本病多于 50 岁以后起病,常有高血压和动脉硬化病史,眼底有动脉硬化证据。

2.起病缓慢,逐渐出现类似神经衰弱的症状,同时伴有情绪不稳,并出现近事记忆减退。

3.病程特点:由于反复出现脑供血不足或脑卒中发作,因此症状呈跳跃性加剧,继之不完全缓解,即形成阶梯样进行性病程。

4.主要症状是以记忆障碍为主的智力减退,最终发展为痴呆状态。情感从开始的不稳定和脆弱发展为呆滞,或出现强哭强笑,最后变为淡漠。人格在较长时间内保持完整;但到严重痴呆时,人格也完全瓦解,变得自私,不讲卫生,甚至做违反社会道德的行为。有些患者可以出现夸大、被害、嫉妒或疑病妄想。

5.可见到的神经系统体征有偏瘫、眼球震颤、失语、共济失调、锥体束征等。

6.脑 CT 扫描显示皮质萎缩和脑室扩大。

【处理原则】

本病早期诊断、早期治疗有很大意义,有可能防止疾病发展。

1.降低血胆固醇

(1)饮食治疗:注意限制动物性脂肪或含胆固醇较高的食物,多吃水果和蔬菜,多进食含碘食物。

(2)维生素:须常服较大剂量维生素 C、亚油酸丸、氯贝丁酯、维生素 B$_6$ 和维生素 E 等。

(3)中药降血脂:可用何首乌、草决明及山楂等,可用药代茶饮。

2.降低血压　血压高时宜给予降压药,但收缩压不宜低于 20～21kPa(150～158mmHg),以防止脑血栓形成。

3.扩张血管药物　常规使用烟酸、地巴唑或其他脑血管扩张药物。如合并脑血管痉挛或血栓形成,可采用低分子右旋糖酐和丹参静脉滴注。

4.改善脑的营养和代谢　一般可用谷氨酸、吡拉西坦、脉复新、ATP、辅酶 A 和维生素 B 族等。

5.对症和支持治疗　如控制兴奋、改善睡眠等。

## 三、癫痫性心理障碍

癫痫性心理障碍是指一组反复发作的脑异常放电导致的心理障碍。由于累及的部位和病理生理改变不同,可分为发作性和持续性心理障碍两类,前者为一定时间内的感觉、记忆、思维等障碍,心境恶劣,心理运动性发作,或短暂精神分裂症样发作,发作具有突然性、短暂性及反复发作的特点;后者为分裂症样障碍、人格改变或智力损害等。

【临床表现】

1.发作前心理障碍　指部分患者在癫痫发作前出现焦虑、紧张、易激惹、烦躁、抑郁、淡漠或自主神经紊乱症状,如面色潮红或苍白,症状严重程度不一,可持续数分钟至数天,癫痫发作后上述症状迅速缓解。

2.发作时心理障碍

(1)心理运动性发作

1)心理性发作:可是癫痫发作的先兆,也可单独发作。大多由颞叶病变引起,又称复杂部分性发作。发作多不伴严重的意识障碍,症状突然开始,骤然停止,持续时间短暂,发作后可有遗忘,临床表现可有感知障碍,包括错觉、幻觉、感知综合障碍;记忆障碍,如似曾相识感和旧事如新感;思维障碍可有思维中断、强制性思维等;情绪障碍可有恐惧、抑郁;自主神经功能障碍可有头痛、头胀、腹痛、心悸、胸闷等,发作常与其他症状合并出现。

2)自动症:主要发生在颞叶癫痫,患者在意识模糊情况下做出一些无目的的运动或行为。发作突然开始,可持续数秒至数分,意识恢复后对发作过程不能回忆或部分回忆。发作常与强直-阵挛挛发作、失神发作伴发。自动症发作持续状态时,脑电图显示一侧或两侧的颞部导联有持续存在的异常节律性活动。主要病变的脑区在海马、杏仁核、钩回、额叶眶面、扣带回。蝶骨电极导联往往能够显示颞前叶局灶性的棘波或尖波持续发放。

3)此外还有神游症、梦游症、癫痫性朦胧状态和癫痫性谵妄状态发作。

(2)发作性情感障碍:患者在意识清晰状态下无明显诱因突然发病,可表现为焦虑、抑郁、紧张、激惹、激动、欣快、暴怒、冲动等,发作持续数小时至数日,常自行突然终止。

（3）短暂心理分裂样发作：部分患者在治疗癫痫的过程中出现心理分裂样发作，表现为幻觉及妄想。发病持续数日至数周，停用抗癫痫药可控制发作。

3.发作后心理障碍　癫痫发作后常有意识模糊状态，在恢复过程中可出现兴奋躁动，部分出现幻觉、妄想，随后进入睡眠或意识模糊逐渐减轻。发作后心理障碍时的脑电图主要表现为高波幅节律，逐渐恢复至正常的基本节律。

4.发作间期心理障碍　癫痫长期发作可出现慢性精神分裂症样心理障碍，部分患者可出现情感障碍，还可出现神经症样改变、癫痫性人格障碍、癫痫性痴呆等。

## 【体格检查】

1.血压、脉搏、呼吸、体温是否异常。

2.检查心、肺、肝、肾等重要脏器有无异常，以排除肺性脑病、肝性脑病等疾病。

3.神经系统检查，注意是否有脑部的定位神经体征。

## 【心理检查】

1.患者是否存在意识障碍，意识障碍的水平。

2.是否有易激惹、紧张、失眠、坐立不安，甚至抑郁等情绪。

3.是否存在偏执、幻觉等症状，妄想是否系统，幻觉是否生动，叙述时是否有恐惧表现。

4.是否有记忆、注意和判断能力障碍，分析智力状况。

5.是否有行为障碍和人格改变等。

## 【辅助检查】

1.检查血、尿、粪常规，血糖和血钾、钠、钙、镁等电解质。

2.检查肝、肾功能，常规心电图。

3.可检查血叶酸、维生素 $B_{12}$ 水平和相关毒物分析。

4.查脑电图和脑电地形图，必要时做睡眠脑电图。

5.当怀疑脑器质性疾病时可行脑脊液检查。

6.查头颅 CT 和（或）MRI、脑血管造影等检查，进一步排除脑部器质性病变。

## 【诊断要点】

1.病史：既往有无癫痫发作史，家族中有无癫痫发作和神经心理障碍史，病前有无脑部外伤、炎症、肿瘤病史和全身感染、中毒等。

2.心理障碍的症状：意识障碍、感知障碍、思维障碍、情感障碍及癫痫性性格、痴呆及分裂样心理障碍等。

3.脑电图检查或蝶骨电极脑电图检查、脑 CT 检查、MRI 检查有阳性发现。

4.排除癔症、睡行症、精神分裂症、情感性心理障碍。

【处理原则】

1.尽可能单一用药。

2.根据癫痫的类型来选择用药,同时注意药物的相互作用。

3.具有分裂症状的患者,给予适量抗精神病药,如奋乃静每日 10～20mg,利培酮 2～6mg,每日 2 次服用等;对伴抑郁的患者给予抗抑郁剂,如百忧解 20mg,每早服用 1 次或舍曲林 20mg,每早 1 次。对伴焦虑的患者选用抗焦虑药,如阿普唑仑 0.4mg,每日 2～3 次,口服。

4.对癫痫性人格改变和痴呆患者,目前尚无有效药物,可给予谷氨酸和 $\gamma$-氨基丁酸等治疗。

## 四、病毒性脑炎所致心理障碍

系指病毒所致的脑实质性炎症。目前临床分型大多按起病形式和病理改变的重要特点,基本上分为 2 大类:①急性病毒性脑炎:包括流行性乙型脑炎、单纯疱疹病毒性脑炎等;②慢性病毒脑炎:已知有亚急性硬化性全脑炎、进行性多灶性白质脑病等。急性病毒性脑炎以单纯疱疹病毒性脑炎最为常见。神经系统症状呈多样性、颅内压常增高,脑脊液中白细胞总数增高,多呈淋巴样反应,蛋白质轻中度增高;EEG 可见弥漫性慢波,可有高波幅尖、棘波;CT 检查可见颅内有单个或多个大小等、界限不清的低密度影,有时可见白质大片低密度改变;部分患者病毒学检查可有阳性发现。

【临床表现】

1.前驱症状　部分病例在病前可有上呼吸道或胃肠感染史,头痛、呕吐、发热等。

2.心理障碍、意识障碍是常见的临床症状　意识障碍的程度表现不一,可从轻度的反应迟钝、定向障碍、注意涣散、思维迟钝到谵妄、昏迷;部分患者以心理障碍为主要表现,常有不协调的心理运动性兴奋或心理萎靡、情感淡漠、呆滞,同时伴有轻度的意识障碍,心理症状常常日轻夜重,可有睡眠时相的改变。日间安静多眠,夜间兴奋躁动;严重患者可以迅速出现高热、抽搐、昏迷。

3.躯体及神经系统症状及体征　①颅神经损害可见中枢性面瘫、视乳头水肿及其他症状。②运动功能障碍中,约有半数患者以癫痫发作起病。瘫痪以偏瘫最多见。肌张力增高时隐时现,时而上肢,时而下肢。③腱反射亢进,少数为减弱。

④病理反射。⑤在疾病进展期,常出现不随意运动。⑥脑膜刺激征。⑦自主神经功能障碍,如出汗、唾液分泌过多、颜面潮红等。⑧少数有尿潴留。

**【体格检查】**

1.血压、脉搏、呼吸、体温是否异常。

2.有无意识障碍,意识障碍水平如何。

3.有无肢体偏瘫、脑神经损害、脑膜刺激征等神经系统体征。

4.心、肺、肝、肾等重要脏器有无异常。

**【心理检查】**

1.有无意识障碍及其水平如何。

2.有无反应迟钝、表情呆滞、言语减少。

3.有无错觉、幻觉等感知觉障碍,有无思维障碍。

4.有无注意涣散、情感淡漠、木僵和缄默。

5.有无行为异常及人格改变。

6.有无智力障碍。

**【辅助检查】**

1.检查血、尿、粪常规,血糖和血钾、钠、钙、镁等电解质。

2.检查肝、肾功能,常规心电图。

3.脑脊液常规及生化等检查,单纯疱疹病毒 DNA 检测对诊断十分有意义。

4.可进行头颅 CT 或 MRI 检查,MRI 较容易显示病灶。

5.查脑电图和脑电地形图,对早期诊断有重要意义。

**【诊断要点】**

1.多见于青壮年,病前有上呼吸道或胃肠感染史。

2.心理障碍意识障碍、兴奋或抑郁状态、感知觉障碍、智力障碍。

3.神经症状:面瘫、瘫痪、癫痫样痉挛发作、视乳头水肿等。

4.脑脊液及 EEG 等检查可有阳性发现。

**【处理原则】**

1.以病因治疗为主,采用抗病毒治疗及免疫疗法。

2.积极的支持疗法,给予高热量、高蛋白、高维生素饮食,宜少量多次。

3.对有心理症状者,使用抗精神病药应慎重,以小剂量缓慢加药为宜,一般每日口服奋乃静 6～10mg,肌内注射,根据病情渐增其量(每天小于 20mg),可给氯丙嗪、异丙嗪各 12.5～25mg,任选一种即可。

## 五、脑外伤所致心理障碍

脑外伤是容易引起心理障碍的。据统计,颅脑外伤后在存活者中出现各种类型及程度的心理障碍者超过 1/4。

### 【临床表现】

1.急性心理障碍　意识障碍头部外伤轻微者意识障碍较短暂,可持续数秒至数十分钟不等。严重受创者若丧失意识时间超过数小时,完全康复的机会可能降低。

(1)脑外伤后急性障碍:昏迷患者会经过一段意识模糊和智力下降的阶段才能完全恢复正常,这类情况也称外伤后心理混乱状态。除智力障碍外,还可表现易疲劳与心理萎靡或行为冲动,亦可出现谵妄状态。

(2)记忆障碍:脑外伤后遗忘(PTA)是一种顺行性遗忘,患者对脑外伤当时及其后一段时间的经历发生遗忘,通常由数分钟至数星期不等。PTA 的长度可作为临床评估脑外伤严重程度的一个指标,即 PTA 愈长,脑损伤便愈严重。

2.慢性心理障碍

(1)智力障碍:严重的脑外伤可引起智力受损,出现遗忘综合征甚至痴呆,严重程度与 PTA 的长短有关。对于闭合性脑外伤的患者,如 PTA 长度在 24 小时以内,智力多能完全恢复;若 PTA 长度超过 24 小时,情况便不容乐观。年长者和优势半球受伤者发生智力障碍的机会较大。

(2)人格改变:患者的人格改变多伴有智力障碍,一般表现为情绪不稳、焦虑、抑郁、易激惹甚至阵发暴怒,也可变得孤僻、冷漠、自我中心、丧失进取心等。如仅损害额叶,可出现如行为放纵等症状,但智力正常。人格改变也可以是患者对脑外伤及其后果的心理反应的表现。

3.脑外伤后心理障碍性症状　部分头部外伤的患者经过一段时间后会出现心理障碍性症状,如心理分裂样症状与情感症状等。脑外伤可直接导致心理症状,也可对有心理障碍素质者起到诱因作用。另外,脑外伤及其后遗症对患者社会、心理的影响,也与心理障碍性症状的发生、发展有关。当然,有些患者的心理障碍和脑外伤并无直接关系,一般而言,脑外伤和心理症状出现相隔愈久,两者直接因果关系的几率愈低。

4.脑震荡后综合征　这是各种脑外伤后最普遍的慢性后遗症。主要表现为头痛、眩晕、注意力不集中、记忆减退、对声光敏感、疲乏、情绪不稳及失眠等。器质性与非器质性因素都可导致此综合征。虽然患者可能有器质性改变,但多数情况下躯体及辅助检查并无异常发现。该综合征与社会心理因素有很大关系,如为了获得更多的经济利益,而持续表现出该综合征的症状等。

### 【体格检查】

1.颅骨有无缺损。

2.神经系统检查有无阳性定位体征,如偏瘫、失语、共济失调等。

### 【心理检查】

1.有无远近记忆、计算、逻辑思维能力、综合分析能力的改变。

2.有无人格改变,有无心理障碍性症状和神经症样症状。

### 【辅助检查】

1.常规可查头颅 X 线、CT 及脑电图。

2.查头颅 MRI、脑脊液检查、SPECT 以及脑血管造影。

### 【诊断要点】

1.有头颅外伤史。

2.有典型的临床表现。

3.辅助检查:部分脑外伤患者头颅 X 线片可见颅骨骨折,部分脑外伤患者头颅 CT、MRI、EEG 可见异常表现。部分患者躯体及辅助检查并无异常发现。

4.符合 CCMD-3 诊断标准

(1)符合器质性心理障碍的诊断标准;

(2)脑外伤导致不同程度的意识障碍;

(3)心理障碍的发生、发展及病程与脑外伤相关。

### 【处理原则】

1.脑外伤急性阶段应卧床休息　脑震荡患者卧床休息 1～2 周;较重者,尤其是意识障碍持续时间较长时,卧床时间应适当延长。

2.对症和支持治疗　对于幻觉、妄想、心理运动性兴奋等症状可给予小剂量抗精神病药物口服。处方:利培酮片 1mg,每日 1 次,口服;或奥氮平片 2.5mg 或 5mg,每日 1 次,口服。

3.对于外伤后神经症患者应按神经症治疗　支持性心理治疗或认知行为治疗,配合适当的药物治疗(如抗抑郁药、抗焦虑药)都是可行的治疗方法。处方:氟西汀胶囊 20mg,每早 1 次,口服;或帕罗西汀片 20mg,每早 1 次,口服。对外伤后癫痫发作者,按发作类型选用抗癫痫药。

4.对人格改变和智力障碍患者应进行教育和行为训练。

## 六、脑瘤所致心理障碍

脑瘤患者神经系统一般的症状为头痛、呕吐、视乳头水肿及癫痫发作,这些都是颅压增高所致。脑瘤所致心理障碍是由于脑瘤侵犯脑实质,压迫邻近的脑组织或脑血管,造成脑实质破坏或颅内压增高所致的心理障碍。脑瘤患者有 20%～40% 出现心理症状。脑瘤所致心理障碍的形式基本上可分为 5 种:肿瘤本身直接或间接引起;肿瘤所致心理运动性癫痫发作;患者对肿瘤和(或)手术所发生的心理障碍性反应;对素质不良者诱发精神分裂症、情感性障碍等;对器质性损伤的补偿。

**【临床表现】**

1.意识障碍　轻者为意识模糊,重者有梦样状态,嗜睡,严重者进入昏迷状态。

2.记忆障碍　记忆减退时,多近事遗忘,可有虚构,常见于病期较久与年龄较大的脑瘤患者,有学者认为,遗忘症候群占脑肿瘤患者的 38%。

3.智力障碍与性格改变　可有智力的普遍降低,迅速发展为痴呆。尚有情绪不稳及性格改变。

4.其他心理障碍　可出现幻嗅、幻味、幻视、幻听,皮肤、肢体与内脏幻觉,病理性感觉过敏、感觉异常、感觉缺失、感知综合障碍等。在感知觉障碍的基础上还可以出现非真实感,人格解体,忧郁或焦虑情绪,片段的疑病、影响与被害妄想。

5.此外,还可发生抑郁、精神分裂症样症状、癔症及其他神经症症状。

**【体格检查】**

1.营养状况　是否有明显消瘦。

2.全身检查　重点检查胸部及腹部。

3.神经系统检查　有无异常体征,如视乳头是否水肿,有无脑部的定位体征。

**【心理检查】**

1.是否存在意识障碍,意识障碍的水平如何。

2.是否存在错觉和幻觉,以及感知觉综合障碍。

3.是否存在思维内容和思维形式障碍,有无妄想。

4.是否存在智力障碍、焦虑、抑郁等情绪改变。

**【辅助检查】**

1.血、尿、粪常规,肝、肾功能,电解质(钾、钠、氯、钙等)。

2.肿瘤标志物 CEA、TSGF、AFP、PSA 等。

3.脑脊液检查。

4.胸部 X 线片或胸部 CT 以排除肺部及纵隔部位肿瘤。

5.进行消化道钡餐透视、胃镜、肠镜等检查。

6.脑电图、CT、MRI、SPECT 以及脑血管造影等检查。

**【诊断要点】**

1.神经系统检查有颅内压增高的症状,如头痛、呕吐和视乳头水肿;可有局灶性神经体征。

2.至少有智力障碍、幻觉、焦虑抑郁、躁狂、分裂样症状等临床表现之一。

3.辅助检查有脑部肿瘤存在的证据。如异常的脑电图,头颅 CT 或 MRI 显示有脑瘤的存在。

4.心理障碍的发生、发展及病程与脑瘤相关。

5.符合 CCMD-3 诊断标准

(1)符合器质性心理障碍的诊断标准;

(2)有脑瘤的证据,且心理障碍的发生、发展及病程与脑瘤相关。

**【处理原则】**

1.脑瘤的患者,应尽早手术治疗。

2.对症和支持治疗对于颅内压升高的患者应及时控制颅内压。处方:20%甘露醇注射液 250ml,每 12 小时 1 次或每 8 小时 1 次,静脉滴注;或 10%甘油果糖注射液 250ml,每 12 小时 1 次或每 8 小时 1 次,静脉滴注。对焦虑、抑郁、兴奋、易激惹、木僵等症状,应给以适当的心理药物,但剂量不宜过大。处方:

(1)阿普唑仑片 0.4mg,每日 2 次或每晚 1 次,口服:

(2)帕罗西汀片 20mg,每早 1 次,口服:

(3)利培酮片 1mg,每日 1 次,口服,或奋乃静片 2mg,每日 2 次,口服。

# 第二节　常见躯体疾病伴发心理障碍的诊断和处理要点

躯体疾病所致心理障碍是由于除脑以外的各种躯体疾病,如躯体感染、内脏器官疾病、内分泌障碍、营养代谢疾病等影响脑功能所致的一类心理障碍。发病机制主要是由于毒素作用、能量供应不足、神经递质改变、酸碱平衡紊乱等影响了脑功能,产生一系列心理症状,主要包括:意识障碍、认知障碍、人格改变、心理障碍性症状、情感症状、神经症症状或以上症状的混合状态。患者常有日常生活能力或社会功能受损。躯体疾病并非本病的唯一原因,心理症状的出现与躯体疾病的严重度并不总呈正比,症状具有多变和错综复杂的特点。

CCMD-3 躯体疾病所致心理障碍的诊断标准如下:

1.症状标准

(1)通过病史、躯体及神经系统检查、辅助检查发现躯体疾病的证据。

(2)心理障碍的发生、发展及病程与原发躯体疾病相关,并至少有下列 1 项:①智力损害;②遗忘综合征;③人格改变;④意识障碍(如谵妄);⑤心理障碍性症状(如幻觉、妄想或紧张综合征等);⑥情感障碍(如抑郁或躁狂综合征等);⑦神经症样症状;⑧以上症状的混合状态或不典型表现。

(3)无心理障碍由其他原因导致的足够证据(如酒精或药物滥用、应激因素)。

2.严重标准　社会功能受损。

3.病程标准　心理障碍的发生、发展及病程与原发性躯体疾病相关。

4.排除标准　排除精神分裂症、情感性心理障碍的严重躁狂发作或抑郁发作。

# 一、躯体感染所致心理障碍

躯体感染所致的心理障碍是指由病毒、细菌、螺旋体、真菌、原虫或其他微生物、寄生虫等所致的全身感染,如败血症、钩端螺旋体病、恶性疟疾、血吸虫病、人类免疫缺陷病毒(HIV)感染等所致心理障碍,颅内无直接感染证据。常见有流行性感冒、肺炎、疟疾、急性菌痢、伤寒、副伤寒、流行性出血热等疾病所致的心理障碍。

## 【临床表现】

感染所致心理障碍的临床表现根据急性感染还是慢性感染而定。急性感染多导致急性心理障碍,以意识障碍为主,慢性感染则多见慢性心理障碍,如精神分裂症样心理障碍、抑郁、躁狂、人格改变以及智力障碍。

几种常见的感染疾病所见的心理障碍:

1.流行性感冒所致心理障碍　为流感病毒引起的急性传染性呼吸道疾病。由于流感病毒对中枢神经系统具有很强的亲和力,多导致心理障碍。有报道,其发病率为 25%~35%。其主要临床表现为:前驱症状为头痛、衰弱无力、疲劳、睡眠-醒觉节律紊乱。继之表现有嗜睡、感知障碍、非真实感。高热时或重症病例可出现意识障碍,如意识朦胧甚或谵妄。随着病情好转而进入恢复期。此时主要表现可见抑郁状态和脑衰弱综合征。少数病例可发生脑炎症状。病期较短,一般预后良好。

2.肺炎所致心理障碍　急性肺部感染,在疾病高峰可以出现意识障碍,多见意识模糊,有时发生谵妄。慢性肺部感染如肺结核则主要表现抑郁状态伴记忆减退、注意力集中困难及思维迟钝。

3.疟疾所致心理障碍　普通型在其高热阶段可出现意识恍惚、定向力障碍及感知障碍。恶性疟疾，或称脑型疟疾，其疟原虫具有毒力强、亲神经的特点，可形成脑部病理变化如灶性坏死、出血和脑水肿等，见于疟疾流行区或免疫力差的患者。心理症状表现：剧烈头痛伴恶心、呕吐、烦躁不安，继之表现意识障碍，如朦胧或谵妄状态，甚至昏迷。此时神经系统可查出明显的病理征或表现有抽搐或瘫痪。患者表情淡漠，恢复期时患者表现为抑郁状态或脑衰弱综合征。重症病例在后期可发生智力障碍。

4.流行性出血热所致心理障碍　流行性出血热为一种流行于秋冬季节的急性传染病。病原可能是病毒，其发病机制尚未清楚。主要表现为发热、出血。临床分为发热期、低血压期、少尿期、多尿期和恢复期。有研究报道，在 173 例出血热患者中，53 例（占 30.6％）有中枢神经系统症状，全部表现有心理障碍。病理解剖可见脑表面和脑实质内有充血及血管扩张和坏死灶。心理症状多发生于低血压期和少尿期，主要表现为嗜睡、谵妄、昏迷；或兴奋、躁动不安，持续 1～2 周。同期可出现明显的神经系统症状和病理征。

5.狂犬病所致心理障碍　病因为狂犬病毒，通过带病毒的狗或其他动物咬伤或抓伤人体而侵入机体。在大脑实质和基底神经节可发现 Negri 小体。临床表现分猛烈型及瘫痪型 2 种。初期患者感头痛、不安、低热、愈合的伤口出现痛痒或麻木等异常感觉。2～3 天后猛烈型者表现恐水、恐风、恐光。水、风、光均可激惹，反射性咽喉痉挛发作。患者紧张不安、恐惧、烦躁。病情逐渐加重，并有全身痉挛、颈强直、唾液分泌增多、高热，出现心力衰竭、呼吸麻痹，治疗无效可突然死亡。瘫痪型主要表现为肢体瘫痪、昏迷而死亡。

6.艾滋病所致心理障碍　艾滋病亦称获得性免疫缺陷综合征（AIDS）。病因为人嗜 T 淋巴细胞病毒Ⅲ型（HIV-Ⅲ）或淋巴结病相关病毒（LAV）。主要通过性接触传染，也可由血液和母婴传播。若病毒侵及中枢神经系统可出现神经心理症状。约有 30％～40％的艾滋病患者出现中枢神经病理学改变：神经元减少、脑萎缩、神经胶质结节和小灶性脱髓鞘。疾病初期患者多受社会心理因素影响而表现为焦虑、抑郁状态。随着病情的恶化，患者表现痴呆状态，如健忘、迟缓、注意力不集中，解决问题的能力下降和阅读困难，表情淡漠、主动性差、社会退缩。躯体症状表现为昏睡、厌食和腹泻并导致体重明显下降。有的患者出现癫痫发作、缄默和昏迷。

**【体格检查】**

1.血压、脉搏、呼吸、体温是否正常。

2.全身营养状况。

3.心、肺、腹部有无异常体征。

4.神经系统有无异常体征。

**【心理检查】**

1.一般情况    观察患者的仪表,是否衣着合体,接触是主动还是被动,合作程度如何。

2.感知觉    有无错觉、幻觉及感知觉综合障碍。

3.思维    患者的言语是否连贯,有无思维形式及内容的异常,如思维破裂、思维散漫、妄想等。

4.情感反应    是否有情绪低落或高涨发作史,情感反应是否协调。

5.心理运动    患者是否心理运动性兴奋或抑制。

6.意识状态    是否存在对时间、地点、人物及周围环境的定向能力障碍,是否存在意识障碍及意识障碍的程度。

**【辅助检查】**

1.血、尿、粪常规,血糖、肝肾功能、血电解质(钠、钾、氯)是否正常。

2.辅助检查病原体感染的证据。

3.检查脑电图(EEG)、脑 CT 扫描、脑脊液是否正常,以排除脑部的器质性病变。

**【诊断要点】**

符合 CCMD-3 诊断标准:

1.症状标准

(1)符合躯体疾病所致心理障碍的诊断标准;

(2)有明显的感染史;

(3)在体检或细菌学检查中可发现与感染相关的症状、体征与辅助检查所见。

2.严重标准    社会功能受损。

3.病程标准    心理障碍的发生、发展及病程与原发性感染相关。

4.排除标准    排除其他疾病的意识障碍,如中毒性谵妄、癔症样意识障碍等,排除精神分裂症。

**【急诊处理】**

1.病因治疗    控制感染是最根本的措施。根据感染病原体的种类和感染性质,给予相应的抗感染治疗。

2.对症治疗　　对于是兴奋、躁动不安的患者,为避免出现自伤、伤人等危险行为,可给予地西泮等控制兴奋。处方:地西泮针剂 10mg,肌内注射 1 次;或氯硝西泮针剂 2mg,肌内注射 1 次;或氟哌啶醇针剂 5mg 或 10mg,肌内注射 1 次。

对有明显幻觉妄想或有较长时间兴奋的患者,可进行抗精神病药物治疗(意识障碍患者应以支持治疗为主),一般 1~2 周或 1~2 个月左右见效。处方:利培酮片 1mg,每日 1 次,口服;或奥氮平片 2.5mg 或 5mg,每日 1 次,口服;或喹硫平片 25mg,每日 2 次,口服。

抑郁状态可应用抗抑郁药。处方:氟西汀胶囊 20mg,每早 1 次,口服;或帕罗西汀片 20mg,每早 1 次,口服;或文拉法辛胶囊 25mg,每日 2 次,口服。

3.营养与支持治疗　　保证营养水分,维持电解质及酸碱平衡,补充 B 族维生素和维生素 C,改善脑循环,促进脑细胞功能的恢复,如给予能量合剂等。

4.心理治疗　　给予解释、安慰等解除患者的心理负担。

5.护理　　环境和心理护理有助于消除患者的恐惧、焦虑情绪,对于有意识障碍的患者要特别注意安全护理,以防其自伤、摔倒、冲动的意外发生。对有抑郁心境的患者应警惕其自杀企图,给予预防。

## 二、心血管系统疾病所致心理障碍

本系统疾病又称心源性脑病、心脑综合征,是指各种心脏疾病导致循环障碍,如心脏每搏输出量减少、血压骤降,使脑血流量下降,脑部缺血缺氧,脑细胞代谢障碍及水肿,临床上出现一系列神经心理症状。

### 【临床表现】

常见的心理症状有脑衰弱综合征,如注意涣散、记忆差、思考问题的能力下降。情绪不稳、易激惹、心理萎靡、头昏等,少数患者可有兴奋躁动,严重者可出现意识障碍,心脏疾病常常引起患者焦虑发作,焦虑可使心脏功能进一步恶化,从而加重症状。

### 【体格检查】

1.血压、脉搏、呼吸、体温是否异常。

2.营养状况如何。

3.心、肺、腹部有无异常体征。

4.神经系统有无异常体征。

**【心理检查】**

1.一般情况　观察患者的仪表,是主动接触还是被动接触,合作程度如何。

2.感知觉　有无错觉、幻觉,以及感知觉综合障碍。

3.思维　患者的言语是否连贯,思维形式及内容是否正常,有无思维破裂、松散、妄想内容等。

4.情感反应　有无情绪低落或高涨发作史,情感反应是否协调。

5.心理运动　是否有心理运动性兴奋或抑制,有无紧张综合征。

6.意识状态　是否存在对时间、地点、人物及周围环境的定向能力障碍,是否存在意识障碍及意识障碍的程度。

**【辅助检查】**

1.血、尿、粪常规,血糖、血电解质(钠、钾、氯)是否正常。

2.心、肺、肝、肾等重要脏器的功能检查,收集内脏器官疾病的证据。

3.脑电图(EEG)、脑 CT 扫描、脑脊液是否正常。

**【诊断要点】**

1.符合 CCMD-3 诊断标准

(1)符合躯体疾病所致心理障碍的诊断标准;

(2)有脏器病变的证据,心理症状随原发疾病的严重程度变动。

2.鉴别诊断　内脏器官疾病所致意识改变须与糖尿病、安眠镇静药物中毒、脑血管意外、脑部感染等所致的意识障碍相鉴别,鉴别依据主要是详细追问病史、仔细体检及相应的实验室证据。诊断要点:具有冠状动脉粥样硬化性心脏病、风湿性心脏病、先天性心脏病、心内膜炎、心房颤动等心血管疾病的诊断要点。

心理症状:①脑衰弱综合征症状群;②意识障碍:晕厥、短暂脑缺血发作、谵妄或心理错乱等;③抑郁状态、兴奋状态、幻觉妄想状态或惊恐发作。

**【急诊处理】**

1.以病因治疗为主,改善心脏功能,详见内科学的治疗。

2.对焦虑明显者,可首先使用氯硝西泮 2mg,每日 2 次,或艾司唑仑 1～2mg,口服。同时给予解释和支持性心理治疗;兴奋躁动者可使用小剂量氟哌啶醇每日 5～10mg,肌内注射 1 次。

3.心理治疗焦虑、抑郁或恐惧症状采用音乐疗法、生物反馈疗法、认知疗法等可缓解,对有幻觉妄想者需待药物起效后给予个别、言语性解释。

4.饮食上应注意低盐饮食,多吃蔬菜、水果,少量多餐。

# 三、呼吸系统疾病所致心理障碍

呼吸系统疾病所致心理障碍,是指在呼吸功能不全的基础上,加上呼吸生理学、血液学和脑代谢等多方面的改变引起的心理障碍,常见的有肺性脑病和支气管哮喘。

**【临床表现】**

1.心理障碍　①意识障碍多见,如嗜睡、朦胧状态、昏睡、谵妄、心理错乱等;②躁狂状态,欣快、话多;③焦虑抑郁状态;④幻觉妄想状态。

2.神经症状　常见有扑翼样震颤、痉挛发作、肌阵挛、锥体束征等。

**【体格检查】**

1.血压、脉搏、呼吸、体温是否异常。

2.营养状况如何。

3.心、肺、腹部有无异常体征。

4.神经系统有无异常体征。

**【心理检查】**

1.一般情况　观察患者的仪表,是主动接触还是被动接触,合作程度如何。

2.感知觉　有无错觉、幻觉以及感知觉综合障碍。

3.思维　患者的言语是否连贯,思维形式及内容是否正常,有无思维破裂、松散、妄想内容等。

4.情感反应　有无情绪低落或高涨发作史,情感反应是否协调。

5.心理运动　是否有心理运动性兴奋或抑制,有无紧张综合征。

6.意识状态　是否存在对时间、地点、人物及周围环境的定向能力障碍,是否存在意识障碍及意识障碍的程度。

**【辅助检查】**

1.血、尿、粪常规,血糖、血电解质(钠、钾、氯)是否正常。

2.心、肺、肝、肾等重要脏器的功能检查,收集内脏器官疾病的证据。

3.脑电图(EEG)、脑 CT 扫描、脑脊液是否正常。

**【诊断要点】**

1.符合 CCMD-3 诊断标准

(1)符合躯体疾病所致心理障碍的诊断标准;

(2)有脏器病变的证据,心理症状随原发疾病的严重程度变动。根据慢性肺部疾病史、肺气肿、呼吸困难、发绀和心理症状不难诊断。

2.鉴别诊断　内脏器官疾病所致意识改变须与糖尿病、安眠镇静药物中毒、脑血管意外、脑部感染等所致的意识障碍相鉴别,鉴别依据主要是详细追问病史、仔细体检及相应的实验室证据。

**【急诊处理】**

1.请专科医生处理躯体疾病。

2.控制心理症状　在处理肺性脑病患者心理障碍时应谨慎用药,若用药宜小剂量,应特别避免抑制呼吸的药物。兴奋过剧时可用高效苯二氮䓬类,如氯硝西泮2~4mg或劳拉西泮2~4mg,肌内注射,无效可用氟哌啶醇5~10mg,肌内注射。一过性的幻觉或妄想可不予处理,严重者可予奋乃静或舒必利。

3.可给予一般性支持治疗及认知治疗,增加能量供给,维持水电解质平衡,加强护理。

**注释：**

肌阵挛:一块肌肉或一组肌肉短暂的,闪电样的收缩。正常人在将入睡时可以发生肌阵挛(夜间肌阵挛)。常见的呃逆是一种累及横膈肌肉的肌阵挛。

扑翼样震颤:扑翼样震颤常见于肝性脑病、肺性脑病及其他代谢性脑病病例,当患者向前平伸双手时会出现一种粗大、缓慢、非节律性动作。应用肌电图记录可观察到当患者试图保持固定姿势时,在抗地心引力的肌肉中出现间歇性的肌电静止,造成扑翼样震颤,因此它并不是真正的震颤,而是一种肌阵挛现象,一种阴性的肌阵挛。

锥体束征:锥体束主要是指大脑皮质中的锥体细胞及其轴突(像触手一样)和脊髓联系的一种网络系统,主要支配四肢及躯干运动。锥体束存在于脊髓外周的表浅部位,因此最容易受个力压迫而受损。阳性征包括:肢体反射亢进、踝关节和膝关节阵挛、肌肉萎缩,患者抬步沉重,不能离地,步态笨拙及束胸感等症状。

暗示性心理治疗:分为觉醒时暗示和催眠暗示两种。患者迫切要求治疗者在觉醒状态下,通过语言暗示,或配合适当理疗、针刺或按摩即可取得良好效果。催眠暗示是采用语言催眠或使用麻醉剂使患者进入轻度意识模糊状态,然后按觉醒时暗示的方式进行治疗。

# 四、消化系统疾病所致心理障碍

消化系统疾病所致心理障碍常见的为肝性脑病,又称肝脑综合征。当肝脏受损功能失代偿时,氨基酸代谢紊乱、血氨增多,各种中间代谢产物积蓄,中枢单胺类递质代谢紊乱等均影响大脑功能而发生神经心理综合征。

**【临床表现】**

1.急性重症肝炎以意识障碍为主要表现,可出现兴奋躁动,部分表现为嗜睡或谵妄状态。

2.慢性肝功能受损时,可出现情绪易激惹、不稳定、行为紊乱,意识水平轻度下降。发作数日可自行缓解或经治疗好转,病情加剧则出现昏迷。

3.神经系统症状:出现扑翼样震颤、肌阵挛、肌张力增高、共济失调和病理反射。

4.心理症状缓慢进展,主要表现为智力和人格的改变。

**【体格检查】**

1.血压、脉搏、呼吸、体温是否异常。

2.营养状况如何。

3.心、肺、腹部有无异常体征,如有无皮肤黄染、蜘蛛痣,肝脾有无肿大,腹部有无压痛、反跳痛等。

4.神经系统有无异常体征。

**【心理检查】**

1.一般情况　患者的仪表是否整洁,是主动接触还是被动接触,合作程度如何。

2.感知觉　有无错觉,错觉的种类、内容、出现的时间和频率;是否存在幻觉,幻觉的种类、内容、出现的时间与频率,与其他心理症状的关系及影响。

3.思维　患者的言语是否连贯,有无思维破裂,是否存在妄想。妄想的种类、内容、性质、出现的时间,是原发还是继发,妄想是否系统,内容是否荒谬等。

4.情绪　通过观察患者的表情、姿态、讲话语气以及和患者的交谈了解患者的抑郁、焦虑等情绪状态。

5.行为　患者是否有冲动、伤人或行为紊乱表现。

6.意识状态　是否存在对时间、地点、人物及周围环境的定向能力障碍,是否存在注意力减退或注意力涣散。根据定向力、注意力及其他心理状况,判定是否存在意识障碍及意识障碍的程度。

**【辅助检查】**

1.血、尿、粪常规,肝肾功能、血糖、血电解质(钠、钾、氯)、血氨水平是否正常。

2.脑电图(EEG)、脑 CT 扫描、脑脊液是否正常。

**【诊断要点】**

1.具有严重肝病的病史及明显的诱因。

2.心理异常:迟钝、少动、寡言或躁动不安,意识障碍、幻觉妄想状态或类木僵状态、人格改变、智力障碍等。

3.神经症状:扑翼样震颤、肌阵挛、肌张力增高、锥体束征阳性等。

4.辅助检查:EEG 高幅慢波和血氨增高。

5.排除其他系统所致的心理障碍。

## 【急诊处理】

1.治疗主要是去除诱发因素,降低血氨,保肝和支持治疗。谷氨酸钾、钠及精氨酸静脉滴注有助于改善慢性肝功能损害失代偿者的心理障碍。

2.有明显兴奋躁动时选用影响肝功能小的药物,如小剂量地西泮 2mg,每日 2次服用。禁用巴比妥类、吗啡类和吩噻嗪类。

3.对于慢性肝功能改变引起的人格改变进行心理治疗,如采用认知行为治疗,可减少其发生率。

## 五、糖尿病伴发的心理障碍

糖尿病是由于胰岛素缺乏或相对不足而引起的全身性内分泌代谢性疾病。患者主要表现为多尿、多饮、多食和消瘦的"三多一少"症状,常并发血管、神经、感染等多种全身病变,严重时出现酮症酸中毒性昏迷。伴发心理障碍者也很常见,以情绪不稳、焦虑、抑郁和神经衰弱最为多见。

## 【临床表现】

1.心理障碍

(1)神经衰弱综合征:疲倦、无力、失眠、烦闷、疑病、注意力不集中、记忆力减退等。

(2)抑郁状态:情绪低沉、悲观、消极等。可能会有自杀倾向,临床表现女性重于男性。

(3)焦虑状态:患者紧张、焦虑、苦闷、恐惧,伴心悸、出汗、脉速、坐立不安等。

(4)幻觉状态:偶有一过性闪光、闪电或各种彩色物体的幻视。

(5)意识障碍:早期表现为嗜睡,如病情进一步恶化意识障碍可加重,最后陷入昏迷。

2.神经症状

(1)感觉障碍,如灼热感、冷感、蚁走感、异样发麻等。

(2)运动反射改变,以跟腱反射消失最常见。

（3）自主神经改变：可见皮肤及皮下组织萎缩、肥厚、水肿、红斑、多汗或少汗、视网膜改变以及尿失禁、尿潴留等。

【体格检查】

1.血压、脉搏、呼吸、体温是否异常。

2.营养状况如何。

3.心、肺、腹部有无异常体征。

4.神经系统有无异常体征。

【心理检查】

1.一般情况　观察患者的仪表，是主动接触还是被动接触，合作程度如何。

2.感知觉　有无错觉，错觉的种类、内容、出现的时间和频率是否存在幻觉，幻觉的种类、内容、出现的时间与频率，与其他精神症状的关系及影响。

3.思维　患者的言语是否连贯，有无思维破裂，是否存在妄想。妄想的种类、内容、性质、出现的时间，是原发还是继发，妄想是否系统，内容是否荒谬等。

4.情绪　通过观察患者的表情、姿态、讲话语气以及和患者的交谈了解患者的抑郁、焦虑等情绪状态。

5.行为　患者是否有冲动、伤人或行为紊乱表现。

6.意识状态　是否存在对时间、地点、人物及周围环境的定向能力障碍，是否存在注意减退或注意涣散。根据定向力、注意力及其他心理状况，判定是否存在意识障碍及意识障碍的程度。

【辅助检查】

血、尿、粪常规，血糖、肝肾功能、血电解质（钾、钠、氯）是否正常。

【诊断要点】

1.具有糖尿病的诊断依据。

2.心理症状：①神经衰弱症候群；②情感障碍；③意识障碍。

3.神经症状：皮肤萎缩、反射消失等。

4.排除其他病因引起的意识障碍和心理症状的疾病。

【急诊处理】

1.病因治疗　如饮食疗法、降糖药的应用。

2.对症治疗　有焦虑症状者可给予抗焦虑药，如氯硝西泮 1～2mg，口服；抑郁明显者给予抗抑郁剂，如乐友（帕罗西汀）10～20mg，口服。因吩噻嗪类药物具有高糖反应，需慎用。采用集体心理疗法、生物反馈疗法、放松疗法可消除患者的顾虑，减轻或缓解焦虑症状。神经变性可给予神经营养剂如维生素 $B_1$ 和 $B_{12}$ 及复合维生素。

## 六、肾脏疾病伴发的心理障碍

肾性脑病,又称尿毒症性脑病,是指各种原因引起的急、慢性肾衰竭导致的心理障碍。肾为机体主要的排泄器官。其功能受损势必导致各种有害物质积蓄,水、电解质及酸碱平衡失调,若伴发肾性贫血,心理症状可进一步加剧。

**【临床表现】**

1.心理症状　①神经衰弱综合征;②焦虑、抑郁状态,部分患者还有幻觉、妄想或躁狂样表现;③意识障碍:可出现由轻而重的意识障碍,直至昏迷;④痴呆状态,如记忆减退、智力障碍等。

2.神经症状　可出现震颤、肌阵挛、肌张力增高、共济失调、腱反射亢进或迟钝、病理反射等。

**【体格检查】**

1.血压、脉搏、呼吸、体温是否异常。

2.营养状况如何。

3.心、肺、腹部有无异常体征。

4.神经系统有无异常体征。

**【心理检查】**

1.一般情况　患者的仪表是否整洁,接触是主动还是被动,合作程度如何。

2.感知觉　有无错觉、幻觉及感知觉综合障碍。

3.思维　患者的言语是否连贯,有无思维破裂、思维松散,有无妄想内容。

4.情感反应　有无情绪低落或高涨发作史,情感反应是否协调。

5.心理运动　患者是否心理运动性兴奋或抑制,有无紧张综合征。

6.意识状态　是否存在对时间、地点、人物及周围环境的定向能力障碍,存在意识障碍及意识障碍的程度。

**【辅助检查】**

1.血、尿、粪常规,肝肾功能、血糖、血电解质(钠、钾、氯)是否正常。

2.脑电图(EEG)、脑 CT 扫描、脑脊液是否正常。

**【诊断要点】**

1.具有尿毒症的诊断依据。

2.心理症状

（1）初期有寡言、少动、迟钝、记忆力减退、失眠等神经衰弱表现。

（2）焦虑抑郁状态，幻觉妄想状态。

（3）意识障碍：嗜睡、谵妄或昏迷状态等。

3.神经症状。

4.辅助检查 EEG 为弥漫性高幅慢波或尖棘波，实验室检查有肾衰竭的相应结果。

5.排除其他病因引起的意识障碍和心理症状的疾病。

**【急诊处理】**

1.治疗重点在于改善肾功能，促进有害物质的排出，纠正水、电解质及酸碱平衡紊乱，减轻贫血程度。

2.对有兴奋躁动者可给予苯二氮䓬类或巴比妥类药物口服。多数抗精神病药物从肾脏排出，因此应慎用。

3.透析治疗对躯体和脑症状均有良效。

## 七、癌症伴发的心理障碍

癌症是由于机体内某种体细胞失去正常的调节控制，不断增殖，同时有不同程度的分化障碍，并常侵犯邻近组织或转移到远离部位的一组疾病。癌症患者伴发的心理障碍已越来越多的引起人们的关注。

**【临床表现】**

1.焦虑　是恶性肿瘤患者的常见症状，焦虑可能是对患肿瘤的应激反应，也可是对手术、放射治疗及化学治疗的反应。

2.抑郁　是恶性肿瘤的常见症状，约半数以上的患者可有抑郁，在抑郁基础上出现自杀者很常见。

3.谵妄　恶性肿瘤转移至大脑，躯体肿瘤继发躯体问题如感染、缺氧、电解质紊乱、重要脏器功能衰竭、营养缺乏、手术和药物治疗等均可导致谵妄。

4.失眠　是肿瘤患者的常见症状，部分患者可出现认知障碍、痴呆，有的患者可出现幻觉和妄想。

**【体检要点】**

1.局部肿瘤的部位、大小、形状、质地、活动度、有无触痛。

2.邻近器官组织有无侵犯、区域淋巴结是否肿大以及有无远处转移等情况。

3.有无肝病面容、皮肤黄染、蜘蛛痣、腹水征等。

**【辅助检查】**

1.血、尿、粪常规,肝肾功能、血糖、血电解质(钠、钾、氯)是否正常。

2.肿瘤标志物、影像学(X 线、超声、CT、MRI 等)、内镜及活组织病理学检查等有无异常。

**【诊断要点】**

通过病史、躯体及神经系统检查、辅助检查发现癌症的证据,且心理障碍的发生、发展及病程与癌症相关,无其他原因导致的心理障碍即可诊断本病。

**【急诊处理】**

1.可以采用外科手术、放射治疗、抗癌化学药物等治疗。

2.癌症晚期伴有兴奋躁动者可给予奋乃静每日 4～10mg,口服;伴有焦虑、失眠者可给艾司唑仑每日 2mg,口服;抑郁者可给舍曲林 50～100mg,口服。

3.心理治疗可采用疏导、个别心理治疗和集体干预的手段结合进行。

# 第三节　常见心因性心理障碍的诊断和处理要点

## 一、应激障碍

应激障碍(SD),又称心因性心理障碍、反应性心理障碍,包括急性应激障碍(ASD)和创伤后应激障碍(PTSD),是一类由强烈并持续一定时间的心理创伤性生活事件直接引起的心理障碍。本病的临床表现与发病的应激源密切相关,并伴有相应的情感体验,容易被人所理解。经过适当治疗,预后良好。病情恢复后,心理状态正常,无人格方面缺损。

普通人群中 50％以上的人一生中至少有一次曾暴露于创伤事件,并不是所有的创伤幸存者都会出现应激障碍。由于各研究应用评估方法、样本的收集方法、涉及的创伤类型、人群不同,ASD 发生率从 6％到 33％不等。如汽车交通事故中,成人的发生率约为 13％,而且存在性别差异,女性明显高于男性,分别为 23％和 8％。暴力袭击事件(包括抢劫、群体枪击事件)幸存者为 19％～33％。普通人群经历创伤后 PTSD 的患病率为 7％～12％。女性创伤暴露率为 51.2％,PTSD 的患病率为 10.4％;男性创伤暴露率为 60.7％,PTSD 的患病率为 5.0％。女性 PTSD 患者终身患病率高于男性,性别差异与先前体验的创伤事件类型有关,研究提示对创伤性事件反应的性别差异不能用对创伤事件的暴露情况来解释,而应由性别决定的对创伤事件的归因来解释。女性患者常有更多的关于性方面的创伤和更多的反复体验症状，男性 PTSD 患者比女性更易合并物质滥用和反社会人格障碍。

应激障碍多为急性或亚急性起病，且较快达到病情充分发展期。可分为以下几个类型：

### （一）急性应激障碍

由来势迅猛的心理冲击导致发病，心理症状在遭受刺激后数分钟或数小时出现。历时较短，可在几天至一周内恢复，以完全缓解结束，预后良好。

【临床表现】

1.意识障碍　患者表现为不同程度的意识障碍，但以心理错乱状态较常见。可见定向力障碍，注意力狭窄，难以进行言语交流；有自言自语，语句零乱或不连贯，令人难以理解；动作杂乱无目的，偶有冲动行为。恢复后少数患者可有遗忘现象。

2.心理障碍　患者表现为伴强烈的情感体验的心理运动兴奋或抑制。心理运动性兴奋呈不协调性、激越、叫喊、乱动，无目的漫游，言语内容与发病因素或个人经历有关。有时表现情感暴发、四肢抽搐，类似于癔症。心理运动性抑制较少见，表现退缩、缄默少语、情感淡漠、呆若木鸡，可长时间呆坐或卧床，无情感流露。还可伴心动过速、出汗、皮肤潮红等神经系统的症状。

【诊断要点】

1.以异乎寻常的和严重的心理打击为诱因。

2.主要有两种临床相：一种是伴有强烈恐惧体验的心理运动性兴奋，行为带有一定的盲目性；另一种是伴有情感迟钝的心理运动性抑制，可有轻度的意识模糊。

3.社会功能严重受损。

4.在遭遇心理打击后若干分钟至若干小时内发病，病程短暂，一般持续数小时至 1 周后缓解。

【鉴别诊断】

1.急性脑器质性综合征　如中毒性心理障碍、谵妄状态等，临床表现类同，但这类障碍以丰富的幻视为多见，其意识障碍有忽明忽暗的波动特点。另外，有相应的阳性体征及辅助检查异常（脑电图、CT 等）可资鉴别。

2.情感障碍　也可在一定的应激源下发病，协调性心理运动兴奋及抑制表现可资鉴别，很少出现意识障碍，病程长，躁狂、抑郁量表测定可助鉴别。

3.癔症　在一定的社会心理应激下发病，症状给人以做作感，病前以自我为中心，富于幻想，易反复发作，其中很重要的一点为易受暗示性。

### （二）创伤后应激障碍

由应激性事件或处境而引起的延迟性反应，又称延迟性心因性反应。此类型以遭受创伤至出现心理症状有一潜伏期，一般以几周到几个月，很少超过 6 个月。

**【临床表现】**

反复重现创伤性体验，反复出现创伤性梦境和噩梦，不与他人接触，对周围环境无反应，愉快感缺失；回避对既往创伤处境或活动的回忆。另外，具有高度警觉状态、惊跳反应，伴失眠、焦虑或抑郁。多数患者能自行恢复，少数可呈慢性病程，达数年之久，可有人格改变。

**【诊断标准】**

1.遭受对每个人来说都是异乎寻常的创伤性事件或处境（如严重的天灾人祸）。

2.反复重现创伤性体验（病理性重现），并至少有下列一项：

（1）不由自主地回想受打击的经历。

（2）反复出现有创伤性内容的噩梦。

（3）反复发生错觉、幻觉。

（4）反复发生"触景生情"的心理痛苦，如目睹死者遗物、旧地重游、周年日等情况下会感到异常的痛苦和产生明显的生理反应，如心悸、出汗、面色苍白等。

3.持续的警觉性增高，至少有下列一项：

（1）入睡困难或睡眠不深。

（2）易激惹。

（3）集中注意困难。

（4）过分地担惊受怕。

4.对与刺激相似或有关的情境的回避，至少有下列两项：

（1）极力不去想有关创伤性经历的人与事。

（2）避免参加能引起痛苦回忆的活动，或避免到会引起痛苦回忆的地方。

（3）不愿与人交往，对亲人变得冷淡。

（4）兴趣爱好范围变窄，但对与创伤经历无关的某些活动仍有兴趣。

（5）选择性遗忘。

（6）对未来失去希望和信心。

5.社会功能受损。

6.心理障碍延迟发生，即在遭受创伤后几日至数月后才出现（延迟半年以上者罕见），心理障碍至少持续 3 个月。

**【鉴别诊断】**

1.抑郁症　　也可有悲伤的体验,情绪淡化等表现,两者不同之处,抑郁症的抑郁心境涉及较广,包括若干的兴趣、日常喜好、个人前途等各方面,而无固定的应激事件,且伴消极、自卑或自杀企图及行为,症状有晨重夜轻的变化特点。

2.焦虑性神经症　　焦虑症往往对于自身健康过于忧虑,躯体主诉较多,甚至有疑病倾向,无明显的心理创伤发病因素。

**【急诊处理】**

1.心理治疗　　应激障碍由明显而强烈的心理社会应激所引起,因此心理治疗有着重要的意义。与患者建立良好的医患关系;同患者一起分析发病经过,进行解释,指导患者如何正确对待刺激;讲明应激反应无时不在,关键如何正确地去应付。同时给予有力的社会支持,积极调动患者的主观能动性,尽快摆脱困境,树立战胜疾病的信念,促进病情康复。

2.环境治疗　　应尽可能离开或调整使患者处于发病的环境,对整个治疗有积极意义。环境治疗另一方面,就是对患者今后的生活和工作的指导和帮助。重新安排患者的生活规律,建立起对工作的兴趣,帮助其改善人际关系等。

3.药物治疗　　首先要保证患者的良好睡眠,对焦虑、心烦不安者可应用抗焦虑药或催眠剂,以改善睡眠、缓解焦虑。常用药物佳乐定(阿普唑仑)、舒乐安定(艾司唑仑)、氯硝西泮等,皆可选用,但要注意不可长期应用,剂量也不宜过大。

对以心理运动性兴奋、抑制和妄想、情绪障碍为主的患者,则应酌情使用抗精神病药或抗抑郁剂,剂量依患者症状而定,一般不宜过大。

4.其他治疗　　如工娱疗、生物反馈等,对稳定情绪、改善睡眠、消除躯体不适等有一定益处。另外,对不能主动进食或饮食量过少者,可给予积极的支持治疗,如输液、补充营养等。

# 二、适应障碍

适应障碍是指在某一可辨认的日常生活中应激性生活事件影响下,由于易感个性,适应能力不良,产生以烦恼、抑郁等情感障碍为主,同时有适应不良的行为障碍或生理功能障碍,导致学习、工作、生活及人际交往功能损害。病程往往较长,但一般不超过 6 个月。通常在应激性事件或生活改变发生后 1 个月内起病。随着时过境迁、刺激的消除或者经过调整形成了新的适应,心理障碍随之缓解。不少学者将适应性障碍看作是暂时性诊断。

国外认为本病较常见,尤其在会诊-联络心理障碍学中,但无精确的统计数据。本病可在任何年龄发生,男女无差别,也有人报道在成年人中以女性多见。

**【临床分型与表现】**

1.抑郁心境的适应性障碍　是在成年人中最常见的心境障碍。临床表现以抑郁症状为主,出现无望感、哭泣、沮丧等状态,但比抑郁症轻。

2.焦虑心境的适应性障碍　以神经过敏、心烦、紧张不安为主要表现。

3.混合性情绪表现的适应性障碍　表现为抑郁和焦虑心境及其他情绪异常的综合症状,从严重程度来看,又比抑郁及焦虑症轻。如学生离家住校后会出现焦虑、抑郁、紧张和高度依赖等症状。

4.品行异常的适应性障碍　如逃学、破坏公物、打架、不履行法律责任等对他人权利的侵犯或不遵守社会准则和规章的暴力行为。

5.情绪和品行混合的适应性障碍　既有情绪异常,又有上述品行异常的表现。

6.躯体性主诉的适应障碍　表现为头痛、疲乏、背痛等全身不适,经医学检查排除器质性疾病可能。

7.工作抑制的适应性障碍　如原来工作能力良好,近来突然表现难以正常工作,不能学习或不能写东西、做报告等。而患者在情绪上并无抑郁、焦虑、恐怖等症状。

8.退缩的适应性障碍　表现为社会性退缩而不伴有抑郁、焦虑等情绪。

**【诊断标准(CCMD-3)】**

1.有明显的生活事件为诱因,特别是生活环境或社会地位的改变(如移民、入伍、退休等)。

2.有理由推断生活事件和患者的人格基础对导致心理障碍均起着重要的作用,理由是:未发生事件前患者一直心理正常,很多其他人都能顺利处理这类事件而无任何异常,而且有证据表明患者的社会适应能力不强。

3.以情绪障碍为主要的临床相,如烦恼、不安、抑郁、不知所措、胆小害怕等,同时有适应不良的行为(如退缩、不注意卫生、生活无规律等)或生理功能障碍(如睡眠不好、食欲缺乏等)。

4.心理障碍妨碍社会功能。

5.心理障碍开始于心理社会刺激(但不是灾难性的或异乎寻常的)发生后1个月内,病程至少一个月。应激因素消除后,症状持续一般不超过6个月。

**【鉴别诊断】**

1.创伤后应激障碍　主要鉴别点为创伤后应激障碍由强烈的、对任何人都可能引起严重反应的生活事件所定义,如洪水、地震、飞机失事等,症状较适应性障碍严重。另外,其复发的可能性较大。

2.抑郁症　一般来讲,抑郁症情绪异常更为严重,常有自卑、消极念头,甚至出现自杀企图和行为。另外,抑郁症临床相有早晚变化等也可资鉴别。

3.焦虑症　焦虑症表现为持续而广泛的焦虑,同时伴自主神经系统失调症状,睡眠障碍突出,且病程长。往往无强烈的应激源可寻。

4.人格障碍　人格障碍是适应性障碍发病的重要因素,人格障碍可被应激源加剧。然而,人格障碍早在成年前已明显,应激源并不是人格障碍形成的主要因素。人格障碍的异常表现可持续到成年甚至终身。必要时,两种诊断可同时并列,如分裂性人格障碍伴发抑郁心境的适应障碍等。

**【治疗原则】**

1.心理治疗　心理治疗是适应障碍的主要治疗方法,对适应不良的行为和改善社会功能有积极的作用。常用的有认知疗法、行为治疗(放松训练、系统脱敏等)、心理疏泄疗法等,可采用个体、集体和家庭治疗的形式进行。

2.药物治疗　在患者症状较严重,如出现自杀言行、暴力行为等危机状态时,配合心理治疗加以应用。治疗时应保持最小的有效剂量,症状缓解后即应撤除。常用的有抗抑郁、焦虑药,偶尔也可应用抗精神病药物对症处理。

## 三、感应性精神病

感应性精神病是一种以系统妄想为突出症状的心理障碍,往往发生于同一环境或家庭中两个或三个关系极为密切接触的亲属或挚友中,如母女、姐妹、夫妻、师生等。Lasegue 和 Falret 以"二联性心理障碍"的名称首先做了报道(1877)。之后也有三联性心理障碍之称。感应性心理障碍为 Lehman 于 1883 年提出的。本病现已不多见。

关于本病的分类学问题,看法也不尽一致。中华医学会心理疾病分类(1984)列入"偏执性心理障碍"一项内,CCMD-Ⅱ列入"心理生理障碍,神经症与心因及妄想性障碍"一大类,CC-MD-2-R 将感应性心理障碍列为短暂心理障碍性障碍的一项,CCMD-3 则将其列为一个独立的诊断单元。

性别:以女性多见。

**【临床表现】**

本病以系统性妄想占优势,原发者和被感应者皆表现为同一妄想内容,至少两者有部分相同。妄想内容不荒谬,并可能具有现实基础,因而较易理解,如患者过去的近似经历,妄想结构也大致合乎逻辑,偶可见无依据的妄想,但不怪诞离奇。原发者的心理症状占主导地位,逐渐影响到被感应者。

妄想内容以被害多见,如被监视、被跟踪等,也可见关系妄想、物理影响妄想或鬼神附体妄想。妄想较固定,且常支配患者的行动,并在情绪上有所流露。在妄想的背景上,可出现片断幻听,但不多见。少数患者可有短时的运动性兴奋、癔症样痉挛发作或怪异行为。

病程在原发者常为慢性,被感应者相对较短(一般 6～12 个月)。当原发者症状缓解,被感应者亦可逐渐痊愈。若将被感应者与原发者隔离,症状亦可随之减轻或消失。病情痊愈后,不遗留人格改变或心理缺陷。

**【诊断要点】**

受另一心理障碍人妄想的影响,以产生内容相同的妄想为主要临床表现,与原发患者隔离,可使病情缓解,包括二联、三联或多联性心理障碍。CCMD-3 诊断标准如下:

1.症状标准

(1)患者病前已有一位长期相处、关系密切的亲人患有妄想症状的心理障碍,继而患者出现心理障碍,且妄想内容相似。

(2)患者生活在相对闭塞的家庭中,与外界很少接触;被感应患者与原发者有思想感情上的共鸣,感应者处权威地位,被感应者具有驯服依赖等人格特点。

(3)以妄想为主要临床相。

2.严重标准　社会功能严重受损。

3.病程标准　病程有迁延趋势,但被感应者与原发者分开后,被感应者的症状可缓解。

4.排除标准　排除偶然同时或先后发病但彼此没有影响的病例。

**【治疗原则】**

1.首先将被感应者与原发者隔开,防止相互影响,对症状消失有益。

2.针对妄想症状,选用适宜的抗精神病药,剂量不宜过大。

3.针对发病有关因素,合并心理治疗,环境方面也应适当安排,鼓励参加社会活动。

**【预后】**

感应性心理障碍的预后与原发者密切相关,与原发者隔离后,预后较好。

# 第四章　抑郁障碍

抑郁症及各种抑郁性疾病(恶劣心境、适应障碍伴抑郁反应、躯体疾病伴发抑郁、精神活性物质所致抑郁综合征等)是一类最常见的心理疾病,诚如马丁·塞利格曼所说"抑郁症是现代心理流行病"。据世界卫生组织的统计,抑郁症在普通人口中的时点患病率高达 5%,抑郁症患者见于各种年龄的人群,而且发病年龄比以前降低了许多,由于抑郁性疾病太多见,曾被喻为"心理疾病中的感冒"。但抑郁性疾病让社会付出的代价远远超过了一般的流行性感冒,它所造成的绝望感、无助感和极度的痛苦,远非寻常身体疾病所能比拟。抑郁症最明显的危害性后果是自杀,大约 15% 患严重抑郁症的人死于自杀。在我的心理门诊中仔细追索,抑郁症患者出现自杀想法的比例高达 85%,而恶劣心境患者有过自杀想法者也达到 65%。在所有患不同程度抑郁症的人中,有 20% 的人至少有一次试图自杀。

情况远不止如此,抑郁还是一些人酗酒、吸毒、攻击与自我伤害的重要原因,并且带来了更多的身体疾病。有研究证据表明,抑郁症与冠心病之间有很强的相关性,患抑郁症的人群比一般人群有较高的心脏病病死率。一项对抑郁症不伴身体疾病的人群经过 12 年跟踪追访的前瞻性研究显示,发生心肌梗死者是无抑郁人群的 4 倍。另一项对心肌梗死患者进行 6～18 个月随访观察,发现抑郁使校正过的相对死亡危险增加 3.5～6.6 倍。心脏病患者发生抑郁障碍后不但躯体不适增加,功能损害加重,康复时间延长,生命质量更低,而且增加了治疗困难。还有,动物实验和临床观察发现,抑郁患者的绝望、无助会削弱人的免疫功能,体液免疫和细胞免疫都受影响,使人易受感染,肿瘤长得更快。

但是,众多抑郁症患者既没有被诊断出来,也没有得到足够的治疗。很多患者对抑郁症有误解,怕被人看成有精神病,不愿到专科医院就诊,或者常常借助抑郁症的躯体症状到综合医院各科就诊,以致被误诊与误治。另一方面,主流医学仍然忽视对心理障碍或心理疾病的诊治,临床医师着重于身体器官的病理检查,把人的情绪障碍排除在一般医学之外,很多医生缺乏诊治抑郁症的训练。虽然近 20 多年来医学需要生物-心理-社会模式得到普遍的赞同,但情况尚未获得根本改变,内科医生对抑郁症的识别率仍很低(上海约 20％左右),换言之,约 80％的抑郁症没有被认识,因此,只有很少一部分抑郁症患者获得了治疗,其中获得充分的有效治疗者更少。近 30 年来我本着"医心助人,精益求精"的态度,对抑郁性疾病的治疗进行了认真的实践,取得了一些经验。我认识到抑郁性疾病是可治的但又是容易复燃复发的、需要长时间耐心坚持治疗的疾病。

本章探讨的主题是抑郁症的治疗,双相情感障碍是另一章的题目。在此我想扼要说明"抑郁症与双相情感障碍是两种不同的情感疾病"的问题。众所周知,长期以来,教科书在"躁狂抑郁症"的病名之下论述抑郁症,把抑郁症视为没有躁狂发作的一种躁狂抑郁症。20 世纪 60 年代出现了单相与双相的分类,躁狂抑郁症成为双相情感障碍的同义词。近几十年的研究显示:单相抑郁症与双相抑郁症是两种不同的情感疾病。单相抑郁症比双相抑郁症更为多见,女性多于男性,而双相抑郁症男女比例大体相仿,发病年龄比单相者小,且有更高的家族史,显示遗传因素影响更大,双相抑郁症有更多的复发倾向,自杀率也更高。这些提示两者涉及的基因、脑内神经回路和神经化学可能不尽相同。而且,研究表明,两者需要的治疗药物也不相同:单相抑郁症首选的治疗药物是抗抑郁药,但治疗双相抑郁症则需要碳酸锂或其他情感稳定剂(丙戊酸钠、卡马西平、拉莫三嗪等),有时可联用适当的抗抑郁药。鉴于双相抑郁症在抑郁发作期间和单相抑郁症容易混淆,因此对任何抑郁发作患者,追溯其过去以及家族中有无躁狂或轻躁狂发作的征象是很重要的。

# 第一节　抑郁症是怎样产生的

抑郁症是一种非常复杂的疾病,不但其症状组合多种多样,轻重不同,而且其过程也多种多样,有单次发作,有反复发作,也有慢性持续的抑郁状态。临床上,有些抑郁症患者表现为精神运动性迟滞,另一些则表现为精神运动性激动;有些诉说较多的躯体症状,甚至貌似躯体疾病(即所谓"躯体化"),另一些则表现为显著的焦虑、惊恐、强迫或疑病;还有些患者出现精神病性症状,虽然为数甚少,但却是严重的类型,通常需要住院治疗。如此多种多样的表现提示抑郁症可能是一种异质性疾病,研究证据表明,遗传基因、神经递质和激素、早年的丧失经验、认知歪曲、习得无助、不良的家庭交往方式、重大的生活事件和社会支持缺乏等诸因素的相互作用,以不同方式参与了抑郁症的发病。

人们的思维习惯倾向于某种原因能获得确定的结果,不喜欢结果是不确定的。同样有了某种结果,人们也希望找到一个确定的原因。试考虑下列问题:"2＋2

＝？",人们很容易知道结果为 4,但是如果问"？＝4",就是说怎样得到 4 那么答案显然有很多,如 1＋3,5－1,2×2,8÷2……问抑郁症是怎样产生的? 答案也是不确定的,有多种可能性:有些患者可能遗传基因起了重要作用,另一些患者可能是沉重的生活压力所致,还有些患者可能是基因和社会因素共同引起。在总论里我们提到的"应激与素质相互作用模式",可以用米较好地解释抑郁症的发病。现在我们从生物、心理、社会的几个层面加以考察,但对一个具体的抑郁症患者而言,要记住其涉及的多因素相互作用的方式可能是不同的。

## 一、生物学因素

研究表明,有些抑郁症有明显的家族遗传倾向,这些人似乎生来具有抑郁症的易患性,其发病肯定有基因介入,但现在还不知道是哪些基因、它们有多少、它们如何起作用以及它们如何与其他因素发生相互作用。早先人们认为心理疾病由单一基因引起,现在看来完全错了。可能有许多不同的基因彼此联合,共同参与控制了抑郁症患者的大脑与行为。不同基因的组合与相互作用可能有助于解释抑郁症有如此多样的不同类型,或许也有助于解释为什么有些抑郁症患者在没有遗传倾向的家族中发病。某些抑郁症具有基因基础,降低了生活事件引起抑郁状态的阈值,从而更易产生抑郁症。基因控制着脑内的神经化学变化,最重要的是单胺神经回路的变化和激素分泌,精神药理学提供了抑郁症存在单胺类神经递质系统紊乱的证据,5-羟色胺、去甲肾上腺素和多巴胺系统在不同的抑郁症患者中可能以不同的程度和方式参与了抑郁症的发病。近年来又提出了一些新理论,如认为环磷酸腺苷反应元件结合蛋白(CREB)及其下游靶标脑内海马区的脑源性神经营养因子(BDNF)表达异常和功能改变与抑郁症的发生有关。抑郁时 CREB 表达下降,BDNF 的 mRNA 减少,海马 BDNF 的表达减少,可能导致额叶皮质、海马神经元凋亡增加,继而出现萎缩。长期使用抗抑郁药能增加脑内海马区 BDNF 基因的表达,起到抗抑郁作用。抑郁症患者在应激过程中下丘脑-垂体-肾上腺皮质轴(HPA)过于活跃,血、尿和脑脊液中皮质醇含量增高,服用地塞米松后未见可的松分泌抑制,这也是导致抑郁症与脑萎缩的危险因素。现在知道在脑干中缝核的 5-羟色胺神经元与蓝斑去甲肾上腺素神经元中都有促肾上腺皮质激素释放因子(CRF),治疗抑郁症的氟西汀等药物不但可使 5-HT 水平达到正常,也可以使皮质醇系统重新恢复平衡。

负性情绪是自然选择塑造的一些适应性,对人类的生存具有重要意义。抑郁作为一种负性情绪,也有其适应性功能的价值,这一点我们已在那里作了较详细讨论。这就是说,大自然在人脑内预设了抑郁程序,许多神经回路与组织参与保证了抑郁功能的实现,我们可称其为"抑郁功能系统"。如果遇到不可控的重大负性生活事件,个体心理评价与应对消极,产生应激反应,并激活脑内抑郁功能系统,使大脑的神经化学出现改变,信息处理发生障碍,导致抑郁状态出现。换言之,抑郁症是脑内潜在的抑郁功能系统被激活引起的。知道抑郁症只是脑内许多程序中抑郁程序的激活,我们将能对它实施控制。改变我们的认知或对生活事件的消极看法,采取适当的应对策略,从而改变脑的功能状态。

我们知道,人脑的部分神经回路是基因决定的,但不是全部,而且在大脑发育过程中人的经历不断地塑造着我们的大脑,不同个体大脑的神经连接或布线是不同的,因此个体的大脑神经组织及其化学都是独特的。虽然童年的丧失经验影响脑的发育和神经连接类型,可能造成了对抑郁症的敏感性,但是我们不应悲观,因为大脑有很强的可塑性,心理干预已经显示可以改善抑郁的认知歪曲,改变这种敏感性。通过重新学习我们能学习乐观的生活态度。另一方面,个体神经装备和神经递质系统的特殊性和差异,也为药物治疗的个体差异提供了合理的解释。也由于这种个体差异,在我们治疗抑郁症时要对患者进行全面、深入、细致的观察,注意患者在症状组合以及疾病过程方面的特点,在选择抗抑郁药时要力求切合患者的这些特点,才能收到预期的满意疗效。

## 二、心理学因素

早在 1917 年弗洛伊德提出,抑郁类似居丧的悲哀,他认为一个人面对丧失(loss),将愤怒转向自己,就会出现抑郁。至于抑郁症的丧失是什么,并无确定的看法。但是,我们确实在抑郁患者中看到蕴含的愤怒与敌意,有些患者对他人有敌意,在抑郁时出现了对他人的攻击行为,甚至有些患者自杀也是对周围人或社会不满的一种表达。不过,大多数抑郁患者表现为对自己的愤怒与敌意,以致想毁灭自己。据此,也有人创造一种心理治疗,帮助抑郁患者把蕴含的愤怒表达出来,但是由于愤怒可能引发攻击,治疗者需确保这种表达的安全和可控。

1975 年,Seligman 根据动物实验提出了抑郁症是由"习得性无助"引起的假设。他发现,动物处于不能控制惩罚性刺激的情境中能学会放弃,即产生了"习得性无助"行为,以后将这些动物和其他未受过惩罚的动物一起放进一个可以逃避惩罚刺激的情境中,结果其他动物很快学会了逃避惩罚,而这些有"习得性无助"的动物似乎放弃了努力,被动地接受惩罚。这种情形和抑郁症患者放弃努力,显著地减少活动、减少进食等有些类似。"习得性无助"的理论有助于解释人们怎么会放弃自己的追求,因为他们知道无论自己做什么都无济于事,无法解决面临的困境,于是就出现了抑郁。后来,Seligman 和他的同事们发现,这一理论并不适用于所有情况,有时有些人遇到不可控制的恶性事件时并不会产生无助感,也不会出现情绪低落,这一理论也不能解释抑郁症患者常见的自我评价降低和缺乏自信等症状。于是,Seligman 对上述理论进行了修正,强调了态度或归因方式不同,他称为"解释模式",以此来说明为什么有些人容易出现抑郁,而处于同样恶劣情境的另一些人却不会出现抑郁。他认为人们的解释模式是从童年和青少年时期养成的,已成为习惯性的思考方式。可以从三个维度进行考察:①永久的还是暂时的? 把坏事、霉运看成永久的,容易出现悲观无助;如果把厄运看成是暂时的,我们就不会感到无助。②普遍的还是特定的? 把坏事、霉运看成是普遍的,一件事失败就认为每件事都会失败,容易出现悲观无助,情绪低落;而采用特定解释模式的人知道在生活的其他方面仍能继续前进,因此不会悲观。③内在的还是外在的? 如果把失败挫折等不幸归因于自己,就容易出现自我贬低,自卑;如果某件事受挫或失败,解释为外部某种原因所致,那么自我评价和自信保持完好,我们就不会沮丧。但是,要注意,这里容易产生误解,我们决不主张把所有的不好事件都怪罪到别人身上,人们必须对自己的行为负责。只是在抑郁症患者常倾向于承担别人不幸或过失的责任,因而情绪低落、自责自罪的时候,他们才应当采取外在的归因。

　　A. Ellis 和 A. T. Beck 对抑郁症认知研究作出了重要贡献。A. Ellis 在上世纪50 年代提出了一种见解,认为人们的情绪或行为反应不是决定于刺激,而是决定于个体的信念和信念系统,据此创造了著名的"理性情绪行为疗法"。其后,在 20世纪 70 年代,A. T. Beck 研究发现抑郁症患者存在许多认知歪曲,他提出抑郁症二层次认知模型:早年经验形成的深层认知结构被称为"潜在功能失调性假设"或"图式",成为抑郁患者评价事物的基础与行为规则,构成抑郁的易患倾向。以后由于某种重要生活事件的激活,这种易患图式将派生出大量"负性自动想法",进而出现抑郁症的各种症状,负性自动想法和抑郁症状之间形成恶性循环,导致抑郁症持续不愈。他认为患者的这些认知障碍一旦获得改变或修正,抑郁症也将随之好转。据此他创造了一系列帮助抑郁症患者审视、检验自己认知歪曲的方法,称为"认知治疗",在治疗抑郁症时取得了成功,成为当代著名的被广泛应用的一种心理疗法。

### 三、社会学因素

抑郁症的发生不仅与遗传、神经化学、负性认知、习得无助等内部因素有关,也与社会学层面的多种因素有关。家庭不良的交往模式,子女模仿父母的思维和行为方式,早年的创伤尤其是丧失经历,缺乏明确的社会角色与归属感,缺乏社会支持,各种重大的生活事件都在抑郁症发生中起了一定作用。Paykel(1978)研究发现,在体验到明显威胁性生活事件之后6个月内,抑郁症发生危险增加6倍。易于促发抑郁的生活事件以引起丧失感或失落感的事件最重要。我曾对丧失进行过讨论,有两类丧失:一类是原有的现在失去了;另一类是想得到的但未能得到,这两类情况都能引起失落感。引起失落感的事件有:失去亲人;失去工作;失去健康或身体患病;失去个人财产;失去原先满意的人际关系;失去一个渴望的社会角色或未能晋升;失去原有的生活方式;计划失败或投资失败;失去在群体中的成员资格或地位;失去宠物。这些丧失既有具体的物质的,也有想象的精神的。随着年龄增长可有所变化,如中年人经历较多的是失去吸引力或魅力,老年人则多为丧偶或子女远离。引起失落感的威胁性生活事件和现代人不健康的生活方式,能引发应激反应,激活脑内潜在的抑郁功能系统,促发易患个体产生抑郁症。

要着重指出,上述三个方面的因素都不是孤立的,而是有复杂相互作用的。对某个具体的抑郁症患者而言,可能有多个不同的因素参与发病,并且可能有不同的相互作用类型,临床医生需要作具体分析,才能找到适当的治疗方法。

现在我试着将抑郁症发病机制作一简要阐述,以遗传基因为基础,自然选择塑造了独特的大脑神经连接和神经化学(递质、激素)系统,其中预设了抑郁的程序,早年丧失的经验与不良的社会学习所形成的"认知图式"构成了潜在的抑郁易患素质。在其后的人生历程中,易患个体面临可导致失落感的威胁性生活事件时,采取了悲观的负性认知评价与消极的应对方式,将激活脑内抑郁功能系统,引起海马区的 BDNF 基因表达异常和下丘脑-垂体-肾上腺皮质轴(HPA)过度活跃,释放大量皮质激素,并引起神经递质系统的功能失调,导致抑郁症的产生。

还有一个问题需要解释,这就是为什么女性抑郁症发病明显多于男性?一个明显的事实是女性大脑的生物化学结构与男性不同。女性大脑中,尤其在边缘系统有丰富的女性性激素(雌激素和黄体酮)受体,可以大大增强激素的生理效应。女性的性激素可以引起那些与情绪障碍有关的所有化学通路发生改变。雌激素能帮助机体维持多巴胺、5-羟色胺与去甲肾上腺素神经元的功能,有助于增强情绪稳定性。实际上,雌激素在大脑中起着天然抗抑郁药和情感稳定剂的作用,而黄体酮能降低雌激素受体数量,可以诱发抑郁症发生。假如早年及其后女性多次受到强烈应激事件的影响,其大脑生物化学结构和心理素质出现改变,情绪通路严重超负荷运作,变得对应激过度敏感,以至于正常的女性事件(如经前期)都能够很容易地触发生化紊乱,引起抑郁症发作或焦虑、强迫等疾病。女性大脑血流量比男性高15%,因此,女性对药物的副作用更敏感。在女牲月经周期中,性激素的变化与女性情绪有明显关联,在雌激素增加(内啡肽也增加)的前半周期情绪比较稳定,其后黄体酮增加,因为黄体素能与 GABA 结合可维持情绪保持稳定,但在最后一周时雌激素下降,同时黄体素也下降,由于雌激素的快速下降影响 5-羟色胺等神经递质的变化,对于情绪通路过度敏感的女性则易引起情绪不良、抑郁、焦虑或愤怒。所以,对女性患者的医师应注意询问月经情况,抑郁常在经前期发作,绝经期女性也易出现抑郁,还应注意有没有使用避孕药,因为避孕药是引发女性抑郁的重要原因,如对这些不了解,可能使药物治疗失败。

# 第二节 治疗前临床评估

我们现在已经知道,抑郁障碍是一组异质性疾病。同为抑郁障碍,其需要的治疗可能完全不同。这就是说,诊断为抑郁症,并没有解决治疗的选择与适合具体患者治疗方法的问题。抑郁障碍极为复杂,既有重症抑郁发作,又有轻中度慢性抑郁(所谓“恶劣心境”),既有适应障碍伴发的抑郁情绪,又有抑郁与躯体疾病、药物滥用的共病。在抑郁综合征的结构上又各不相同,有抑郁与焦虑或惊恐共存,有抑郁与强迫症状共存,有抑郁与疑病症状共存,有些患者抑郁与失眠的关系十分密切,互相影响,还有躯体化者,以各种躯体不适或躯体症状为突出申诉。这些情况表明,如果没有全面与深入细致的评估,选择合理的治疗方法与制订具体的治疗计划是极其困难的。研究显示,严重的抑郁症对抗抑郁药比较有效,而轻度的抑郁患者,尤其是有各种心理社会因素(如离婚、配偶外遇、没有合适工作、过重的工作压力、事业失败、孤独及人际关系不良的生活模式、认知歪曲等)参与发病者,对抗抑郁药的疗效不佳,其中的原因还不明了。严重的抑郁患者也依个体的不同特点,药物的作用具有个体差异,需要根据循证医学研究证据选择用药,药物与认知心理治疗结合应用疗效已证实优于单用药物治疗,也优于单用认知心理治疗。由于自杀是抑郁症与其他抑郁性疾病的最大危险,对每个抑郁患者都应仔细评估自杀风险,及时进行有效干预。

## 一、多维评估,确定诊断

我对每一个患者都采用系统的多维评估,包括生理、认知、情绪、行为、人际、家庭和社会多个维度,对每一维度的问题仔细衡量。这种评估将提供多方面比较准确的信息,不但对可能的发病因素有所了解,也能发现患者的主要问题所在,确立抑郁综合征的存在,还要注意掌握患者抑郁综合征的结构与临床特点,从而找到适合患者的治疗方法。要注意将抑郁症和精神分裂症阴性症状加以鉴别,因为对两者的治疗是不同的。

## 二、询问全过程,注意双相抑郁症的可能性

在决定治疗之前,临床评估要广泛收集病史资料,对抑郁患者要注意询问抑郁发病的全过程,特别要注意查询有无任何躁狂或轻躁狂的迹象。临床医生常常只注意询问目前的抑郁症状,疏漏对躁狂症状的询问,以致双相抑郁症被漏诊竟达65%之多。须知,双相抑郁症的治疗方法是和单相抑郁症不同的,分清这两种疾病对决定治疗方法是非常重要的。

家族史的询问对区分这两种疾病可能也有帮助,双相障碍遗传倾向更大,家族中常有较多的抑郁与躁狂患者,如家族中有躁狂发作的患者,那么在选择治疗时应考虑按双相抑郁症治疗。

## 三、了解病前应激性生活事件

在收集病史和同患者会谈时,要了解患者病前的各种应激性生活事件,如人际矛盾和冲突、婚恋纠纷、学业和事业的失败、身体患病等。临床医生要了解:心理疾病患者身后影射着巨大的社会问题,我们必须把患者放在更大的社会环境中加以考察,才能对患者的心理问题有更完整的了解。由于抗抑郁药并不能改变患者的认知歪曲或非理性信念,不能提高人们的社交技能,不能改变患者习惯的回避性行为模式,所以,对轻中度抑郁障碍(包括轻度和中度抑郁症、恶劣心境、适应障碍伴抑郁情绪),有明显的导致失落感的应激性生活事件,有认知歪曲、非理性信念和回避行为,有接受心理治疗动机的患者,尤其是青少年患者,应首先考虑采用认知行为治疗(CBT)的可能性。

## 四、注意心身共病

抑郁障碍与躯体疾病在同一个人身上发生,以往通常把躯体疾病看成是首要的,把抑郁障碍看成是派生的,或者说是继发的,这种观点和生物医学模式占据主导地位是一致的,但是,近 20 多年来研究发现,抑郁也可能是导致躯体疾病独立的危险因素。如一项对抑郁症不伴身体疾病的人群经过 12 年跟踪追访的前瞻性研究显示,发生心肌梗死者是无抑郁人群的 4 倍。所以,现在将抑郁障碍与躯体疾病在同一个患者身上共存的情况称为"共病"。两者的关系可能比较复杂,需要具体分析,一般有下列几种情况:

1.原先已有抑郁症(包括双相抑郁症),躯体疾病的应激促发了抑郁发作;

2.抑郁是躯体疾病临床表现的一部分,例如,甲状腺功能减退、Cushing 病常有抑郁症状,胰腺癌患者的抑郁症状常在躯体症状出现之前 3~4 年就发生;

3.躯体疾病产生的功能损害或受到限制,体验为丧失,导致了抑郁的心理反应,常伴有焦虑,部分患者的抑郁可达到严重程度;

4.脑部病变(如卒中或脑肿瘤等)累及情绪回路或患者觉察到认知功能下降,可引起抑郁障碍;

5.治疗躯体疾病的药物可引起抑郁、焦虑等不良反应,如抗高血压药利舍平、甲基多巴等,以及激素、抗癌药、避孕药等。

因此,临床医师应对抑郁患者进行周到细致的身体检查,对抑郁障碍和躯体疾病的关系要作具体分析,才能找到合理的治疗方法。由于综合医院的医师缺乏对抑郁障碍诊治的训练,对抑郁障碍的识别率不到 20%,很多抑郁患者被漏诊,与抑郁相伴的躯体症状可能被误认为躯体疾病所致。对抑郁障碍与躯体疾病共病的患者,选择治疗是一个并不容易解决的任务,必须考虑治疗对躯体疾病的影响和躯体疾病对药物代谢的影响,还要注意药物间不良的相互作用。

## 五、注意抑郁障碍和其他心理障碍共病

抑郁障碍也常和其他心理障碍共病,如抑郁和焦虑共病很多见,有报告称,抑郁症患者中 66% 有显著的焦虑症状。如把轻度焦虑都算上,抑郁症患者中有焦虑症状者达到 95% 以上。抑郁症患者中诉惊恐发作者约 29%,42% 有躯体性焦虑。焦虑加重了患者的不适感觉,增加了药物治疗的困难,延缓了达到康复的时间,增

强了自杀风险,增加了多药联用的需要,治疗选择要全面深入评估这种情况。抑郁与疑病、强迫共病也很多见,治疗时同样需要全面考虑。

### 六、评估抑郁障碍的轻重程度

抑郁障碍的程度有轻重不同,区分轻重程度对治疗选择十分重要,评估可借助抑郁评定量表进行,如抑郁自评量表(SDS)、贝克抑郁自评问卷(BDI)或汉密尔顿抑郁量表(HAMD)等,临床上可从以下四方面作出判断:

1. 如果患者出现显著精神运动性迟滞或激动者,抑郁比较严重;

2. 如果患者有显著的自我评价降低,自责自罪,甚至出现罪恶妄想、躯体性妄想(如身体变形妄想、疑病妄想)、被害妄想或幻觉,应视为重症抑郁;

3. 如果患者有早醒、失眠,有晨重夜轻的波动,有较多生物学症状者,常是重症;

4. 如果患者多次出现自杀企图和自杀行为,常是重症。

抑郁障碍伴妄想或幻觉者,常被称为"精神病性抑郁症"或"妄想性抑郁症",要注意与精神分裂症鉴别,通常视为重症抑郁,可能需要联用抗精神病药或住院治疗。还应提醒家属防范妄想幻觉引发的自杀或伤人的意外。

临床医师要注意抑郁综合征的结构特点,每个患者的症状组合都不相同,很多抑郁患者具有恐惧情绪,部分患者出现躯体症状,有些患者有进食障碍,有些患者有性功能障碍,选用治疗药物时常需要切合患者症状组合的特点。

抑郁障碍伴发失眠者很多,有早醒、入睡困难、整夜不眠等,有些患者对睡眠问题特别关注。如果睡眠障碍加重,则抑郁更加恶化,在这种情况下,应将解决失眠列为治疗的靶目标之一,治疗抑郁时应兼顾失眠的治疗。

## 第三节　抑郁障碍的心理治疗

### 一、治疗方案

在过去的几十年里抑郁症治疗的主要发展之一就是将治疗过程编纂成为治疗指南。随着新理论的出现,由理论而产生的治疗程序随之问世,并在研究试验中得到检验。这已正式成为详细地撰写治疗指南这个过程的一部分,以便其他人可在经过少量的训练之后重新施展该疗法。

事实上,所有的治疗均为组合而成的方案。它们由各种疗法组成,并根据指南按顺序进行。笔者曾试着在之前的治疗理论讨论中粗略地描述一下这些疗法。很多疗法可能是从某些特定理论发展而来。另外,治疗指南通常包括了一些和理论不太相关,但治疗抑郁症时却很有用的东西,例如在前几章就回顾了抑郁症的症状。指南还包括了对治疗结构有用的步骤,而非对理论内容有用。比如,指南可以包括对复习功课的建议、拟定议程或者复习治疗中所讲的内容。几乎所有治疗的性质均为心理教育式或半心理教育式的。治疗师用某理论的定义告诉患者抑郁症的性质,还可以向患者介绍一系列概念和词汇来阐述这个治疗。

治疗指南与各种基本原理和理论依据有很多相似之处。可也会出现一本指南推荐的内容被另一本指南制止的情况。一本指南鼓励治疗师认可病者角色,而另一本中的病者角色却不被鼓励。一本指南对患者的幼年经历探索得很详细,而其他的指南却建议治疗师回避这一问题。一本指南对患者的糟糕感觉有自我监测,而另一本却用它来监测正性事件。任何知识渊博和想从这些指南中提取经验的治疗师会发现这根本就是混乱且扫兴的。

在某种程度上,治疗指南倾向于"一体适用"。虽然有的内容可能适合某位患者,但同样的内容也适用于任何一个人。在社交技能部分,患者的人际交往问题会显现出来,可据此进行角色扮演练习;在目标设定部分,患者选出自己想在生活中达成的目标。然而,所有患者都会接受社交技能和目标设定训练。

虽然疗法匹配的实证文献没能提供匹配效果的证据,但鉴于将行为疗法和有行为缺陷的患者相匹配以及将认知疗法和有认知缺陷的患者相匹配,就这方面而言,使用配合患者问题的治疗项目是合理的。抑郁症患者的症状模式、所面对的生活事件和日常琐事、人际环境和人际问题,以及个人技能和应对方式均存在很大的差异。

本章将会回顾治疗内容,而非整体性地回顾这些著名疗法,并讨论我们能从不同治疗师处理这些内容的不同方法中学到什么经验。笔者将会举例说明这些内容最适用的问题类型,还会就抑郁症治疗步骤的排序逻辑略加讨论。笔者的目的并非展示一套从其他治疗项目中总结出的新治疗方案,而仅仅是确定从不同疗法中提炼出的基本治疗内容。"任何合格的治疗师都可以成功治愈大部分抑郁症。"大多数治疗内容也可用于治疗其他问题,但这些治疗都有专门针对抑郁症的技术安排。

关系因素在所有形式的心理疗法中都很重要。开始交往、建立信任和依靠一系列一致的清晰目标而达成的工作联盟,都是治疗的重要基础。这些因素对所有治疗都通用。本章的目的是描述并讨论和抑郁症紧密相关的治疗内容,虽然它们可能有更广的适用范围。

## 二、抑郁症的相关教育

很多治疗指南在第一部分都有对抑郁症症状的讨论,这似乎是治疗的自然开始,而且这样可在很多方面有治疗价值。研究显示,如果让人找出抑郁症的症状,他们能做得非常出色;但如果让他们判断自己或熟悉的人是否抑郁,他们就很难做到了。因此,这种教育练习的第一效果就是帮助人们认清他们的哪些部分是和抑郁症有关的。在我们的自我管理治疗小组中,笔者经常听到患者这样说,"我最近不想给朋友打电话,但我不知道这就是抑郁症的一个症状"或者"我也有过那种疲惫的感觉,但我没想到这就是抑郁症的一种表现"。

患者们也知道了他们并不孤独,因为抑郁症是很多人都会患上的综合征。患者经常觉得经历过这些事情的只有自己,并认为没人能够理解自己。教育能让患者知道很多人也有相同的经历,那些人可以理解他们。

教育还包括讨论抑郁症的起因。许多患者抱着错误的抑郁症起因观念来治疗。患者时常读到或看到将抑郁症称为"生理不平衡"或"脑部疾病"的媒体描述。其他常见的观念有:抑郁症是对压力的反应,或抑郁症只是不利于适应的想法的产物。有的人抱着成长过程中的童年问题的心理动力学观点或惩罚他们罪恶的宗教观点而来。此时,一个不错的方法是利用生物心理社会模型从更现实的角度为患者解释,并让他们了解抑郁症有多种诱因。

生物学只能引起一类诱因。遗传能使一部分人更易患上抑郁症,且抑郁症患者的脑部化学物质和生理会发生变化,虽然目前还不清楚这些变化是诱因还是结果。心理学能引起另一类诱因。悲观的态度、自尊薄弱和无能感是可能导致抑郁症的其中三个因素。很多可能因素源于早年的生活经历。环境,尤其是人际环境,是抑郁症的又一诱因。负性生活事件、损失或长期压力可引发抑郁。有的抑郁症可能更偏向生理因素,有的可能更偏向心理因素,还有的可能更偏向环境因素,但大多数抑郁症的起因是以上因素的某种结合。

从另一个角度来说,可以教育人们什么是正常心情、什么能每天影响我们的心情。这次,生物学仍然只是其中一个因素。觉得疲惫或痛苦可以导致心情的低谷。环境是一个重要因素,但环境只能通过我们对事件的反应或我们对事件的认知和思考来影响我们的心境。因此,生物、行为和思维才能直接影响心境。治疗的观念可以以这一方面为切入点。心境可以通过生理变化来改善,如休息或药物治疗。心境还可受到行为变化和思维变化的影响。心理治疗运用后两种方法来改变心境,并以此治愈抑郁症。

教育介绍能非常有效地缓解"关于抑郁的抑郁症",即因对自己的抑郁症无能为力而感到抑郁。很多人认为他们单凭意志力应该就能克服自己的抑郁症,而且他人经常告诉他们可以"轻松摆脱"。觉得抑郁对很多人来说就意味着糟糕、疯狂、有缺陷的、不充足的、被惩罚的、无价值的或没人爱的。告诉患者抑郁症是很常见的已知症状和诱因的事情,这样可以减轻这些感受并逐步灌输面对变化的乐观精神。

## 三、行为激活

行为激活是一种治疗策略,为抑郁症患者安排特定的活动来提升他们在愉悦经历和有回报经历中的参与度。大量治疗方案均采用了这种治疗策略。行为激活是卢因森的抑郁症行为疗法的核心。其他包含了该治疗策略的治疗例子有:贝克建议必要时该策略可作为治疗的起点,笔者也将其用作自我管理疗法的初级治疗阶段。行为激活本身还是抑郁症的一种治疗方式。

行为激活的基本原理源于卢因森的"丧失或缺乏反应随机正强化"的抑郁症模型。行为激活将患者重新置于回报活动中,并假设和这些活动相关的回报能维持非抑郁行为。从认知学角度而言,人处于回报环境中时可改善心境,这反过来可以减少负性思维。

卢因森设计愉悦事件量表(简称 PES)是为了帮助抑郁者确定让他们觉得愉悦但不经常做的活动。在笔者的自我管理治疗项目中,参加者每天监测自己的正性活动,并留意哪些活动在哪一天让心情有了好转。贝克区分了愉悦事件和超愉事件。愉悦事件是正性情感的即时回报(如:吃冰淇淋,或者进行了一次愉快的谈话)。超愉事件会得到延缓回报(如:饭后洗完碗就可以有时间度过一个轻松的夜晚,或者送出圣诞贺卡后期待朋友的回赠)。此二者的本质区别在于即时的和延缓的回报。行为激活一般最好以愉悦事件开始,后逐步发展到超愉事件。鼓励社交依赖者参与社交活动、自主者参与成就活动也是不错的方法。

当呈现出了干预的基本原理,且确定了目标活动,详细说明参加者参与该活动的时间和地点就很重要。日程表在这方面就十分有用。当患者增加了愉悦活动参与度,就可调整提高其活跃度的安排。

## 四、行事计划干预

行为激活包括行事计划奖励活动,但行事计划在时间管理方面有更广的用途。有的抑郁症患者太忙了,没时间做有回报的事或令自己满意的事,因而受到的强化不足。请试想一下:一位上班族妇女要做饭、做清洁、开车送孩子去学校和辅导班,还要参加周末活动,她可能都没时间留给自己或自己的朋友。忙碌的人常常感到疲惫不堪、忙乱无序且无法掌控自己的生活。

这种情况下,行事计划通常以制订一个星期的典型计划开始。制订行事计划可以让患者了解他确实过于约束自己了,因此有必要设定优先顺序和做出选择。订立好一个更现实的日程表之后,优先安排愉悦事件是很重要的,可能也需要治疗师协助患者选择能支持这些正性活动的事件。

预先计划安排活动可增加反应随机正强化,还可让患者觉得更有控制力,并因此减少无助感。行事计划的其他用途将会在对社会节律疗法的讨论中和下文的自我管理目标设定中提及。

## 五、持续评估

很多疗法,尤其是行为疗法和认知疗法,强调持续评估的重要性。评估有多种形式,可用于多种用途。首先,症状评估十分重要。治疗的整个过程最好采取核对简单症状的定期评估。在我们的自我管理治疗项目中,例如,我们每隔一次治疗就会给参加者派发贝克抑郁量表。对于治疗师而言,这就提供了进步的空间。这也可以作为一个警示,表示事情进展得不顺利,需要特别留意某个患者的问题。自杀项是治疗师极其重要的监测手段。反复进行这项测试可以为患者提供反馈,也可以突出改善和恶化的地方。

其他形式的评估包含在治疗过程之中。和自我监测练习同时进行的日常心境评定可为治疗师和患者提供反馈。参加者在卢因森的治疗项目中监测愉悦事件,在我们的自我管理治疗项目中监测正性活动。对心境的监测可向参加者展示他们的何种行为和想法能影响心情。他们还可以在一段时间后观察到每周平均心境分数的趋势。还有一个值得注意的是,自我监测是消极性的。当你留心监测时,想增加的东西可能会增加,但想减少的东西一定会减少。持续评估既是一种干预方式,又是一个简易反馈机制。

## 六、技能训练

技能训练是一种有多种形式的干预方式。它被作为一种策略收录进很多治疗指南中,且有各种理论基础。卢因森认为欠缺社交技能可能在获得反应随机正强化上有缺陷。他的团队曾试过多种小组疗法,利用小组中其他人的反馈来提高参加者的言语社交技巧。

Joseph Wolpe(1958)相信缺乏自信是抑郁症的基础。他描述了运用自信训练治愈的病例。他和患者分角色模拟了很多问题情境,并用指导和反馈提高患者的技能。自信训练进行过随机个体试验评估和随机小组试验评估,尽管以上两组的自信项目都没有胜过对照组。不论采取哪种形式,治疗都分为指导、角色扮演、反馈、建模、正强化和家庭功课。参加者描述他们在这周内遇到的困难情形,而后治疗师给出典型的自信困难情形(比如:将一件物品退还给商场,在餐馆里投诉服务质量太差)。具体的技巧和策略一般是角色扮演的重心。建立眼神交流、肢体姿势、手势、面部表情、语音语调、音调变化和音量,以及时间控制都需要处理,还有特殊情况。情况可能会像这样:当退还物品给商场时,首先要清楚、沉着地描述情况,并告诉商场员工希望他怎么做。如果该员工做出直接拒绝,并且开始引用退换条款,可鼓励患者一遍遍地重复这一简单要求("破唱片"策略)。自信训练通常用适度来强调不自信、自信和过分自信的区别。

简单的谈话技巧,如在派对上做一次短讲,可以作为技能训练的相关重心。抑郁症通常伴有自尊薄弱、评价焦虑和其他社交恐惧。抑郁者常常回避社交,害怕尴尬、被别人瞧不起,或是留下坏印象。可使用相同的角色扮演练习,其重心同样放在问题社交情况中的言语行为和非言语行为上。在参加派对前准备好可能的话题也算一种情况策略。

## 七、问题解决

问题解决包含和抑郁症有关的一系列技巧。问题解决是一个涉及许多技能缺陷的综合概念。他们回顾了抑郁者不善于解决实验问题和现实问题的证据。事实上,抑郁者不太会将有问题的情形判定为问题,而将其视为必须忍受的不愉快情形。这种倾向在很多方面都和习得性无助十分相似。作为一种治疗策略,问题解决的开始是教会抑郁者认出和定义生活中的问题。然后不经任何判断,提出各种可能的解决方案,也鼓励通用方案。接下来,考虑每种方案能否解决问题的可行性。这当中可能会产生使通用方案得以通过的特殊方案。这一过程还涉及预估该方案实施和奏效的可能性。确定一种最佳方案后,鼓励抑郁者去实践、收集反馈、评估有效性,再继续、改进或另换一种新方案。

## 八、人际关系心理疗法

源自心理动力学观点的 IPT 也可通过技能构建的方式来解决特殊形式的人际问题。四个主要问题分别为:①悲伤;②角色争执;③角色转换;④人际交往缺陷。这些目标和其他需要技能解决的方法的目标类似。角色争执和人际交往缺陷可由上文所述的问题解决和技能训练方法解决。悲伤和角色转换与下文即将讨论的自我管理变化的目标以及目标设定类似。

相比前文讨论过的那些疗法,IPT 使用的治疗策略源于人际关系导向性心理动力学方法,例如在治疗会上鼓励参加者表达情感和善用医患关系等。对于悲伤是主要问题的病例,IPT 着重于将患者的症状发作和一位重要亲友的死亡联系在一起。可重构与逝者的关系,并探究与死亡有关的事件的顺序和结果。最后,IPT 考虑使用何种方法才能让患者开始与人交往。

如果角色争执是治疗的重点,治疗师就会试着将发作的症状和关于那位重要亲友的明显或者隐秘的争执联系起来。可根据争执的程度做出决定,并应考虑是否可以重新沟通或者他们的关系是否僵化或已经终止。治疗师可让患者了解单方面的角色期待与争执有何关系,以及他们在其他关系中是否是平等的。治疗师和患者还可调查患者生活中的争执是怎样持续下去的。

在处理由角色转换引起的抑郁症时,抑郁症状和这种转换有关,并且也和处理这种转换上的困难有关。可回顾新旧角色的正负两个方面并探讨对损失和改变的感受。应鼓励患者适当释放与损失有关的情感,但实际地评估损失了什么,并发掘新角色中的机会。还应鼓励患者发展新的社会支持和适应角色需要的新技能。

处理人际交往缺陷需要将抑郁症状和社交孤立问题以及缺乏满足的问题关联起来。可回顾过去的重要关系,包括正反两方面。可探索反复关系模式,并通过讨论对治疗师的正性和负性感受来观察患者是否在其他关系中也有类似情况。

最后的技能训练方法是基于调查抑郁者如何与他人互动的研究文献之上。研究发现表明,抑郁者有很多行为来持续他们的抑郁并将自己和他人隔离。这种治疗策略需要克服抑郁习惯。有学者根据观察抑郁者行为的文献资料设计出了一系列练习，帮助人们改变行为和提高应对技巧。其中有的练习和其他社交技巧方法中的相同，包括学习更好的言语及非言语技巧和变得更有自信。其他的是新练习，需要纠正抑郁习惯，如：自我妨碍或低估自己、索求负性反馈的习惯、依赖他人以及抑郁行为对他人的影响。

Pettit 和 Joiner 的书既可自用，又可和治疗师结合使用。书中提供了检查每个抑郁习惯的理论基础、增加对该习惯的了解的例子、测评是否符合某人情况的练习，以及调查其他行为的方法，还为患者布置了家庭练习，要求他们试验新的行为和方法。练习一般包括监测问题行为和尝试用其他方法应对问题。

# 九、克服无助

许多技能训练方法不仅增强了正强化，还使患者觉得更有控制力和帮助患者克服习得性无助。事实上，技能训练是塞格利曼（1981）建议的用于克服无助的四大治疗方案之一。第二种方案是环境控制，指将患者置于更易控制的环境当中。行事计划和时间管理可有助于达成这一目标。塞格利曼的第三种方案是放弃训练，即帮助患者放弃不能达到的和不现实的目标。很多疗法可能都包含了这一方法。

塞格利曼的方案中最新颖的是使患者减少对生活事件的抑郁归因。在无助的归因模式中，抑郁者将内部的、稳定的和一般的因素归结到负性事件；也就是说，他们将负性事件的起因归结到自身，归结到自身持久的特性，归结到在其他情况下产生相同负性结果的一般品性。对于正性事件，则是外部的、不稳定的和具体的归因方式；也就是说，他们把这些事件归结于和以后的成功没有关系且仅限于本次事件的外部事物。总而言之，"无助源于因为坏事而责备自己且不将好事归功于己。"

归因再训练需要让患者明白什么是正负性事件的负性归因，然后再教他们质疑这些归因并考虑更实际的正性归因。应使他们至少学会将正性事件部分归功于自己，也不要独自承担负性事件的所有责备。在笔者的自我管理治疗项目中，我们使用的很多例子就是以负性归因开始的，且伴有不同程度的更加正性的归因。随后我们让参加者判断假设的事件属于抑郁归因还是非抑郁归因。之后布置的家庭练习要求患者确定这周事件的归因方式，并记录更多正性归因。

## 十、认知技巧

认知治疗认为抑郁症是用无理观念来理解日常事件的产物。认知比喻是调查抑郁症的三种方式之一。这三种方式还包括缺乏回报（技能缺陷）的比喻和无助比喻，在过去三十年间指导了大多数抑郁症研究。贝克将抑郁症定义为对自己、世界和未来的消极看法的认知三联症的形成。当一个事件引发出和幼年相似的感觉时，幼年形成的负性基模会重新出现，这时就会发生负性理解。这些负性基模便会歪曲一个人对自己、世界和未来的理解。"认知治疗包含了使患者意识到他们的负性理解的无理性这一策略。"

认知治疗会的流程很特别。治疗会开始时，治疗师和患者要拟定议程。这一过程强调合作。治疗师应负责让治疗会紧跟议程，但也要时不时停下来确定患者对议程是否赞同，若有需要还可进行修改。治疗师还要总结他们进行到了议程的何处、完成了什么。每次总结治疗师都要寻求患者的反馈。治疗会即将结束时，要有一个全面总结，要寻求反馈，还要共同商讨这周的家庭练习。这种医患关系的特征是协同检验，即通过逻辑检查和行为实验来测试患者对现实的理解时，治疗师是患者的合作者。进行治疗会时，治疗师用苏格拉底提问法帮助患者检查他们做出的推论的逻辑性。有什么证据可以支持这个结论？还可能有其他结论吗？其他理解更准确的可能性有多大？家庭功课中也可以采用小型实验来验证猜想。你觉得邻居不喜欢你，但如果你早上对他微笑并和他说"早上好"，会怎么样？

贝克将这些对事件的无理理解描述为自动思维。因为患者一般不会察觉出自己做出的假设，所以他们的思维是自动的。各种形式的自我监测可以在治疗中带出这些思维。当抑郁者对某个情形有负性感觉时，要鼓励他/她记下这种感觉和感觉发生的情形。然后指导患者试着去认出这种将情形和感觉联系起来的自动思维。一旦患者没那么抗拒自动思维了，可要求患者在监测表上写下其他想法或更理性的想法。监测表可能十分复杂，有负性情绪程度的评分、患者有多相信自动思维的评分，以及有其他想法时这些会发生什么变化的评分。

笔者的一位患者客户记录下了一个场景，她和一位同事在午餐时讨论一部两人均看过的电视剧。患者说出了她对该电视剧的看法，那位同事给出了另一种非常不同的看法。用餐过后，患者觉得十分沮丧和抑郁。她认出了她的自动思维是"因为她不认同我的观点，所以她不尊重我"。经过深入探究之后，发现她的潜在核心假设是"我在所说和所做的每件事情上都一定是对的，要不然就是别人不尊重我"。统观这一观念和另一假设,最终得出她的核心信念是"如果我不能维持表面的完美,别人就会认为我真的一文不值"。这种寻找埋藏在假设之下的假设的过程正是认知治疗的部分治疗过程。核心信念可能掺杂在更复杂的一套关于自己的基模中。而这些基本模式通常源自于早期的一些经历。

## 十一、正念

在心理治疗这片领域中,正念是一个相对新兴的概念。它部分起源于东方哲学,常常被人认为是防止复发的认知治疗附加延展期或保持期。正念主要强调活在当下,不做判断地接受各种想法和感受。普通的精神生活将重点从当下转移到过去和未来。人们相信这种转换可使抑郁者产生负性思维。正念通过反驳对过去和未来的深思来防止负性思维的反复产生。正念现被用作一种手段,可帮助患者远离对过去事件和待解决问题的反复思考。有意识的态度认可想法不是事实,且不应回避情感。此二者作为生活的自然部分被不做判断地接受,人们可选择怎样去应对。后一种看法和卡尔·罗杰斯的观点类似。罗杰斯认为情感上的痛苦源于通过压制或扭曲情感来适应患者所知的真实感情和想法。全盘接受冒出的所有想法会影响精神健康,因此应学会控制想法并理性地选择怎样回应这些想法。

正念训练通常包括一系列练习(例如练习吐纳),是活在当下的方式,认出人的思想何时徜徉在抑郁想法中、何时摆脱了负性思维,承认想法不是事实,并记录下日常生活中的这些活动。无明显临床症状的持续性抑郁想法在认知治疗预测后复发,而习得和使用这些正念技巧可减少复发。

## 十二、目标设定

笔者的抑郁症自我管理治疗项目增加了几个部分。目标设定是一个治疗部分,是从自我改变的很多项目中发现的,如戒烟和节食项目。作为抑郁症的治疗策略之一,目标设定是基于目标使人们的生活有条不紊这一概念而产生的。事业目标和健康目标是长期目标;万米长跑是中期目标;下班回家的路上带回4升牛奶是短期目标。各种目标组合在一起安排我们的日常活动。抑郁者通常和长期目标脱节。他们对于改变自己的生活觉得绝望和无助,因而不去追求远期目标。他们可能受限于短期的必要事物。抑郁者通常有模糊的和达不到的长期目标,但仍然伴有无助感。

目标设定练习的目的是引导抑郁者思考长期目标并在他们追求目标时帮助他们体验到成功的滋味。该练习使患者设计回报活动并有助于减轻无助感。练习的第一步就是为目标下定义。为了便于练习,最好选择能在几天或几周内达成的中期目标。典型的目标包括完成一项重要工作(清理车库)、社交(花更多时间和他人相处)或自我改善(开始运动或节食计划)。好的定义目标的准则是从定义变革目标的基本行为修正原则中借鉴而来的。目标应该是:①"正性的",即可以加快频率和延长时间;②"可达成的",即在可实现的范围之内;③"可控制的",即在抑郁者的能力和努力范围之内,且不能由他人控制;④"实在的",即目标达成后能得到大家的认可。

给目标下定义对许多抑郁者来说都很困难,而且为符合标准可能还会有讨论和指导。负性目标很常见,如"减肥"和"戒烟"。这类目标的定义是"不要"做某事。最好是用积极和正性的事来定义目标,如"健康饮食"或"开始运动计划"。

不现实的和要求完美的目标也很常见。"跑完马拉松"可以是现实的,也可以是不现实的。通常,设定的目标很容易失败。"每天跑 1 公里"意味着如果你哪天没跑你就失败了。如果这个人每天都跑了,每天都应该是成功了。"每次跑一公里,每周至少跑 4 天"可能更现实。"找到一份高薪工作"和"再结一次婚"可能不受人控制。"开始找工作"或"再开始约会"可能更容易控制。"变得更健康"或"感觉更好"是模糊的目标,而且很难判断是否达到了目标。"饮食更健康"更好,因为健康的饮食可以被准确定义。

设定了一个目标之后,可以再设定亚目标来限定达成目标的具体行为。亚目标可以是逐步达成目标的进阶式活动,也可以是分别达成目标的并列式活动。例如,如果目标是"替换后院篱笆",那么亚目标就应该和拆除旧篱笆、统计所需材料、购买材料等有关。如果目标是"增加运动量",那么亚目标就可以是"在工作地点走楼梯,不要坐电梯"、"周末骑车去公园"或者"步行去商店,不要开车"。

当第一个目标有些成就之后,许多人就会实施第二个目标。这个练习的部分目的是让抑郁者思考关于未来的目标和计划,以适应思考长期目标。

## 十三、自我强化/自我对话

自我管理治疗项目的另一个部分是以自我强化练习为开始,虽然我们认为应该是自我对话。自我强化的理念源于抑郁症的原始自控模型。该模型预设抑郁者不善于强化他们和达成目标有关的活动。原始的练习让参加治疗者列举一些鼓励他人的词语,如"干得好"、"做得不错"或者"你进步很大"。然后,他们将适时地使用这些词语来强化他们在设定目标练习中的亚目标行动。当他们完成了一个亚目标,他们将会对自己说"我做得不错"或者"我进步很大"。在我们的治疗中,他们还将这些语句写入自我监测记录中作为自我陈述。虽然自我强化的概念仍有争议,但这个练习可作为用更正性和鼓励的思维替换抑郁者对其行为持有的典型负性和沮丧思维的尝试。对很多抑郁者而言,说出关于自己的正面评论就是自夸或者"犯了骄傲自大的罪"。我们指出,如果赞美或鼓励他人是没问题的,那么实事求是地赞美或鼓励自己也是没问题的。我们会证明,这是自信心良好的高效能人士会在自己的思维里进行的。同样,当一个人想要给他人留下印象或迫使他人恭维自己时,他就会自夸。一旦你为了自己好而做了正面的事情并感觉良好,就是实现了自信。

## 十四、优点清单

自我管理治疗项目里还有一个部分叫做优点清单。当小组参加者练习识别正性活动时,我们让他们概括这一体验并描述他们的优点。你最好的品格是什么?非常了解你的人认为你最好的品格是什么?该练习需要写下至少五种正面品格。这听起来并不像一个要求很高的任务,但对于抑郁者来说有时会变得相当困难,这些患者也发现说出自己的好处异常困难,他们相信这么做就是在自夸,且会显得缺乏适当的谦虚。优点清单对于帮助培养这类患者对自己的正面看法非常有用。

## 十五、心理疗法的其他部分

虽然笔者相信前文所列的各部分足以治疗大部分抑郁症,但还是不全面。其他部分可能是从不同的治疗指南中摘取出来的。例如,情绪聚焦疗法的理论基础就非常不同。治疗的重点在于医患关系和治疗时的情绪表达。人们认为,在遭受屈辱、损失和伤害的不愉快经历之后,情感就有了害怕拒绝、判断和改变的抑郁含义,因此情感本身也是害怕的。治疗尝试增加情感觉醒和情感规律,并可引发反应性情感和传递意思的能力。这种关系非常重要,因为联合治疗中会发生情感破裂,需要马上修复。这些情况能成为特别重要的学习经验。值得注意的是,情绪表达在认知治疗中也很重要,只有当患者经历过抑郁的感觉,他们才能真正地质疑自己的负性自动思维,并且克服受情绪影响的思想障碍来重新获得对经历的更加正面的理解。

一些近期的抑郁症短期心理动力学治疗试验着重于具体的现时问题而非人格变化，并且这些治疗项目中使用的治疗方案根据不同的研究而有所不同。一种研究人格的有趣方法是麦卡洛的心理治疗认知行为分析系统（CBASP）。该系统意在治疗慢性抑郁症，同时也按照各种治疗人格障碍的方法来治疗抑郁症。请回想一下，抑郁型人格障碍在 DSM 附录中是作为为进一步研究提供参考的诊断标准。CBASP 是一种长期的心理治疗，目的是纠正幼年时习得的不恰当人际关系习惯。

同理，有学者撰写的治疗指南中有很多干预方法，可改变抑郁者的习惯。请回想一下，这些作者查阅了文献资料，看抑郁者在社交场合中会如何表现，并据此设计了治疗练习。

最后，Ellen Frank（2005）的人际与社会节律疗法也很值得重视。该疗法的重点是双相躁郁症的心理治疗。鉴于双相躁郁症是由生理节奏紊乱引发的，该疗法鼓励日常活动遵循严格的规律，如按时起床睡觉和按时吃饭等。史蒂芬·哈迪将该理念应用于双相躁郁症时对其进行了扩展。哈迪指出，现代生活的压力让我们远离过去的健康生活。他建议减轻抑郁的方法包括改善饮食、进行锻炼和生活规律。如前文所述，生理节奏紊乱也可用光照疗法进行治疗。

# 第四节　抑郁障碍的药物治疗

对大多数心理学家和其他心理治疗师而言，问题在于何时应参考、做出参考决定时应考虑何种因素。临床经验证明，药物治疗对重度抑郁症更有效，而心理治疗对轻度抑郁症更有效。这一证据带来了更加复杂的局面。虽然一些研究发现，在门诊志愿者中，药物治疗和心理治疗对不严重的抑郁症疗效相同，药物治疗对重度抑郁症疗效更佳。全国联合研究上的综合数据分析和另外三项研究得出：心理疗法对各种程度的抑郁症的疗效相当。但是，需要记住的是，这一结论仅限于不需卧床的门诊病患志愿者。曾在病房工作过的人有这样的经验：有的患者的抑郁症严重到（如紧张性精神症）想自杀或者到连谈话都无法进行，更不用说进行心理治疗了。对于这些患者，也许只有药物治疗或基本的行为修正方法才行得通。

当然，也有介于这两种极端之间的患者。有的抑郁症患者是由亲戚抚养长大的，或者是被收养的。他们会坐在房子周围或不愿下床。这些患者是否需要借助激活性抗抑郁药物可能很明显，也可能需要判断。抗抑郁药物结合心理治疗进行可以发挥很大用处，还可在治疗开始时有助于让患者接受心理治疗。一旦开始了心理治疗,与处方相结合,通常很可能逐渐减少抗抑郁药物的使用。

开处方时的另一个考虑是患者的喜好。特别是在这样一个时代,医药公司和药物产品频频直接亮相于大众传媒,因此很多来寻求治疗的患者相信他们需要药物治疗。多年以前,笔者曾和一位生物精神病医生进行过一次谈话,他开了一家治疗抑郁症的诊所。笔者有些得意地告诉他,患者这样评价笔者的心理治疗训练诊所:"我用过三环类抗抑郁药物,也用过 SSRI,现在我最想要的是:心理治疗。"他听后大笑,并告诉我他也听过很多患者说道:"我接受过认知治疗,也接受过人际关系治疗,现在我最想要的是:药物治疗。"人们对他们所需要的有自己的想法,也经常寻找例子来证实他们的想法。事实上,有的人会坚持要求药物治疗辅以心理治疗。这些患者可能需要教育和劝导来使他们接受心理治疗辅以药物治疗。要让患者喜欢上心理治疗,重点是让患者接受或参与治疗的基本原理,以便形成一个治疗联盟。虽然研究证据确实证明药物治疗和心理治疗相结合略微优于二者的单独疗效,但患者在治疗过程中归因方式的不同也是一个问题。不论治疗师怎么考虑,在两位病情有所改善的患者中,一位可能将病情的改善归功于药物治疗,而另一位则可能归功于心理治疗。帮助患者将这些改变归功于他们自己的努力,而不是被动地假设为药物的作用,这一点非常重要。

治疗师一般监测药物治疗的正性和负性疗效,并且据文献显示,关于患者所使用的药物信息有很多。有的处方没有注明正性疗效。如果患者未被告知药物起作用的时间,他们会觉得失望并提前中断治疗。即使他们的精力变得更加充沛,也不会认为是药物的功劳。另一方面,有的处方没有全面描述可能对患者产生的潜在副作用,因此即使有正性疗效,意想不到的副作用也会让他们中断治疗。心理治疗师和处方都有监测这些疗效的责任。

# 一、作用机制

行为疗法和认知疗法的作用机制建立得并不完善。行为疗法、行为激活、人际技巧方法和社交技巧方法之间存在一个共同的假设,即抑郁症在对正性行为的功能回报上有缺陷。卢因森(1974)称之为"丧失或缺乏反应随机正强化"。其他假设虽然没有那么明显,但技能模型的假设是:患者的技能缺乏,因此不能获得足够的生活回报来维持正性行为、正性观点和正性心境。

增加的正性、愉悦和功能行为本身就是影响心境的一项机制。技能方法的发明是为了教授功能技巧和人际技巧,这些技巧可在与他人互动时增加愉悦和满足。

有一种假设是，一旦人们变得积极，自然强化就能维持抑郁症发作时已经丧失的行为。另外还有一种假设是，抑郁者的社交网络里的人同情他的遭遇，抑郁行为可以以这种形式被强化；但抑郁行为终究会反感同情，并最终拒绝他人从而削弱强化。此外，还有一种隐含假设：强化行为的比率足够，就可维持愉快行为；强化行为的比率不足，就会导致抑郁症。然而，有些非常活跃的人也会抑郁，因为付出的努力和收到的强化不成比例。同样，有些较不活跃的人得到的强化可能更高，因而非常快乐。

很多研究对活性水平和心境进行了追踪，只提高活性水平是改变的核心机制之一。测量常由简易的自我监测构成，但一般使用如机械活性监测或观察等更客观的测量，也使用各种心境量表和问卷来评估抑郁症状的程度。通常会记录愉悦事件和超愉事件。总体来说，不论是偶然的还是非偶然的正性活动及事件都和正性心境有关，而不论是偶然的还是非偶然的负性活动及事件都和负性心境有关。在几项针对治疗结果的研究中，参加者活性的增长和他们心境的好转有关。

认知比喻强调情感是建立在我们对事件的理解之上的，且这些理解可能是错误的、歪曲的或者有偏见的。患上抑郁症以后，人们对事件的理解是负面的，从而引起心情抑郁。负性理解反映了世界观的改变，而负性的童年经历对正性观念的过滤造成了这种改变。贝克认知疗法假设，这些在早年获得的基模可能是隐性的，在成年后又重新被负性事件激活。这就显示出了一个包含隐性或显性负性基模的全或无机制。另一种 Rehm 和 Naus(1990)的观点认为，生活事件、对事件的理解和概括有从悲伤到快乐的效价。一个人的现时心境可联想到具有类似效价的事件记忆和事件理解。这种描述考虑到了悲伤和快乐的程度，以及正性理解或负性理解的程度。不管是哪种情况，只要这个人还未摆脱抑郁，这些经过筛选的记忆就会强化负性理解体系。在事件的自然进展过程中，如果抑郁者遇到恢复了正性理解的正性事件，他可能就没那么抑郁。在这种情况下，正负性相结合的总架构并未改变。现时心境只保持对一些事件的可能存在的理解。如果一个人有很多效价非常负性的理解，并且当发生另一个负性生活事件时很容易联想到这些负性理解，那么他就会继续保持对抑郁症的敏感性。

从认知的观点来看，治疗需要通过考虑其他理解并根据逻辑或经验测试每种理解的有效性，以此帮助患者纠正他的负性扭曲观念。这些患者必须学会克服他们由负性心境促成的自动思维，并且联想到没有负效价的理解。这样，通过向他们提问和寻找更正性的理解，变化的总体机制首先要学会克服思想中最初的负性偏见；然后，希望借此使患者重建理解基模，从而不会再让理解有偏向负性的机会。

基模的变化促成认知治疗中抑郁症的变化,现在有很多专家学者在努力证实这一说法。例如,一项研究发现从治疗前期到治疗中期,抑郁观念的测量变化预测了认知治疗患者从治疗中期到治疗后期抑郁症状的变化,但不包括用药的患者(DeRubeis 等,1990)。虽然并非所有的研究都产生了如此明确的结果,但也支持了药物在认知治疗中对认知改变的作用。

第三种关于抑郁症本质的比喻是无助/绝望模型。当人们对生活中重要的负性事件做出内部的、稳定的和一般的归因时,他们可以总结出自己无法阻止类似事件再次发生,并且这种总结可能会导致对未来的绝望和抑郁。请注意通过向患者展示他们可以有效率地做事,行为激活和技能训练可以恢复效力感;而改变对事件的负性理解可以改变负性归因方式,以此克服无助。在对不同疗法的结果研究中,作为其中一项评估结果的无助得到了减轻。

# 二、疗效和预后

## (一)药物治疗

评估抑郁症心理疗法的效力的结果研究直到 20 世纪 70 年代早期才开始出现。1973 年,有两项小型研究得以发表:Shipley 和 Fazio(1973)用轻度抑郁的大学生评估了问题解决疗法,McLean、Ogston 和 Grauer(1973)评估了一系列治疗师可根据特定患者从中进行选择的行为模型。即使以此为出发点,各部分多元的异常复杂的治疗方案也有人评估。很少有研究是针对评估治疗部分本身的。

在一项对卢因森行为疗法的各部分的研究中,有学者对比了人际关系技能、愉悦活动日程表和认知训练的效力。不管测评是否符合治疗方法,他们并未在结果中发现任何不同。很少有研究在减除方法中研究治疗部分,但正如在其他地方讨论过的,很难评估相互叠加的部分。亚瑟·尼祖曾为问题解决疗法做过评估,并展示了它对治疗抑郁症的效力。虽然它也是治疗方案,但它是最接近被评估的部分的。最近,一项对 34 个研究的回顾展示了四项不同的行为激活方法,发现它们均有效,且总体效力和认知治疗相当。

笔者的回顾研究着眼于评估所有治疗方案的进步,且笔者尝试在研究中观察整体趋势,而非评估具体部分或具体方案。20 世纪 60 年代末 70 年代初是提出抑郁症新模型的时期。对模型进行基本的研究自几个例子开始,但在大多数例子中,这些模型是为了设计干预而发展起来的。这些干预先在效度研究中被评估,即将它们和对照组进行对比测试,主要有等候名单组、无治疗组或者某种安慰治疗组。

出版治疗指南是为了规范治疗,并让其他人能应用和评价这些指南。这其中有彼得·卢因森的行为疗法(1974)、安伦·贝克的认知治疗、笔者的自我控制/自我管理疗法(Rehm,1977)以及杰拉尔德·克勒曼和默纳·韦斯曼的 IPT。随后又出现了其他模型和治疗,如塞利格曼的无助模型和尼祖的问题解决治疗。

很多有着不同理论基础的治疗指南也在这一时期经过测试并被证实有效。所有治疗组均好于无治疗组,并且在大多数试验中治疗组也均好于安慰组。总体来说,针对抑郁症的心理治疗的疗效要好于不接受治疗。

接下来是 20 世纪 80 年代的研究时期,这一时期通常将两种心理疗法进行对比。典型的认知疗法和行为疗法之间的比较十分常见。这一时期的几个评论总结出,不同疗法之间并无任何差异。

随后出现了抑郁症的心理治疗和药物治疗的比较和结合。这些研究中最杰出的要数美国联合研究。该研究有几个新颖的特点。由于药物治疗的评估次数多于心理治疗,该研究采用了药物情况和安慰药物情况。每种情况都作为评定对照疗法的标准。四个地址管理这个方案。不仅是心理疗法,药物治疗和安慰疗法也被录入指南,以确定标准程序。很多小型研究得出不确定的结论,引致很多大型研究产生不权威的结论。该研究是一项尝试,让心理治疗研究摆脱这种情况。在这项研究中,239 位抑郁症患者接受了 16 周的治疗。

经证明,与对照的药物治疗相比,CT 和 IPT 对抑郁症的疗效相当。与安慰情况相比,很少有证据能证明人际关系疗法而非 CT 的效度。在康复分析中,也有证据证明 CT 和 IPT 的疗效优于安慰情况。该研究中,标准的药物临床管理会导致异常强烈的安慰效应。

在所有评估药物治疗和心理治疗相结合的研究中,最著名的是凯勒和同事的一项研究。这项有 681 位参加者的超大型研究针对慢性抑郁症进行了奈法唑酮药物治疗和麦卡洛疗法的比较和结合的研究。结果显示了两种疗法的独立效应,以及二者结合的沉迷效应。

总而言之,这些对比和结合的研究结果表示,抑郁症的不同心理疗法的疗效之间没有任何差异。最近,一项包含一系列对抑郁症结果研究的荟萃分析的报告发现了 IPT 的一个微小优势和非指导性支持治疗的一个缺点,但总结出这个效果太小,因此其实二者的治疗效果相同。重要的是,我们必须注意到,即使是在比较老一代的三环类抑郁药物与新一代的 SSRI 以及 SNRI 时,关于抑郁症的不同药物治疗的研究均发现各种药物之间没有差异。唯一的差异就在于它们的副作用。那么,当比较心理治疗和药物治疗对抑郁症的效力时,发现此二者之间也没有差异可能也就不足为奇了。虽然这并非一个毫无矛盾的发现,但"大多数研究指出药物治疗和心理治疗的结合要略微强于二者中的任何一个"。

## (二)预后和复发

抑郁症是一种慢性疾病。据 DSM(美国精神医学协会,2000),在经历过抑郁症初次发作后,第二次发作的概率就为 50%;而在经历过第二次发作后,第三次发作的概率则为 70%。有效干预的其中一项参数就是防止或减少复发的能力。

在医药文献中,防止复发在很大程度上是在很长的一段维持期内继续药物治疗。心理治疗和药物治疗之间的比较显示出,即使是和持续的药物治疗相比,心理治疗仍然在防止复发上占有优势。持续的认知行为疗法可进一步降低复发概率。值得注意的是,这些研究主要研究的是贝克的 CT 和 IPT,这已成为最普遍的疗法研究形式,评估心理治疗和药物治疗的相对效力。

# 三、治疗的变化与结合

## (一)在不同人群中的应用

对治疗指南上的疗法的其中一种最常见的批评就是,这些疗法很死板,是按照"一体适用"设计的。总之,这就是一种过度简化。笔者看过的指南均论述了特定人群的个别或特殊问题。它们可以使用一种特定的语言和一套特定的策略,但这些策略总是在不断适应不同的个体患者。

如何将治疗应用于不同的人群是抑郁症心理治疗中一直存在的问题。其中有很多疗法已经为不同的年龄组群做出了不同的改动。很多已完成的研究显示了治疗改动对年长组群的确有效,而且行为疗法、CT 和 IPT 的治疗指南已经出版了老年版。成人疗法也已经改编为适合治疗儿童抑郁症和青少年抑郁症的疗法。Kaslow、McClure 和 Connell(2002)以及 Lewinsohn 和 Clark(1999)均对这一文献做出过评论。青少年疗法指南也应运而生,有 Lewinsohn 和同事发明的针对行为疗法的,有针对 IPT 的,也有 Stark 和同事发明的针对折中疗法的。

## (二)治疗形式

虽然上述大多数治疗一般以个体疗法的形式出现,但也有小组、家庭和夫妻的形式。尽管笔者的自我管理治疗项目有时在我们的训练诊所中以个体形式应用于抑郁症患者,但该项目绝大多数时间是以小组形式被用于研究。Lewinsohn 将他的行为治疗项目用于班级形式,即"应对抑郁症课程"。其他如 CT 等的疗法则被改编为小组形式。家庭疗法也被用于治疗抑郁症,尤其是治疗儿童和青少年抑郁症。家庭疗法的理论基础是抑郁症是一种人际关系现象,并且在家庭中可出现影响儿童及青少年抑郁症的父母抑郁症。基于同一原理,婚姻疗法也被用于治疗抑郁症。也有大量研究是研究抑郁症和夫妻互动之间的关系。抑郁的配偶强迫不抑郁的配偶向他们让步,而不抑郁的配偶可能在不经意间就被抑郁的配偶进行了抑郁症强化。

### (三)药物定序

在医药文献中,治疗策略是用加大剂量或改换药物来处理治疗初期的无反应或部分反应。药物治疗无反应者是否会对心理治疗有反应?反之是否亦然?一项大型的序贯治疗研究——STAR * D项目——提供了这些问题的一些初步回答。当参加者在该研究中对初次药物试验没有反应,他们就会被改变治疗或加大剂量。CT这个次级疗法起到了加量药物或者备选药物的作用。对不同疗法和可将治疗和个体特征相匹配的治疗过程的个体反应差异的了解,我们可能会从以后的研究中知道得更多。

## 四、治疗中存在的问题

几乎所有治疗和治疗部分均要依靠指定家庭练习,而患者对家庭练习的依从则是治疗抑郁症的一个常见问题。其实,执行任务时困难且耗时是抑郁症的症状。"你能真的指望一个抑郁者去做家庭练习吗?"这是笔者在治疗工作坊里经常问的一个问题。要在适当的条件下回答才是"能,你能指望"。首先,家庭练习的实际性很重要。"让他们觉得简单"是基本条件。在我们的小组式项目中,我们的一项基本练习是想要患者每天监测正性活动和心境。不过,我们在第一个星期只让参加者监测心境。参加者根据简单的0到10评分制度为他们每天的平均心境评分:0是最糟糕的一天,10是状态最佳的一天。为了让过程简单,我们并未使用任何其他的参照。第一天的评分用作第二天的标准,而且我们让患者留意心境的变化。一天内心境波动得很明显,以前有些研究也让参加者监测他们一天中的心境变化。但我们发现简单的单一评分已足以观察每日的心境起伏。同样,当我们要求患者监测正性事件时,我们发现有些事件比其他事件的重要性更高且对心境的影响更大。衡量事件的重要性能增加和心境相关性的了解,但简单的事件总数也足以展示一种关系。

"另一种能让患者做家庭练习的策略是将练习设计成实验。"它们并不一定能治疗,它们可能无足轻重,可能不会有任何实际效果;但作为实验值得一试,来判断每个人是否确实学到了东西、经历了变化,或者从另一个角度看待他的处境。

有几本治疗指南讨论了患者接受治疗原理的重要性。事实上,"建立一个双方协定的看待问题的角度和一个双方协定的处理问题的方法是有效治疗联盟的基础。"人们常常带着不适合我们治疗模型的个人观点来就诊。"我从书上读到抑郁症全是脑部化学物质"或者"是我的父母让我变得这么糟糕"是不符合大多数认知行为疗法的最初态度。教育和劝导可能对患者理解和接受治疗原理而言是必要的。这些疗法清楚易懂,因此描述和讨论治疗中隐含的模型及原理可以对建立合作方法解决该问题很有帮助。此外,通常也有必要向患者展示如何根据患者的个人处境来运用这种方法。很多人也会有的另一种态度是"我的问题很特殊,没人可以真正地理解我"。

有学者描述了一种鼓励依从家庭练习的有趣方法。在初次治疗会结束时,治疗师会为患者指定家庭练习并得到患者值得尝试该练习的同意,然后治疗师会给患者一份由贝克和同事大卫·伯恩斯设计的"不做家庭练习的理由"清单。患者核对出他们可能存在的不做家庭练习的理由,随后治疗师会和他们讨论怎样克服该障碍。举个例子,如果患者表示他们真的没时间做练习,治疗师可和患者一起设法安排时间做练习。

治疗中存在的根本问题是当治疗不起作用时应该怎么做。首先,承认问题并与治疗中的患者进行讨论,这点很重要。有的人承认他们认为治疗的某些问题并不是他们觉得更重要的问题,而是仍未显现出来或被忽略了的问题。区分问题的优先次序和选择合适的治疗内容来解决最严重的问题可以有助于恢复治疗动力。

还有一点也很重要,即评估治疗师的特色和总体方案是否符合患者的性格,以及若无法符合是否会阻碍治疗进度。通过提出的确定有效的关系、治疗、患者和治疗师因素的原则在这种情况下可能有所帮助。

## 五、跨文化问题

文化、种族和民族对我们抑郁症疗法的适用性构成了挑战。美国公共卫生局局长的一份报告(美国卫生与公众服务部,2000)援引了少数群体使用和接触到服务的问题。高比例的贫困、失业、无健康保险、陌生和不信任均可能导致优质服务的未充分利用和短缺。很明显,美国的少数群体没有得到应有的服务。

尽管有35年的效力研究,我们才刚刚能根据少数群体代表参与的试验来评估我们的治疗对少数群体的适用性。但仍有两个核心问题没有得到回答:适用于少数群体的治疗改动是否是必要的？对少数群体的治疗是否需要以不同的方式进行？

如果患者属于以家庭和社区为主的群体，那么在治疗过程中囊括延展家庭甚至宗教领袖可能会有帮助。我们仍在不断积累少数群体的治疗结果的证据，上述文献也表明目前经证实有效的治疗可有效应用于各种少数群体，虽然有时需要加以文化改动。很明显，我们需要更多研究来牢牢确立治疗的文化普遍性和改动的文化专有性。

# 第五节　产后抑郁症的治疗

分娩是女性重大的应激事件，分娩伴有内分泌的急剧变化，其所蕴涵的心理、社会意义也不言而喻，所以产后出现不良情绪问题是并不奇怪的。但产后抑郁症的分类学地位一直存在争议，而且，产后的情绪低落轻重不等，除了短暂的轻度情绪低落外，也有严重的抑郁发作；既有首次发作，也有以往抑郁的复发；不但有抑郁发作，还有焦虑、强迫障碍，双相障碍以及精神病的问题。

我国对产后抑郁症的研究很少，据研究，在 373 名产妇中产后心绪低落发生率为 20.15％，产后抑郁障碍发病率 5.45％，所谓产后心绪低落指不足下抑郁症诊断的情绪不良，通常在产后一周内出现，最显著的特征是易哭泣，可能有愉快感缺失、失眠、易激惹、对未来的迷茫等，具有短暂性与自限性的特点，经劝慰、解释和加强家庭支持便可缓解。产后抑郁症则较严重，常在分娩后数日至数周内发病，持续至少两周以上，符合现行诊断抑郁症的标准。和产后抑郁发生相关的危险因素有：高龄产妇、以往有情绪不良或抑郁症史（患者常否认，可能与患者对情绪不良的忽略、不认识或病耻感有关）、家族情感障碍史、童年受过精神创伤、夫妻关系不睦、家庭观念冲突及激素的激烈变动等。有学者认为高龄、夫妻关系不睦、产后睡眠不佳是产后抑郁的预测因子。从临床观察与现有研究来看，产后抑郁症病例确实存在，涉及女性特殊的生理、心理和复杂的社会文化因素，诊断与治疗的情况比较复杂，需要进一步研究。

产后抑郁症要及时诊断，及早治疗，因为产后抑郁症对患者自己、婴儿和家庭都有不良影响，严重抑郁症可能导致自杀自伤，产后抑郁症也是如此，而且产后抑郁症的患者有杀死婴儿的危险。患者由于抑郁常回避见人，人际交往减少，退缩孤独，更觉无助，加重抑郁自杀的念头。患者对婴儿情绪冷漠，对婴儿的需要不关心，甚至有敌意，母婴交流受到损害，对婴儿的心身发育都有重大影响。如果产后抑郁症得不到治疗,将继续向慢性抑郁发展,脑部的神经生化将进一步失调,海马等部位神经元将凋亡,出现萎缩,治疗将更难,而且,以后更易复发。

## 一、评估

产后情绪不良包含许多情况,临床医生要遵循生物-心理-社会模式进行全面细致的评估。很多产后抑郁患者延迟就医,在就医时努力掩饰自己的抑郁情绪,其抑郁的严重性常易被忽视,甚至在自杀行为出现时才发现其抑郁早已存在。另一个类似的问题是,有些产后抑郁患者过去曾有过情绪低落,但她们常不提供这种病史,好像抑郁是首次在产后发病,但如仔细检查,可能发现患者是抑郁症在产后复发。还有,双相抑郁症也常在产后发病,由于患者常把情绪高涨不看成病态,易被误认为单相抑郁症,而这种误诊存在一定的危险,因为双相抑郁症通常较严重,自杀率高、复燃率高,而两者的治疗是不同的,单用抗抑郁药可能对双相抑郁症无效,因此,临床医生要注意双相抑郁症的可能性。要注意区分产后轻度心绪低落和较严重的产后抑郁症,除了深入细致的精神检查,也可用症状评定量表评估其严重程度。

## 二、治疗

既然产后的情绪低落有多种不同情况,治疗选择取决于生物-心理-社会方面的多维评估。对产后心绪低落者,经过劝慰、支持性心理治疗就能好转,则不必用药;对产后抑郁患者,其发病与家庭尤其是夫妻关系不睦相关者,应建议夫妻双方参与夫妻治疗或家庭治疗。还有传统的生男生女的观念导致家庭内部冲突,也需要家庭治疗,尝试矫正错误的观念。

由于产后抑郁症发病与分娩应激、激素的剧烈变动关系密切,产后抑郁症被认为是神经化学问题,研究发现性激素对 5-羟色胺回路功能有重大影响,产后 5-HT 显著低下,可引起抑郁、焦虑、失眠等问题,因此,现在已将 SSRI 作为治疗产后抑郁症的一线药物,如舍曲林、氟西汀都可选用。如有失眠或焦虑,常联用 BZ 晚上服。曾有文献报告称,产后常有甲状腺功能的相对不足,D.Sichel 则认为大约 5%～9% 的女性分娩后会出现甲状腺素水平异常,可能是引起产后抑郁症的一个原因,建议对产后抑郁症或其他任何类型的抑郁症都进行甲状腺素水平的检测。对产后有甲状腺素水平异常的抑郁症患者在用抗抑郁药同时联用甲状腺素治疗。

　　产后抑郁症的药物治疗也应坚持三期全程治疗,在急性治疗期应力求达到完全缓解,其后应采取有效治疗剂量持续地巩固治疗数月,以防复燃;再减量作适当时期的维持治疗以防复发,故一般需要一年以上的时间才能逐渐停药。

　　有些给婴儿哺乳的产后抑郁症患者可能担心服抗抑郁药对婴儿造成伤害,这种担心是有理由的,但现有资料显示,使用 SSRI 的产妇对此是可以放心的。有研究发现,舍曲林在婴儿血液中积蓄水平是非常低的。哺乳期女性舍曲林用量在 $25\sim50$ mg/d 时,婴儿体内检测不到该药存在;在剂量较高($100\sim150$ mg/d)时婴儿体内只能检测到极低的该药水平。所以,产妇在哺乳期内使用舍曲林是完全可以接受的。对氟西汀、帕罗西汀的研究情况类似,但是,长期接受极低剂量的抗抑郁药会不会对婴儿的神经系统发育造成影响,我们仍然不知道。所以,对产后抑郁症患者的这一问题需要在全面评估、权衡利弊的情况下,与产妇及家属进行讨论。

# 第五章　双相障碍

## 第一节　双相障碍简史

100 年前 Kraepelin 以其惊人的洞察力将两种相反的症状群（躁狂与抑郁）看成是一种疾病过程的不同表现形式，称为"躁狂抑郁症"（简称"躁郁症"），其理由有三：①尽管这两种症状群有许多外表的差异，但都反复出现共同的基本征象，不仅一种表现可以改变为另一种表现，而且在同一个人身上可以互相交替出现。②这种疾病有相同的预后，既不会导致重度痴呆，也不会终生持续而没有间隙期。通常间隙期内症状完全消失，可能的例外是残留精神软弱。③表现不同却都有遗传的共同倾向，在同一家庭中常有明显的周期性和循环性病例一起出现，偶有周期性出现的病态发脾气或混乱、很轻的规则的情绪波动或带有持续而明显的气质色彩。他的概念被后人引进了精神医学教科书，抑郁症被看成没有躁狂发作的躁郁症的类型。至 20 世纪 60 年代左右，四组学者先后挑战这一概念，提出了单相与双相障碍的划分，双相障碍与单相不同的特征在于除有躁狂或轻躁狂外，还有：性别比例相等，起病年龄较早，抑郁发作期间有较多的迟滞表现与轻躁狂发作，家族遗传倾向更高，发作次数更多而时间较短，血小板 MAO 活性低，抑郁发作期间尿内 MHPG 降低，地塞米松抑制试验（DST）常呈阳性，抗抑郁药治疗易诱发躁狂或轻躁狂，碳酸锂对躁狂与抑郁两者均有效。此后，抑郁症被分为单相抑郁症与双相抑郁症，躁郁症成为双相障碍的同义词。

近 30 年来流行病学研究发现，双相障碍并不像以前想象的那样少见，Winokur（1980）复习文献，双相与单相障碍的比例从 1∶10 到 1∶4，但 Gershon 和 Liebowitz（1975）注意到双相障碍占情感性障碍总数的 45%，Egeland（1982）在美国调查显示双相和单相一样多见。临床研究发现，双相抑郁症未能识别、被误诊为单相抑郁症相当多见，有报告称误诊高达 69%，一项回顾性研究调查了双相障碍患者被误诊为单相抑郁症的情况，发现用抗抑郁药治疗而诊断不确切的患者中，55% 有过躁狂或轻躁狂发作。23% 的患者发展成快速循环型。一项调查发现综合性医院医学心理门诊 97 例双相障碍患者中，38 例在以往被诊断为抑郁症，3 例在以往被诊断为躁狂症，双相障碍的漏诊率为 42.3%（41/97）。这些结果提示双相障碍诊断并不都容易，对抑郁症患者仔细追索躁狂迹象、特别是轻躁狂或不典型躁狂有助于提高诊断的准确度。由于双相抑郁症需要的治疗与（单相）抑郁症不同，所以双相抑郁症被不适当治疗的可能性很大。双相障碍中有些类型如混合型、以躯体症状为主诉的双相抑郁症与快速循环性障碍常难以识别，往往成为比较难治的病例。还有部分双相障碍可能被诊断为精神分裂症或分裂性情感障碍，长期用抗精神病药有引起迟发性运动障碍的风险。

双相障碍的患者经常体会到无能、生活质量受影响，或因同时合并躯体状况，自杀导致死亡，故双相障碍患者有较高的复发率、病死率与致残率。双相障碍的治疗也会造成医源性负担，如部分患者服用锂盐后发胖，约 25% 达到肥胖程度。双相障碍躁狂发作常同用抗精神病药，奥氮平、氯氮平、氯丙嗪等常会导致显著的体重增加，而带来一系列的医学问题，如低密度脂蛋白及甘油三酯水平增高、糖尿病、心血管问题等。

精神疾病相应的病耻感也会延缓疾病的康复。在双相障碍急性期报告有病耻感的患者在 7 个月后与家庭以外成员交往能力仍较差。双相障碍患者的家庭及照料者亦有负担。由于患者发作时与同伴常有关系问题或其他社会问题，对照料者的职业、经济与社会关系有很大影响。

双相障碍虽然必须有躁狂或轻躁狂存在，但以抑郁发作为更常见的表现，双相 Ⅰ 型障碍患者出现抑郁症状者比躁狂症状多 3 倍以上；双相 Ⅱ 型障碍患者体验抑郁的天数是轻躁狂的 37 倍。双相障碍患者在抑郁状态就医者是躁狂状态的 2~3 倍。因此，本章以论述双相抑郁症的治疗为中心，但是由于双相抑郁症的确立取决于躁狂或轻躁狂症状的识别，所以我们将对双相的概念、躁狂或轻躁狂症状以及双相障碍的各种临床类型先进行讨论。

# 第二节　双相障碍的临床概述

## 一、双相障碍的概念

双相障碍是心境障碍的一种类型。不同国家中，双相障碍涵盖的范围有差异。我国的 CCMD-3 中，双相障碍必须满足既有躁狂发作，又有抑郁发作，而在美国

DSM-Ⅳ中,双相障碍指有躁狂发作的患者而不管他们是否有抑郁发作。这是因为仅有躁狂发作的患者相对罕见,而且他们与躁狂抑郁交替发作的患者在家族史、病前人格、起病年龄、长期预后等方面有类似性,故仅有躁狂发作者也被视为双相。ICD-10与DSM-Ⅳ相同,在概念的论述部分说:"由于仅有躁狂的患者相对罕见,而且他们与至少偶有抑郁发作的患者有类似性(在家族史、病前人格、起病年龄、长期预后等方面),故这类患者也归于双相。"只有抑郁发作的患者则归入单相。但是有些患者抑郁发作可能终生只有一次,有些患者在一次或两次抑郁发作之后出现了躁狂发作,因此,如何界定单相抑郁症不像双相障碍那样明确。曾有两个标准,一是Pems提出的,如果连续3次发作均为抑郁,可归入单相;另一个是我国精神病学家夏镇夷提出的,即在一次抑郁发作后伴有长达8年以上缓解者,再次出现躁狂十分罕见,亦可列入单相。不过,临床上很少用单相抑郁症的名称,通常采用抑郁发作或复发性抑郁症的称谓,出现躁狂时则诊断为双相障碍。ICD-10在复发性抑郁障碍中提到:"就复发性抑郁障碍的患者而言,无论已发生过多少次抑郁,出现躁狂发作的危险始终不能完全排除。一旦出现了躁狂发作,诊断就应改为双相情感障碍。"

所以,确诊双相障碍的关键是识别躁狂,在很多方面躁狂与抑郁相反,躁狂发作时患者情绪高涨或欣快,活动增多而睡眠需要减少,思维奔逸,言语滔滔不绝,自我评价增高,性欲亢进,注意不能持久,常有显著的随境转移,患者显得异乎寻常的乐观以致损害其判断能力,变得特别易激惹,易和人争吵,不能衡量其行为后果。他们可能会因为大量挥霍钱财,不计后果的驾驶或者在性方面的越轨行为而陷入麻烦。躁狂程度轻重不等,其程度轻者不伴幻觉和妄想,存在持续数日的心境高涨、精力和活动增高,常有显著的自我感觉良好,并觉得身体和精神活动富有效率。通常不致造成工作受损,对自己和他人不致引起伤害。但周围的人常能觉察到其心境增高和其平时人格特征不同,这种轻度躁狂发作被称为"轻躁狂",一般无需住院治疗,但如果对工作和社会活动有相当妨碍,达到严重损害或破坏程度,就应诊断为躁狂,需要住院治疗了。躁狂发作严重者可出现精神病性症状,膨胀的自我评价和夸大观念可达到妄想程度,易激惹和多疑可发展成被害妄想。有些患者出现宗教妄想,声称具有超人的神秘力量,或宣称财富百万。特别严重者,妄想与幻觉也可发展到与心境不协调的程度。思维奔逸和言语急迫可能使人难以理解,活动增多、易激惹常见攻击或暴力。有证据显示,Schneider一级症状不仅见于精神分裂症,也可见于双相障碍。同样,思维形式障碍也可见于精神分裂症和双相障碍。这类妄想性躁狂与精神分裂症鉴别可有困难,需要住院治疗。

由此可见,躁狂程度轻重不一,从最轻的环性心境、轻躁狂、躁狂直到躁狂伴精神病性症状。抑郁发作与躁狂交替出现,此时抑郁发作称为"双相抑郁症",常表现为精神运动性迟滞即所谓"迟滞性抑郁",与睡眠过多,有时或在其他因素(如嗜酒)影响下可能出现激动或失眠。Schneider 一级症状也可见到,但不如躁狂时多见。抑郁性木僵并不少见,特别在年轻患者的双相抑郁发作时,易被误诊为"紧张性木僵"。老年患者可见到"抑郁性假性痴呆"。双相抑郁症其他常见表现有:周期性疲乏无力,困倦思睡及体重增加。如果有轻躁狂,通常患者不把轻躁狂看成病态,而认为是抑郁好转或日常生活中短暂的心情愉快,诊断可能不易。躁狂发作通常较突然,也有些患者在躁狂充分展开之前先有数周情绪不稳、睡眠障碍,躁狂的持续时间约 2 周至 4、5 个月不等。有些患者在年轻时发生一次躁狂,其后反复多次出现抑郁发作;有些患者表现为躁狂与抑郁交替发作;还有些患者反复发作躁狂而始终没有抑郁出现。因此双相障碍的形式是极其复杂的,需要周密观察与评估。

双相障碍除了有躁狂或轻躁狂发作之外,还有一些临床特点能帮助识别,如起病年龄较早,家族遗传倾向高,发作次数多,抑郁发作时多见精神运动性迟滞,自杀危险更高等,记住这些临床特点对识别双相抑郁症是有帮助的。

## 二、双相障碍的临床类型

双相障碍的表现形式多种多样,患者症状的性质、严重程度、发作频率各不相同,一般分为双相Ⅰ型、双相Ⅱ型和未注明的双相障碍三种类型。现将以下几种可见双相障碍症状的类型也归入双相障碍,因为认识多种多样的表现形式有助于及时发现,避免漏诊与误诊,及早获得比较适当的治疗。

### (一)双相Ⅰ型障碍

既有躁狂发作又有重度抑郁发作者,称为双相Ⅰ型障碍。由于有典型躁狂发作,按理是不难识别的。但是,有些双相Ⅰ型患者在年轻时发生过一次躁狂,以后都是反复的抑郁发作,如果这样的患者在抑郁发作时求助,可能忽略报告躁狂病史;或医生只注意当前抑郁症状的主诉,忽略对疾病过程的全面了解,仍有可能将双相Ⅰ型障碍误诊为抑郁症或复发性抑郁症。

### (二)双相Ⅱ型障碍

指有重度抑郁发作,又有轻躁狂发作,称为双相Ⅱ型障碍。由于轻躁狂不易界定和识别,此型诊断的可靠性较差。我们知道,躁狂或轻躁狂时患者的判断能力受损,自知力往往很差,所以此型患者常常因重度抑郁的痛苦就诊,而忽略报告轻躁狂,因其时自我感觉良好,认为没有发病。家属因能容忍轻躁狂,也往往不认识轻躁狂是病态。医生对轻躁狂也不易判断。由于这些原因,双相Ⅱ型障碍患者在抑郁发作时更易误诊。

### (三)双相Ⅲ型障碍

抗抑郁药可能促发躁狂症状,1981年Klerman提议把这样的患者划归"双相Ⅲ型障碍"。前已说明,双相障碍的患者容易在抗抑郁药作用下转为躁狂。Bunney(1978)综述抗抑郁药使抑郁转为躁狂的80份报告,在3923例中有10%诱发了躁狂,其中大部分患者曾有过双相障碍的病史。我曾观察这类双相障碍的特点,一是在严重抑郁时用抗抑郁药治疗只有几天(不符抗抑郁药起效规律)突然转变为躁狂发作,好像打秋千一样从一个极端突然转到另一极端,可称为"秋千反应";二是躁狂症状比较重,不易控制。不过,抗抑郁药提高情绪的作用与某些患者情绪向躁狂或轻躁狂的自然循环两者难以区分,所以如果患者在经过数周治疗后出现轻度情绪愉快(达不到躁狂标准)能由抗抑郁药治疗完全解释,则一般不诊断为双相障碍。

### (四)有双相家族史的复发性抑郁症

有证据显示,有些复发性抑郁症患者反复出现重度抑郁发作,而其家族中却可以见到双相障碍或躁狂发作的患者,从遗传学角度看这种患者应纳入双相障碍,治疗也应按双相障碍考虑。单用抗抑郁药治疗常易促发躁狂或变成快速循环障碍。对这种患者而言,家族史对确定诊断十分重要,临床医生要重视询问家族中有无躁狂或轻躁狂患者。

### (五)双相混合性发作

Kraepelin曾描述过多种混合状态,如:

1.抑郁性或焦虑性躁狂(躁狂,又有抑郁或焦虑)。

2.兴奋性抑郁(情绪抑郁,但意念飘忽、动作增多)。

3.躁狂伴思维贫乏(躁狂,但思维抑制)。

4.躁狂性木僵(面露笑容的木僵)。

5.抑郁伴思维奔逸(情绪抑郁,动作抑制,但思维加速)。

6.抑制性躁狂(情绪愉悦,思维奔逸,而动作抑制)。

7.部分性抑制与高涨(情绪和所说不一致,微笑地诉说神经干枯,笑着谈论死亡的方法)。

8.急性谵妄性躁狂(躁狂,有意识障碍)。

9.牢骚不断的躁狂(不断抱怨,发脾气的躁狂)。

10.部分性混合状态(明显抑郁,但又有兴奋性观念,主观感觉抑制)。

从 Kraepelin 的描述可以看到,双相障碍发作时少数患者的情绪、思维、动作可能有多种不同形式的症状混合,他称为"混合状态"。现在认为双相混合发作不常见,特点是情绪高涨伴心情苦闷,严重的失眠,精神运动性激动,思维奔逸,自杀观念,夸大观念,性功能亢进以及被害妄想和听幻觉。CCMD-3 诊断要求目前发作时躁狂症状与抑郁症状混合或迅速交替(数小时之内),至少在两周内躁狂与抑郁症状均很突出,以前至少有一次躁狂或抑郁发作的病史。双相混合发作常被误诊为抑郁症或恶劣心境,如有妄想或幻觉症状常被误诊为偏执型精神分裂症。

### (六)快速循环性障碍

快速循环性障碍(RCD)是双相障碍的一种少见的类型,通常是躁狂与抑郁交替的快速循环过程。Dunner 和 Fieve 划出了一组快速循环性双相患者,似乎对锂盐治疗效果不佳,他们对快速循环的人为定义是:一年中有 4 次以上的情感性发作(注意:指发作,不是周期,一次躁狂算一次,一次抑郁算一次)。Dunner 和 Fieve 对 RCD 的研究共有 200 例门诊患者,他们发现 RCD 都是双相的患者,双相Ⅰ型患者中 13％为 RCD,双相Ⅱ型中为 16％。同非快速循环性障碍(NRCD)比较,RCD 患者以女性更多(女性患者 NRCD46％,RCD70％)。发作次数一年 4～20 次以上。RCD 的抑郁、躁狂、轻躁狂症状均和 NRCD 类似。Dunner 发现,3/8 的 RCD 女性患者在产后发病,而且女性 RCD 患者采用锂盐更易诱发甲状腺功能减退,这一发现提示 RCD 女性患者采用锂盐治疗时更需要补充甲状腺素。快速循环性障碍如何形成? 一种可能是与甲状腺功能失调有关,RCD 患者中 30％～40％有甲状腺功能失调,通常是锂盐治疗后甲状腺功能减退。1979 年 Cho 和其同事首先注意到锂盐治疗门诊的甲状腺功能减退患者大部分出现了快速循环性障碍。Cowdry 及其同事(1983)报告了类似发现,而且锂盐治疗出现 RCD 的 90％患者其 TSH 水平高于锂盐治疗的 NRCD 患者。RCD 女性患者常在产后发病实际上也可能与潜在甲状腺功能减退及性激素波动性影响有关。另一种可能是抗抑郁药促发了可逆的快速循环,尤其是用三环类抗抑郁药治疗双相抑郁症时发生。也有很多病例在停用抗抑郁药后仍有持续的快速循环出现,其机制可能和抗抑郁药与导致快速循环的受损甲状腺轴之间相互作用有关。

### (七)环性心境障碍

环性心境障碍历史上曾被视为人格障碍,现在认为也是一种很轻的双相障碍类型,其程度甚至比双相Ⅱ型障碍更轻,无论是其轻躁狂还是抑郁,都达不到躁狂或抑郁的诊断标准。通常在青少年期起病,典型者情绪的循环波动很短,一般只有几天,然后过些时间再次出现,伴有不多见的欣快时期。不过,较长时间充分发展的抑郁并不少见,偶尔接着出现躁狂。环性心境障碍也可见到一些突出征象,虽然间隙失眠也可以见到,但常见睡眠过度与对睡眠需要减少两者交替出现;自信心在缺乏自信与夸大的过度信心之间摇摆;思维在迟缓与敏锐.富创造性之间循环;性欲也有类似的变化。其行为表现可见激惹、愤怒暴发,其愤怒可转移到所爱之人,性乱交和重复的婚姻失败,对其工作、学习、兴趣或未来的计划频繁改变,常有对酒或药物的滥用。将环性心境障碍纳入双相还有以下理由:①现象上它与双相的症状相似;②三环类抗抑郁药治疗易促发轻躁狂;③家族遗传情况与躁郁症相仿;④锂盐对 60% 的患者有效。

### (八)某些恶劣心境可能是双相的变异

有些恶劣心境可能属于双相的变异型。其起病于 20 岁前的青少年期,其轻躁狂甚至更轻微,除非抗抑郁药促发一般不明显,轻微的情绪低落不断间隙出现,持续几天至几周,常可能叠加重度抑郁,很像 Keller 和 Shapiro(1982)描述的"双重抑郁症"。其轻微抑郁倾向于睡眠过多与迟滞,快感缺失,有晨重夜轻的变动.抗抑郁药能促发 1/3 的患者出现短暂轻躁狂反应,常有双相或单相障碍家族史,很多患者 REM 潜伏期缩短,对锂盐治疗有效。

## 第三节　双相障碍治疗前评估

双相障碍有很多不同类型,其起病年龄、症状的性质和严重程度、病程、发作频率以及酒与药物依赖各不相同,个体的身体情况和人格也有差异,因此治疗前全面细致评估的重要性是不言而喻的。如果患者以情绪抑郁就诊,我们知道双相患者常常忽略轻躁狂,把轻躁狂看成是良好的情况而不视为病态,所以我们主张对每个患者都应追溯发病的全过程,特别注意追索有无轻躁狂的征象,必要时应对躁狂的各项症状逐一查询。由于双相障碍的家族史阳性者较高(50% 以上),仔细询问家族史对诊断有重要意义。要会见患者的亲属,让他们参加治疗前评估和治疗后随访。为了制定合理有效的治疗计划,还要详细了解其过去发病史和对那时治疗的效果。

双相障碍抑郁发作与混合发作时常有自杀风险,早期准确诊断、评估自杀风险是十分关键的,因为自杀常在此病早期或复发初期出现,并且自杀行为将增加临床处理的困难。要仔细询问其一级亲属中关于自杀、自杀企图及暴力行为的家族史,要深入了解患者过去的自杀企图、自杀行为,现在有无自杀观念或自杀企图,还应注意患者对锂盐治疗的效果和维持治疗的依从性。缺乏社会支持或有人际关系不良的患者也会增加自杀风险。

要注意双相障碍常有共病的问题，了解其有无物质依赖（酒、药物）应列入治疗计划决策之内。

周密的身体检查有两个目的，一是了解有无对选用药物不利的情况，包括禁忌证，特别是中枢神经系统、肾脏、甲状腺、肝脏和心脏；二是为了药物治疗后可能发生并发症时确定一条基线。实验室检查可按药物治疗计划选择，如准备使用锂盐，应注意甲状腺功能与肾功能。如果准备使用抗精神病药、卡马西平、丙戊酸钠，则应注意肝功能和血象（包括血小板），应用非典型抗精神病药如奥氮平，还要注意体重的变化，可能导致代谢障碍。

# 第四节　双相障碍的治疗

## 一、双相障碍治疗的一般问题

双相障碍的发生可能是很多病因因素最终的共同通路，包括生物学因素和心理社会因素，特别是家族遗传素质已被确认为重要的病因因素。当然，遗传素质是必需的因素，但也需要环境的诱因，躁狂或抑郁两者常可在心理社会应激之后出现，不过这些环境诱因并不总是明显的，它只是促发心境波动，单独的环境因素（包括人际因素）很少能引起躁狂状态。鉴于生物学因素在双相障碍发生上的重要作用，所以现在对双相障碍的主要治疗手段是药物治疗，特别是采用心境稳定剂，如锂盐、抗癫痫药及某些非典型抗精神病药。但是，要取得药物治疗成功，绝不可忽视对患者心理问题的干预。临床医生要帮助患者解除误解，建立医患同盟，增加患者对药物治疗的依从性。

双相障碍治疗目标应是：急性期要快速控制症状，力求症状完全缓解；预防复发尤其重要，应努力帮助患者坚持维持治疗，促进患者的全面康复，恢复患者的社会功能，提高生命质量。

## 二、双相障碍患者的心理干预

通常人们以为，既然双相障碍主要是用药治疗，心理治疗就无关紧要了。其实,这种看法是不全面的,并且过于简单化。现在很多医生认识到对双相障碍患者心理干预的重要性,要实现双相障碍的治疗目标,要使药物发挥充分的治疗作用,要帮助患者长时间依从心境稳定剂的维持治疗,医患协作、重视患者心理问题的解决是完全必要的。所以,我在这里着重提出这个问题。

### (一)药物治疗中的治疗同盟

精神药理学的一个基本原理是:任何一种药物要达到其最大的治疗效果,必须在良好的医患关系背景之下,必须建立治疗性医患同盟。由于双相障碍是一种容易复发、严重威胁患者和他人安全的疾病,患者容易产生自我挫败的态度,临床医生要帮助患者树立治疗信心,矫正其自我挫败的态度需要心理治疗技术。良好的互相信任和协作的医患关系对预防性维持治疗尤为重要。除了疾病本身因素之外,维持治疗成功或失败最重要的决定因素就是治疗同盟质量的好坏。当然,我这里不是说对双相障碍采取任何专门的系统的心理治疗,而是说要注意长时间药物维持治疗过程中心理问题的适当干预。因此,第一,良好的预防性维持治疗应包括对双相障碍及其治疗的适宜的心理教育。第二,必须不断强调预防性维持治疗是医患协作的过程。第三,要考虑患者在其后急性发作时总能获得家属的帮助与支持。

### (二)心理教育和向患者提供信息

以下几点应向患者说明:

1.双相障碍虽然是一种严重威胁健康的疾病,但是能有效治疗。

2.如果中断治疗,此病复发的风险很高。应尽快服用碳酸锂或其他治疗药物,或在医生指导下联合用药。向患者及其家属解释:否认疾病的心理很常见,但这种否认十分有害,导致不配合治疗,有引起疾病复发和自杀意外的风险,医生并可据此提出关于维持治疗的建议。

3.锂盐既能有效地预防抑郁又能预防躁狂,但在预防抑郁时其起效时间有所延迟,患者(和医生)不可失望,更不要以为抑郁不可治疗。

4.绝大多数药物都有不良反应,很多不良反应可以使之减少,也有一些难以避免。要把可能的不良反应向患者说明,请患者不要轻易中断治疗。

5.要告诫采用抗抑郁药的患者,药物起效过程可能导致他的体验与医生或家属看法不一致,如在情绪或思维尚未改善的治疗初期出现动作增加、睡眠好转,医生与家属认为"好转",而患者因为情绪与思维未好转而更感到悲观失望。因此,好转初期的精力与动作增加是自杀的高风险时期。医生预先说明这种感受的不同有助于减少患者的失望与无助。

6.需要说明病情好转是波动的,随着治疗病情好转,经常还会出现短时间的变坏。不要因为短时间的波动而误认为药物无效,以致停服药物。

7.告诉患者嗜酒会加重抑郁病情,干扰睡眠,降低判断能力,还可能增加其他药物的不良反应。

8.在抑郁期间要避免作出人生的重大决定,例如辞职、退学等,因为抑郁时自我评价降低,其时所做决策常是消极的。

### (三)对患者服药情况进行指导和监测

医生要细心指导服药,包括剂量、服法、可能的不良反应,以及与酒精和其他药物的相互作用。最好请家属参与监测患者服药情况,防范患者一次服用过量药物自杀。在维持治疗期间医患协作尤其重要,例如锂浓度需定期监测,太低的维持量可能引起抑郁、躁狂、轻躁狂复发,可能不足以防范某些患者自杀的风险;反之,太高的维持量可能引起较多的不良反应,使患者依从性降低。要设法增加患者自我管理的能力,提高其配合维持治疗的主动性。

### (四)随访患者情况

由于双相障碍是慢性、易复发的疾病,良好的治疗应有持续的定期的随访观察与指导,有助于增强依从性,及时处理患者的心理问题。患者常有的心理问题包括:①害怕复发;②否认患双相障碍;③不知如何将正常情绪与病理情绪区分;④双相障碍对人际关系的影响怎样;⑤疾病对正常发育和工作、学习生活的影响怎样;⑥遗传的问题。

### (五)对锂盐治疗的依从性

锂盐仍然是治疗双相障碍的主要药物,而患者对锂盐治疗不依从是很多医生遇到的重要临床问题。在预防性维持治疗时依从性缺乏是导致抑郁复发和自杀行为的常见原因,其发生率在25%～50%之间。

1.不依从的可能原因　主要原因有锂盐的不良反应、否认患双相障碍、忽略了轻躁狂、感觉很好认为没有必要再服、认为锂盐降低了创造性和精力以及性功能、抑郁复燃和认为情绪被药物控制等。

2.对不依从问题的处理　一般而言应向患者说明治疗的重要性,鼓励患者配合治疗,但不应过分夸大锂盐的效果,也不要不适当地缩小锂盐的不良反应。要在开始治疗前对治疗的价值和可能的不良反应同患者讨论,以消除其不必要的担心。不良反应要及时处理,对记忆和智能的减低要认真对待。血锂要定期监测,有助于早期发现不依从,及时处理。

# 三、急性躁狂发作的药物治疗

急性躁狂发作常是一种需要紧急治疗的情况,特别是严重躁狂发作伴有行为紊乱或精神病性症状时需要精神科住院治疗,其行为可能对亲属与周围的人造成威胁或伤害,在社会上肇事、乱花钱财或破坏社会秩序、导致交通意外。治疗前要注意评估患者的攻击行为或暴力行为、自杀风险、自知力与合作程度。要了解以前用药情况,立即停用抗抑郁药,去除可能使躁狂持续的因素,如酒精等物质成瘾及内分泌疾病存在。

## (一)躁狂发作时治疗药物选择

急性躁狂发作的一线治疗药物是锂盐、丙戊酸钠与非典型抗精神病药,大多数患者常需要二药联用。

躁狂症状的性质和严重程度是影响药物选择的最重要因素。一般地说,锂盐对躁狂的疗效已经大量研究很好地确立,锂盐单用对轻躁狂有效(双相Ⅱ型障碍),但因为锂盐起效较迟,如果躁狂症状严重,出现行为兴奋和精神病性症状,需要紧急控制其动作兴奋和妄想幻觉,此时就需要采用抗精神病药或抗癫痫药。经典抗精神病药如氯丙嗪、氟哌啶醇有导致迟发性运动障碍或引起抑郁的风险,现在常用非典型抗精神病药,奥氮平、利培酮、喹硫平、齐拉西酮与阿立哌唑都已证实有抗躁狂作用。抗癫痫药丙戊酸盐、卡马西平也证实有很好的抗躁狂作用,对于以前有过多次躁狂发作者更适宜。急性躁狂发作伴剧烈动作兴奋或精神病性症状时采用非典型抗精神病药,其效果与氟哌啶醇、氯丙嗪相等,少有诱发抑郁或迟发性运动障碍的风险。对严重病例常采用联合用药,如将锂盐与抗精神病药合用,或将丙戊酸盐与抗精神病药合用。

躁狂患者的躯体情况也影响药物选择。锂盐损害肾小管,如果患者有肾功能损害,选用抗癫痫药代替锂盐更为可取。如果患者并存心脏病,由于锂盐能引起心电图的某些良性、可逆性变化(T波平坦),曾有报告认为存在一些心脏并发症的风险,如传导阻滞和期外收缩增多;经典抗精神病药可能引起体位性低血压。或许在这种情况下可选用丙戊酸钠、卡马西平或非典型抗精神病药。如果患者有神经疾病如癫痫、帕金森病、阿茨海默病、脑血管病、重症肌无力或抗精神病药所致的迟发性运动障碍,选药需要仔细考虑。如果患者的双相障碍与癫痫同时存在,丙戊酸钠、卡马西平是合理选择。由于锂盐能减少多巴胺合成,可能引起类帕金森症状,加重原有的帕金森病症状或迟发性运动障碍。因此,患者有帕金森病用 L-多巴治疗出现躁狂时,可选用不影响多巴胺系统的卡马西平,或选用喹硫平。阿尔茨海默病和脑血管病患者的躁狂以采用非典型抗精神病药为宜,因为锂盐可能会使其认知功能恶化。锂盐有引起肌肉无力倾向,不适宜用于重症肌无力患者。还有一些躯体疾病在选药时需要注意,肝功能损害的患者不应使用卡马西平、丙戊酸钠及氯丙嗪等抗精神病药。糖尿病并不是锂盐治疗的禁忌证,但锂盐治疗开始后应严密监测患者的情况。甲状腺疾病可能在锂盐治疗时恶化。有血液系统异常时不要选用卡马西平,见表 5-1。

表 5-1　急性躁狂的药物选择

| 轻躁狂发作 | 单用锂盐、丙戊酸钠(一线单用) |
| --- | --- |
| | 非典型抗精神病药(一线单用) |
| 急性躁狂发作 | 非典型抗精神病药(一线单用) |
| | 非典型抗精神病药＋锂盐或丙戊酸钠(一线) |
| | 卡马西平(二线)、锂盐＋丙戊酸钠(二线)、ECT(二线) |
| 混合发作 | 丙戊酸钠、卡马西平、奥氮平、ECT |
| 快速循环 | 丙戊酸钠、奥氮平、锂盐＋丙戊酸钠、卡马西平 |

对于急性躁狂发作的患者,如果躁狂症状典型,没有抑郁症状或精神病性症状,既往对锂盐治疗有效者,均提示锂盐治疗有效,仍应选用锂盐。如果躁狂伴精神病性症状和兴奋紊乱,应选非典型抗精神病药,如奥氮平、利培酮、喹硫平等,或非典型抗精神病药和锂盐或丙戊酸钠联用。如果躁狂与抑郁混合,以往有过多次躁狂发作者,可能用丙戊酸钠更好。快速循环型双相障碍患者对锂盐的疗效较差,应选用丙戊酸钠,或许也可使用卡马西平。联合用药要注意药物的相互作用,例如,要避免利培酮与卡马西平联用,因为卡马西平可使利培酮血药浓度降低 40%,进而降低疗效。

## (二)抗躁狂药物的使用方法

1.非典型抗精神病药(AAP)　急性躁狂发作时初期常用非典型抗精神病药控制症状,其剂量和治疗精神分裂症相同。已证实奥氮平、利培酮、喹硫平、齐拉西酮、阿立哌唑均有抗躁狂作用,除了奥氮平之外,其余几种抗精神病药并无预防作用。临床常和锂盐联用,在躁狂症状好转后,逐渐减少剂量,以避免可能的锥体外系不良反应或迟发性运动障碍。

2.锂盐　60 年来的研究证实,锂盐有很好的抗躁狂作用,也有治疗双相抑郁的作用,能预防双相障碍的复燃复发,并且还是唯一能预防双相障碍患者自杀的心境稳定剂。由于锂盐起效在 3 周之后,急性躁狂发作有精神运动性兴奋或出现精神病性症状时,可先用非典型抗精神病药控制症状,再加入锂盐并逐渐增量。故临床常采取锂盐与非典型抗精神病药联用。待躁狂症状好转后逐步减少抗精神病药剂量,至停用,单用锂盐进行维持治疗。安慰剂对照研究表明,锂盐显著减少了双相障碍复燃复发的风险,特别是对躁狂发作。锂盐治疗的有效血浓度与中毒水平很接近,所以,锂治疗时需要经常测定血锂浓度。影响血锂浓度的因素包括性别、年龄、体重、食盐量、出汗情况、肾脏功能及其他药物影响。年轻男性、高体重与习惯多吃盐的患者剂量/血浓度比值相对要高一些。过去认为有效血锂浓度为 0.8～1.2mmol/L,现在认为 0.6～0.9mmol/L 同样有效,在预防性治疗时血锂 0.4～0.8mmol/L 是安全有效的。血锂低于 0.4mmol/L 可能不足以预防复燃或复发,但如果血锂高于 1.5mmol/L,锂中毒的风险显著增加。临床使用碳酸锂时开始剂量为 250～500mg/d,渐增至 1000～2000mg/d,若每天超过 3000mg,中毒风险大大增加。锂盐治疗的不良反应初期常见恶心、呕吐、腹泻等胃肠症状,其后可见震颤、嗜睡、多尿、体重增加、认知功能减弱,血锂浓度过高时可出现锂中毒,锂盐治疗过程中(不是刚开始治疗时)如出现呕吐、腹泻时可能是锂中毒的先兆,严重时可有锂中毒性脑病,最重要的不良反应是肾功能损害和甲状腺功能减退。故在预防性维持治疗时应定期检查肾功能和甲状腺功能。以前曾认为对孕妇使用锂盐有致畸风险(主要在心脏),后经研究认为锂盐仍是比较安全的,建议轻躁狂孕妇在妊娠期前三个月应避免使用,但如果躁狂严重仍应使用,因为严重躁狂的行为兴奋对胎儿同样危险。

3.丙戊酸钠和卡马西平 这两种药都对急性躁狂发作有效,丙戊酸钠已证实对急性躁狂发作、混合性发作有效,对以往有过多次发作者疗效或许高于锂盐,对快速循环性障碍疗效优于锂盐。丙戊酸钠对伴精神病性症状的躁狂同样有效,也可与非典型抗精神病药联用。丙戊酸盐从小量开始,根据治疗作用和不良反应情况逐渐加量,每 1～3 天加 250～500mg/d,按 15mg/kg 计算目标剂量或成人患者可达到 600～1200mg/d,分次服。最大量按 30mg/kg 计算或 1800～2400mg/d。如果与锂盐联用,应注意剂量调整,并监测血锂。服丙戊酸盐的不良反应有:胃肠不适、头发脱落、体重增加和镇静,偶有肝酶升高,罕见严重肝毒性。卡马西平虽然同样对急性躁狂发作、混合状态十分有效,或许对快速循环性障碍也有效,但是因为有较多不良反应,特别是皮疹和血象改变。有时可见严重的剥脱性皮炎或再生障碍性贫血,故现在列为二线抗躁狂药物。用量从 200mg/d 开始,渐增至 600～1200mg/d。这两种药都不应在孕妇中使用,停服时应缓慢,以防出现癫痫发作。

## 四、双相障碍的药物治疗

双相抑郁症是一种发作次数较多、持续时间较长(50%以上抑郁可长达一年)的心境障碍,其特点是常表现为精神运动性迟滞、睡眠过多、晨重夜轻或伴精神病性症状,由于躁狂或轻躁狂发作时患者判断能力受损,自知力缺乏,故躁狂或轻躁狂常被忽略,易被误诊为(单相)"抑郁症",而其治疗往往比较困难。

1.治疗前评估　双相抑郁症在发作时抑郁常很严重,自杀危险高,临床医生面临紧急治疗的压力,而抑郁患者由于对其症状过多的思虑或精神运动性迟滞常不能提供完整病史,因此,花点时间细心做好治疗前评估对成功治疗是重要的。

双相抑郁患者经常会忽略以前发生的轻躁狂或躁狂症状,而将那段时间看成是状况良好,因此,会见其夫(妻)也是很必要的,如我曾在双相Ⅱ型障碍中所举病例,其妻提供的性欲亢进情况对治疗决策是最关键的。医生要注意询问其过去病史,特别是情感发作的起病年龄(抑郁、轻躁狂或躁狂),每次发作的严重程度、持续时间、症状特点(迟滞或激动、有无精神病性症状)以及反复发作的模式(包括呈季节性发病的模式)。要仔细评估患者自杀的危险,并且要在整个治疗过程中不断地反复评估,以防发生意外。应评估患者对治疗的依从性,了解其社会支持系统状况,决定患者是否需要住院治疗。要询问过去用过哪些精神药物,要注意检查甲状腺功能,因为甲状腺功能减退时治疗效果多不佳,有时也可能发现在抗抑郁药治疗后出现短暂的轻躁狂;由于锂盐损害肾功能,检查了解肾功能是重要的。了解药物治疗的家族史也很重要,因为锂盐、抗抑郁药对家族中同类患者的疗效常常是相同的。

2.药物治疗的选择　我们前已反复说明,双相抑郁症与单相抑郁症是不同的情感疾病,当然治疗也有所不同。一种还很普遍的似是而非的治疗观念是对双相抑郁症只采用抗抑郁药治疗。抗抑郁药治疗双相抑郁症有时可能有效,特别是对初次发生抑郁的患者。但是,抗抑郁药可能使抑郁转为躁狂,还可能导致快速循环性障碍或混合发作,而且,有时各种抗抑郁药对双相抑郁症患者都无效,因此这种治疗观念对双相抑郁症是不适宜的,并且对患者可能是有害的。

如果没有禁忌或耐受性问题,锂盐治疗是第一选择。应当用3~5周时间观察、评估单用锂盐的抗抑郁作用,事实上很多双相抑郁患者对单用锂盐有效,并且大多数患者还将持续地进行锂盐预防性治疗。这样做,可以避免对双相抑郁症采用不必要的两种药物联合治疗(锂盐和抗抑郁药),要记住抗抑郁药引发躁狂的风险,还有导致快速循环性障碍的可能。锂盐治疗时需定期监测血锂浓度,特别注意患者对锂盐治疗的依从性。

拉莫三嗪被认为对双相抑郁症有效,虽然大部分研究资料支持的是预防双相抑郁复发而不是对急性双相抑郁的治疗。锂盐和拉莫三嗪联用可能对双相Ⅰ型障碍复发的预防更为有效。使用拉莫三嗪时需要注意皮疹的不良反应。

对于比较严重的双相抑郁症,锂盐或丙戊酸钠和抗抑郁药联用可能是必要的。较好的选择是安非他酮、帕罗西汀、舍曲林、文拉法辛(文拉法辛转躁率较高),其次可选米氮平、氟伏沙明等,这些新型抗抑郁药的转躁率比三环类抗抑郁药低,但如果患者过去曾有过一次或一次以上严重的躁狂发作,采用抗抑郁药就要谨慎,特别要避免使用三环类抗抑郁药。安非他酮治疗时转躁率比文拉法辛低,被认为对双相抑郁更适合。以前我曾选用马普替林和锂盐联用,对迟滞的双相抑郁有效,也用过阿米替林与锂盐联合,同样有效,但现在认为应仅可能避免使用三环类抗抑郁药,以免诱发躁狂或加速循环发作。如果双相抑郁症伴精神病性症状,锂盐或其他心境稳定剂与抗精神病药联用是适当的。有研究显示,奥氮平和氟西汀联用对双相抑郁症(双相Ⅰ型)伴或不伴精神病性症状、伴或不伴快速循环的患者有效,有某种程度预防复发的作用。

如果患者对锂盐不能耐受,或有躯体疾病不宜使用锂盐,可选择丙戊酸钠。锂盐和丙戊酸钠在预防躁狂发作比预防抑郁更好。

双相抑郁症伴严重自杀企图者,可考虑电抽搐治疗(ECT),有些学者在药物治疗的疗效不佳或伴严重精神病性症状时也常采用ECT。双相抑郁症治疗选择见表5-2。

表 5-2　双相抑郁症治疗选择

| 双相抑郁症 | 治疗选择 |
| --- | --- |
| 双相抑郁发作 | 单用锂盐或拉莫三嗪(一线) |
| | 奥氮平+氟西汀(一线) |
| | 锂盐+丙戊酸钠(一线) |
| | 锂盐或丙戊酸钠+抗抑郁药如安非他酮等(一线) |
| | ECT |
| 双相抑郁伴精神病性症状 | 锂盐或丙戊酸钠+抗抑郁药+非典型抗精神病药奥氮平+氟西汀 |

续表

| 双相抑郁症 | 治疗选择 |
|---|---|
| 快速循环性障碍 | 丙戊酸钠、拉莫三嗪(双相Ⅱ型)、甲状腺素片<br>卡马西平 |
| 混合发作 | 丙戊酸钠、卡马西平或两种心境稳定剂联用 |

3.药物治疗用多长时间　关于预防复发的预防性维持治疗将在下面讨论,这里说的是双相抑郁症经过治疗缓解后仍然要继续治疗以巩固疗效,一般而言,在症状完全缓解之后,应持续治疗 9～12 个月,然后考虑维持治疗的问题。如果患者是用锂盐等心境稳定剂与抗抑郁药联用获得有效缓解,建议在缓解后 2 个月左右可缓慢地将抗抑郁药减量,4 个月至半年后可停服,而用心境稳定剂持续治疗。

## 五、双相障碍预防性维持治疗

双相障碍是复发率高、对个人或家庭、社会有严重影响的疾病,所以,大多数双相障碍患者需要预防性维持治疗。锂盐单用或和其他药物(抗癫痫药、抗精神病药)联用是维持治疗的主要方法。但是,一般不主张维持治疗过程中长时间服用抗抑郁药。

1.维持治疗患者的选择　首先应考虑权衡利弊,简单地说,我们期望维持治疗用药的好处远大于可能的伤害。要仔细地不断地评估药物的不良反应、对发作间隙期功能的影响、对锂盐治疗的心理反应等,这样的评估需要观察好几个月。当然,我们采用一种药物如锂盐治疗双相障碍的发作时已经充分考虑了药物潜在的风险,并且预期患者能够耐受。一般地说,在决定长期使用某种药物之前应该对这种药物的作用至少要观察一年。

在考虑维持治疗时,需要回答一个基本问题:如果没有预防性用药,复发的可能性如何? 医生和患者要注意,如果有以下两种情况,应决定维持治疗:①患者双相障碍多次反复出现的自然病程;②随着双相障碍的进程,复发越来越频繁。因为尽管大多数双相障碍高复发性表明了预防性治疗的合理性,但这并不意味着所有双相患者在第一次发作时都要维持治疗。需要考虑过去发作的频率与发作的全部次数,如每两年有一次或一年有两次发作,很明显就需要预防性治疗。如果经很多年观察,以前发作总次数在三次以下,锂盐长程维持治疗的不良反应或其他危害可能大于其益处。但一般而言,双相障碍患者如果以往已有三次以上躁狂和严重抑郁发作,都应考虑锂盐或其他心境稳定剂的预防性维持治疗。还有两种情况可帮助决策,一是首次发病年龄,首次发病年龄较大者两年内再次发作的机会较大(<30岁,2年内再次发作<20%;30~50岁,约50%;>50岁,80%)。二是首次发作症状,男性躁狂预示发作较多,被认为需要预防性维持治疗。

2.锂盐维持治疗　开始之前,需要评估躯体情况,特别是肾脏(测定尿素氮和肌酐)、甲状腺($T_3$,$T_4$)、心脏(血压、心电图)和CNS,前面已详细讨论过。由于预防性维持治疗需要比较长的时间,所以,需要注意患者对锂盐治疗的依从性;许多情况会影响血锂浓度,要注意监测血锂,维持治疗的血锂浓度0.4~0.8mmol/L被认为安全有效;患者服用锂盐常有一些不良反应,如胃肠道症状、震颤、多尿、甲状腺功能减退、体重增加,需要分别情况加以处理。特别要注意对肾功能的影响,服用锂盐时间越长,对肾功能的损害可能越大。还要注意和其他药物的相互作用,如锂盐和氟哌啶醇同用可能增加锥体外系症状或动作严重抑制,甚至出现恶性综合征(NMS);和其他第二代抗精神病药(SGA)合用一般安全,但可能增强镇静,应使用较低有效剂量。在双相障碍维持治疗过程中始终要对自杀的危险保持警觉,停用锂盐时务需缓慢,过快停药易引起复发,且有自杀风险。

其他用于预防性维持治疗的药物有拉莫三嗪、丙戊酸钠、奥氮平(一线)、卡马西平、锂盐+卡马西平、锂盐+丙戊酸钠、锂盐+拉莫三嗪等。

3.拉莫三嗪　主要用于双相Ⅱ型患者预防抑郁复发,如果预防躁狂为主要目标,则不宜单用拉莫三嗪。拉莫三嗪对快速循环双相Ⅱ型障碍更为适宜。对双相Ⅰ型复发的预防可将锂盐与拉莫三嗪合用。拉莫三嗪合丙戊酸钠联用要谨慎,因为丙戊酸钠可使拉莫三嗪的血药浓度增加一倍,可能有发生皮疹和Stevens-Johnson综合征的风险。

4.丙戊酸钠　其疗效可能和锂盐相当,如果患者不适合锂盐长期服用,可以用丙戊酸钠替代。但以预防躁狂复发为主要。由于耐受性较好,仍不失为一线预防性治疗药物。

5.奥氮平　已有研究显示,奥氮平可延迟双相障碍复发,显著减少躁狂与抑郁发作,现在也被视为一线预防性治疗药物。其他非典型抗精神病药尚未获得预防双相障碍复发的确切证据。

6.抗抑郁药失效问题　在双相障碍长期维持治疗过程中,尽管采用了心境稳定剂和抗抑郁药,据报告有9%~33%的患者可出现抗抑郁药失效,抑郁发作再次出现。突然失效可见于很多抗抑郁药如氟西汀、舍曲林等SSRI及TCA。不过,并没有足够证据支持抗抑郁药会使抑郁症过程恶化。这种失效的机制尚不清楚,可能因素有依从性差、初期安慰剂效应消失、药物真的无效、药物耐受性增加、有害代谢产物积蓄、疾病过程的转变、未认识的 RCD、双相障碍的循环加速、抗抑郁药引起的矛盾反应等。处理策略包括：①增加药物剂量，如加大氟西汀；②减少药量，如果剂量超过"治疗窗"，减量可能有效；③加入多巴胺拮抗剂；④加用心境稳定剂、抗癫痫药、甲状腺素以及其他抗抑郁药；⑤换用不同的抗抑郁药；⑥检查并确保依从性。

7.预防性维持治疗需要多久　一般而言，心境稳定剂维持治疗应在 2 年以上，锂盐使用过久（10 年以上）常可引起肾脏损害，即使在 2 年的维持治疗中也要注意对肾功能和甲状腺功能的影响。

## 六、快速循环性障碍的药物治疗

快速循环性障碍（RCD）被认为与双相抑郁患者单用抗抑郁药（特别是三环类）促发有关，停用抗抑郁药后有些患者可明显好转，也有患者停服抗抑郁药后仍然持续快速循环。抗抑郁药引发快速循环的机制尚不清楚，可能与受损的甲状腺轴和抗抑郁药的相互作用有关。RCD 患者对锂盐的有效率约为 36%，锂盐能减轻躁狂严重程度，缩短躁狂期，但可能不能抑制快速循环。总体上看，RCD 对锂盐疗效较差。如果快速循环因抗抑郁药引发，停服抗抑郁药可能使其终止，这种患者却可能对单用锂盐有效。有证据显示，快速循环与甲状腺功能减退有关，甲状腺素可抑制快速循环，故对 RCD 患者应检查有无甲状腺功能减退并及早治疗。M.S.Bauer 等研究快速循环性双相障碍患者 30 例，检测是否存在甲状腺功能减退，将甲减分为Ⅰ、Ⅱ、Ⅲ级，Ⅰ级为 $T_4$、fT4 降低，常有严重症状与体征，发现 7 例（23%）；Ⅱ级为促甲状腺激素血浆浓度升高，fT4 正常，常有一项体征或症状，发现 8 例（27%）；Ⅲ级注入普罗瑞林后促甲状腺激素有增强反应存在，其基础水平正常，发现 3 例（10%）。合计甲状腺功能减退者达 60%，作者认为 RCD 和甲状腺功能减退的这种相关不能用锂盐治疗或女性占优势来解释，其结论是：①甲减是双相患者发生快速循环的危险因素；②双相患者中相对的中枢甲状腺素缺陷可能是发生快速循环的素质倾向。11 例难治性快速循环性障碍对心境稳定剂疗效不佳，加入左甲状腺素治疗，抑郁与躁狂量表分比治疗前有显著降低，11 例中 10 例的抑郁症状获得改善，7 例躁狂中 5 例改善，不良反应很少，未见甲状腺功能亢进的症状与体征。

快速循环性障碍的药物治疗包括丙戊酸钠、拉莫三嗪、锂盐＋丙戊酸钠、卡马西平、锂盐＋卡马西平、奥氮平以及甲状腺素片。虽然单用锂盐治疗 RCD 被认为疗效较差,但和其他心境稳定剂(丙戊酸钠、卡马西平)联用仍为有效方案。一般常选择丙戊酸钠,有效率可达 94%,耐受性较好,也可与锂盐联用以增强疗效。卡马西平对躁狂频发和 RCD 的治疗也被认为有效,但因不良反应较重(重症皮炎、再生障碍性贫血、肝损害等),使用受到一定限制。奥氮平、利培酮也可用来治疗 RCD。由于前述甲状腺功能减退与抗抑郁药促发 RCD 的研究发现,建议治疗时需检测甲状腺功能,如心境稳定剂疗效不好,应加用左甲状腺素。抗抑郁药引发的 RCD,应先停用抗抑郁药,再考虑锂盐或丙戊酸钠治疗。

# 第六章　自杀与自伤

## 第一节　概述

### 一、自杀的分类

#### (一)按照自杀的结果分类

这是最常用的分类。美国国立精神卫生研究所自杀预防研究中心(1974)将自杀分为3类：

1.自杀意念　又称自杀动机,即有明显的自杀企图,但没有自杀行为。当事者的行为有很强的冲动性和逆转性。

2.自杀未遂　原译为自杀企图,泛指自杀未达到结束自己生命的状态。即已采取了自杀行动,但由于各种原因而未导致实际的死亡。通常的情况是当事者自杀时内心充满矛盾,但最终都因某种原因使自杀行动成为一种仅让他人看得见的行为。

3.自杀死亡　又叫实现自杀或自杀已遂,即有自杀的欲望和企图并已自杀成功。自杀死亡可分为两种情况:一是死的欲望战胜生的欲望,自杀者会毫不犹豫地去自杀;另一种是生死欲望激烈冲突,完全由于冲动去自杀,本来只想吓唬一下别人,但由于自杀的方式和现场的条件限制使其致死。这类自杀如有人在场是可以避免的。

上述3类间的关系比较复杂,在动机和结果之间存在着几种关系:①强烈的自杀意念,毁灭性的自杀行为(如枪击、高层坠楼)导致立即死亡;②强烈的自杀意念,自杀行为失效(如服用假药或假农药);③自杀意念不强烈,但自杀行为有效而死亡;④自杀意念微弱,采取容易获救的自杀行为,导致自杀行为无效。

#### (二)按自杀的目的分类

1.自杀死亡　这类自杀是以死亡为目的,是自我攻击型的自杀。

2.准自杀　　又叫类自杀或自杀姿态,与自杀未遂不同。这类自杀不是以死亡为目的,更深层的动机是"求助",企图用自杀来唤起人们的同情、关注,或使对方忏悔。有人将这种借助自杀来赢得帮助、同情或报复对方的行为称之为"呼助举动"。

### (三)根据社会整合的角度分类

1.利他性自杀　　利他性自杀指在社会习俗或群体压力下,或为追求某种目标而自杀。常常是为了负责任,牺牲小我而完成大我。如屈原投身汨罗江,以死唤起民众的觉醒;孟姜女哭长城,殉夫自杀;日本武士剖腹自杀,以生存为耻辱;疾病缠身的人为避免连累家人或社会而自杀等。这类自杀者的共同心理是死是有价值的,是唯一的选择。涂尔干认为在原始社会和军队里这类自杀较多。在现代社会里越来越少。

2.自我性自杀　　自我性自杀与利他性自杀正好相反。指因个人失去社会之约束与联系,对身处的社会及群体毫不关心,孤独而自杀。如离婚者、无子女者。这类自杀在家庭气氛浓厚的社会发生机会较低。

3.失调性自杀　　失调性自杀指个人与社会固有的关系被破坏。例如,失去工作、亲人死亡、失恋等,令人彷徨不知所措难以控制而自杀。

4.宿命性自杀　　宿命性自杀指个人因种种原因,受外界过分控制及指挥,感到命运完全非自己可以控制时而自杀。如监犯被困密室中、宗教徒为主而献身。

### (四)根据情绪与理智的分类

1.情绪性自杀　　情绪型自杀常常由于暴发性的情绪所引起,其中由委屈、悔恨、内疚、羞惭、激愤、烦躁或赌气等情绪状态所引起的自杀。此类自杀进程比较迅速,发展期短,甚至呈现即时的冲动性或突发性。

2.理智性自杀　　理智性自杀不是由于偶然的外界刺激唤起的激情状态导致的,而是由于自身经过长期的评价和体验,进行了充分的判断和推理以后,逐渐地萌发自杀的意向,并且有目的、有计划地选择自杀措施。因此,自杀的进程比较缓慢,发展期较长。

### (五)根据自杀的方式(方法)分类

1.窒息性　　煤气自杀、溺水自杀、上吊。

2.自残性　　割腕自杀,剖腹自杀,割颈自杀,肱动脉自杀,刺伤心脏,枪击头部和各要害部位,高处跌落如跳崖、跳楼等。通过伤害器官或血管,造成大量失血(或内出血),脑部缺氧,或脑部的直接损坏。

3.中毒性服毒自杀。

4.纵火自杀。

当然,各种致死性行为都可能成为自杀手段和方式(方法)。

### (六)根据自杀的行为特征分类

将自杀分为主动自杀和被动自杀,采用主动行为手段结束自己生命的行为属于主动自杀;拒绝进食和放弃治疗或安乐死属于被动自杀行为。这两种自杀在结束自己生命的意愿方面没有任何区别,只是自杀的形式和手段不同而已。

### (七)根据自杀倾向的萌发时间分类

1.冲动型自杀　冲动型自杀是一时的意外事件或药物致幻使情绪波动超出其心理承受能力引起的短时间失去理智,一般在自杀过程中或自杀获救后会后悔。掌握一些自救或紧急施救方法,及时降低损失对于这类自杀的帮助是很大的。

2.趋向型自杀　趋向型自杀虽然也可能由突发因素引发,但自杀的念头是在较长一段时间内存在的,甚至对自杀行为有着详细、周密的计划。这类自杀,必须从改变其世界观、价值观着手,并施加一定的心理治疗(包括药物治疗),其心理康复是长期的,也相对较难。

### (八)其他分类

自杀还有其他分类方式,如按自杀的结局来分类,分为自杀死亡和自杀未遂。而自杀未遂者有很大一部分会再次尝试自杀,这样的自杀则称为重复自杀。

自杀可以按原因分类,如政治自杀、宗教自杀、不堪病痛的自杀、情感情绪危机的自杀、了无生趣的自杀、心理疾病造成的自杀、药物因素造成的自杀等。

## 二、自杀的理论

### (一)心理学理论

心理学是从个体水平来解释自杀的,其着重点是心理发展过程与自杀的关系。主要理论包括:

1.心理动力学理论　在 Freud 看来,自杀是一种主要来自个体无意识层的原发性内部冲突所致。对以前是爱恋着的,现在痛恨着的、客体的、强烈的、攻击性意向的内向投射,使个体感到对自己愤怒和敌意,其结果就是抑郁,继而自杀。

精神分析学者 Karl Minninger 在《人的自我对抗》一书中构想自杀是一种反射性谋杀,自杀者将对别人的愤怒向自我转化或把自杀当作一种自我惩罚的手段。他还描述了一种自我死亡本能(与 Freud 的死亡本能类似),提出自杀者的敌意有 3 个组成部分,即杀人的愿望、被杀的愿望和死的愿望。

另有些精神分析学家认为,自杀者从小就不善于表达自己对别人的敌意和愤怒,形成强烈的自卑感和依赖个性。这种人理想的自我与现实的自我之间存在着明显的距离,企图通过自杀求得精神上的再生和重新构造自我。显然这类假设带有很大的随意性。

2.学习理论　主要在美国形成的功能主义和行为主义学派,发展了自杀的社会学习模式。社会学习理论认为,虽然社会结构、无意识冲动和神经化学物质切实影响一个人的学习、感觉和行为表达方式,但行为是有动机的,没有证据表明像自杀这样复杂的行为只是由遗传所决定的,因此不应用学习理论就不可能充分理解自杀行为。确实有一些支持学习理论的证据,例如父母及家庭其他成员,关系密切的朋友有过自杀行为,个体自杀的可能性就大;电影、电视、小说中主人公的自杀行为亦有人模仿。医师的高自杀率可以解释为医师经常接触患者,了解各种有效的自杀方法,而以此作为自身摆脱苦恼的途径。

Chiles等认为是一种习得的问题解决方式,这种方式常被内部和外部原因所强化。前者指的是自杀后躯体、心境或精神状况的改变。包括:①许多自杀患者的焦虑和害怕在自杀行动后得到缓解,而焦虑和害怕正是他们情绪危机的核心;②情绪得到释放。外部强化指的自杀行动后的环境改变,包括脱离危机环境,可能获得暂时的人际关系改善和得到别人更多的关心和帮助等。

3.人本主义心理学的观点　人本主义心理学家认为,良好的生活应该是有意义的,个体能够发挥出自己的潜能。相反,自杀者不能实现自己的潜能,其生活变得没有意义。

## (二)社会和文化理论

关于社会和文化对自杀行为的影响的第一个,也是最重要的理论是法国社会学家 Email Durkheim 于 19 世纪末提出的。根据与社会整合程度的不同,Durkheim 将自杀分为 4 种类型:利己性自杀、利他性自杀、失调性自杀、宿命性自杀。

几十年来,Durkheim 的观点遭受了不少的批评,但社会关系在自杀病因中的地位一直没有受到怀疑。Sainsbury(1955)报告美国某地 28 个自治镇 30 年间自杀率的改变,发现自杀率与社会隔离如独居、社会流动性及社会解体有关。其中社会隔离最为重要,对自杀率的影响比贫困更为明显。Paffenbarger 和 Asnes 调查了哈佛大学和宾州大学的 225 名自杀死亡的学生,发现这些自杀者与对照组比较,童年期父母离异或父母死亡的比较明显地要高一些。

社会心理因素的研究显示:社会不稳定、政治危机、失业、贫困、社会关系恶化以社会心理刺激的形式作用于个体,在个体素质(包括心理素质与健康素质)不良或刺激过于强大的情况下,导致个体精神崩溃,成为自杀的主要原因。在各种社会心理刺激中,又以人际关系的中断或恶化最为重要。与配偶的严重争吵、家庭成员不和、工作中与人相处不好、恋爱问题等是自杀行为的直接起因或诱因。另一方面,社会因素如社会支持、个体因素如丰富的经历,良好的素质作为耐受刺激和危机的重要力量,必须予以同样的重视。总之,不能脱离社会环境、社会关系来研究自杀问题,应当视自杀为一种社会现象。

其他社会学理论,如功能主义、冲突论、标签论都根据自己的理论观点作出过对自杀的社会学解释,在此不再详述。

# 第二节　自杀的流行病学

## 一、自杀率

目前世界各国主要根据死亡统计数字来推断自杀死亡率(以下简称自杀率)。最近的统计表明,自杀率最高的国家是匈牙利,每 10 万人口每年达 30 人以上;最低的是冰岛、西班牙和希腊等地,每 10 万人口每年少于 5 人。斯堪的那维亚国家,瑞典、德国、奥地利及东欧国家自杀率均在每年每 10 万人口 25 人以上,由于地理上的联系,这些国家所在地区被合称为"自杀带"。在世界经济发达国家中,美国的自杀率较低,每 10 万人口 12 人左右,占总死亡人数的 0.5%～1%,是第八位的死亡原因,与 1900 年的统计数字差别不大。

20 世纪以来,西方国家自杀率的变化出现过两次低落与两次高峰,在两次世界大战期间,自杀率明显较低,而在 1932—1933 年的经济萧条与高失业期以及 1963～1974 年间均出现过自杀高峰。近一二十年来,自杀率从总体上看又有轻度上升的趋势,尤以青壮年自杀率的增高更为明显。

统计资料还表明,自杀率随着季节的变化而变化。春季和夏季是自杀的高峰季节,气候截然不同的南北半球均是如此,其原因尚不清楚。

自杀未遂(包括蓄意自伤、类自杀等在内)的发生率远高于自杀死亡。一般人群的终生发生率(在整个一生中至少发生一次的可能性)研究结果差别很大,最低者为 1%,最高者达 12%。Chiles 等在美国的一般人群中的研究表明,10%～12% 的被试者承认在自己的一生中,至少发生过一次自杀未遂。

关于一般人群中自杀意念的研究统计报告不多,Payel 等(1974)在一项一般人群普查中发现,在 New Haven 的 720 名调查对象中,8.9％的人报告在前一年有过自杀念头。而 Chiles 等的研究则发现,在一般人群中,有 20％的被调查者报告,在他们生命的某个时期,至少有过一次中等严重程度的自杀意念(定义:至少持续 2 周,形成了自杀计划并选择了自杀方法)。另还有 20％的被调查者报告至少有过一次没有形成自杀计划的自杀意念。

在我国,据 1982 年的全国精神疾病流行学研究资料估计,我国城乡自杀率为每 10 万人口每年 8.5 人,而根据世界卫生组织资料,1992 年我国男性和女性的自杀率分别为 10 万分之 14.9 和 20.4,在世界上所有的国家中处于中上地位。其他一些规模较小的流行学研究报告的自杀率差异很大。一般来说,农村人口的自杀率高于城市人口。关于自杀未遂和自杀意念,目前尚未见到有关的流行学研究报告。

尽管自杀意念、自杀未遂和自杀死亡三者之间不能完全划分开来,但并不等于说自杀意念、自杀未遂和自杀死亡是一个连续发展的过程。事实上,仅有一小部分有自杀意念者最终以自杀结束自己的生命。Lonngvist(1977)调查发现,在 4000 人中,每年有 400 人有自杀念头,有 20 人自杀未遂,仅有 1 人自杀死亡。从自杀意念发展到自杀死亡通常有一段相当长的时间,据 Beskow(1977)估计,平均为 7 年,最长者可达 40 年。研究自杀意念、自杀未遂和自杀死亡三大人群的特点及其相互之间的关系,对于预防自杀具有重要的意义。

西方国家的研究资料表明,在自杀死亡中,男女性别比为 3∶1 左右,男性明显多于女性,而自杀未遂则是女性多于男性,男女性别比为 1∶3 左右。但在我国,研究表明男女两性的自杀率在较低年龄组是女性高于男性,而在较高年龄组则是男性高于女性,与大多数西方国家的情况不同,其原因尚不清楚。

目前还没有 2002 年以后关于自杀率的数据报告。发表在 TheLancet 2002 年 3 月 9 日第 359 卷上的"中国的自杀率:1995—99"是北京心理危机干预中心基于卫生部提供的 1995—1999 年的死亡率资料,并根据估计的未报的死亡率及相应的人口数对每 5 岁一年龄组的、不同性别和不同地区(城市或农村)的自杀率进行调整后得出来的结果。估计全国平均年自杀率为 23/10 万,每年自杀死亡人数为 28.7 万。这是中国目前最新的、最权威的有关自杀率的数据。

## 二、流行病学特征

1.种族与自杀　在美国,白人自杀率几乎是非白人的两倍,但因为黑人自杀率有升高的趋势,这一比例目前正在改变。1989 年,美国男性白人的自杀率(每 10 万人口 19.6 人)是黑人的 1.6 倍(12.5 人),女性白人的 4 倍(4.8 人),女性黑人的 8.2 倍(2.4 人)。相反,Pederson 等(1973)在纽约 Rochester 的研究表明,非白人自杀未遂几乎是白人的两倍。此外,移民和外来的短期访问者自杀未遂发生率比本地人高。目前倾向于认为,并非种族的不同致使自杀率有所差异,而是不同种族的经济与社会地位的不同造成了这种差异。

2.婚姻状态与自杀　婚姻对自杀行为具有肯定的不可忽视的作用。美国已婚者自杀身亡率为每年每 10 万人口 11 人,从未结婚者为 22 人,丧偶者 24 人,离婚者为 40 人,其中男性为 69 人,女性为 18 人,似乎离婚对女性的影响较小,这可能与女性承受应激的能力较高有关。有自杀家族史和社会隔离者自杀率较高,曾有报道家庭成员在不同年分的同一天自杀,被称为"忌日自杀"。自杀未遂者婚姻状态的情况与此相似。

3.职业与工作　在所有职业中,专业工作者,包括医生、音乐家、法官、律师、保险公司职员等的自杀率较高。过去曾经认为医生的自杀率是最高的,但晚近美国的一些研究表明,医生的年自杀率为 36/10 万,与 25 岁以上普通男性相当。相反,英国和斯堪的那维亚国家的资料表明,男性医生的自杀率可达同龄一般人群的 2～3 倍。有关研究一致表明,女性医生的自杀率较高。在美国,女性医生的年自杀率达 41/10 万,而 25 岁以上白人女性的自杀率仅为 12/10 万,在英格兰和威尔士,未婚女性医生的自杀率比一般未婚女性高 2.5 倍。在医生中,又以精神科医生的自杀率最高,其次是眼科医生和麻醉医生。但医生专业之间的差异正在缩小。

4.宗教信仰与自杀　一般认为信天主教者自杀率低于新教徒、信犹太教徒、不可知论者与无神论者。宗教教义对死亡的认识和态度、宗教徒的社会整合程度等是影响不同宗教自杀率的主要因素。对我国佛教和道教信徒的自杀情况,目前尚不清楚,但从这两种宗教所持的教义看,其信徒的自杀率似应低于一般人群。

5.社会阶层与自杀　西方学者常根据职业、经济状态、教育程度划分社会阶层。研究发现,处于社会底层(第四、五层)的半技术与非技术工人和处于社会顶层(第一层)者自杀率和自杀未遂率均高于一般人群及处于中层者。

6.居住地与自杀　19 世纪西方国家工业迅速,大量人口从农村流向城市,当时的统计表明城市自杀率明显高于农村。20 世纪 60～70 年代对自杀未遂的研究表明,城市自杀未遂率高于农村,但有人以农村医疗不方便、一些轻症患者不到医院就诊为由对这种估计提出了疑问。在我国,目前大多数研究都表明农村人口自杀率高于城市人口。

7.精神刺激与自杀　亲人去世、财产损失、人际关系恶化(包括离婚)、失业、政治压力等精神刺激通常是自杀行为的直接起因。例如,我国有为数不少的知识分子因感到迷惘(原来的信仰被事实彻底推翻,新的信仰体系没有建立起来)、受到强大的政治压力、亲人和朋友在政治态度上远离自己而去等原因而自杀。可见导致自杀的生活事件多具有"丧失"的特色。Paykel 等(1975)研究自杀未遂与生活事件的关系,发现自杀行动前 6 个月内,生活事件比正常人高 4 倍,是抑郁症患者抑郁起病前 6 个月内遭受生活事件量的 1.5 倍。事件发生的频度在自杀行动前一个月达到高峰。因此,生活事件与自杀未遂有着即时的和明显的联系。

自杀者的应激类型可能与年龄有关,有研究表明,30 岁以下的自杀者遭受的应激事件主要以社会隔离、被抛弃、失业、法律问题等为主,30 岁以后则以疾病带来的应激为主。

8.社会支持　有效的社会支持,包括客观的支持与主观的支持体验,是应付精神刺激的重要因素之一。许多研究都表明,获得社会支持少者自杀发生率高,处于自杀危险中的个体,如果社会支持少,则自杀的危险大。

9.文化与自杀　在一些文化环境中,自杀被认为是一种可耻的行为,是十分懦弱,逃避现实的表现。而另一些文化环境则鼓励特殊情况下的自杀,如日本认为"武士道"的剖腹自杀是一种勇敢行为。中国传统文化对自杀的态度实际上是多元的,有些自杀行为被社会文化所肯定,甚至受到鼓励。如在封建社会,丈夫去世后的妻子自杀被认为是贞洁的表现;另一些自杀行为则受到社会文化的歧视。社会文化对自杀的不同态度,显然会对自杀率产生一定的影响。

总之,从国内的流行病学调查及一些研究资料可以发现自杀的原因非常复杂。总体来看,中国的自杀诱因以家庭、婚恋纠纷、人际关系不和、精神障碍,以及躯体疾患为主。从对自杀诱因的分析可知,自杀人群中精神障碍者占有较大的比重。

# 第三节　自杀的原因与机制

## 一、社会心理因素

1.社会文化背景　据报道,社会文化背景不同的国家和民族,其自杀率的差别是很大的。墨西哥的自杀率只有 2/10 万;美国高其 5 倍,为 11.9/10 万;奥地利高其 12 倍,为 24/10 万;斯堪的那维亚各国高其 14 倍,为 28/10 万;匈牙利的自杀率是 44.9/10 万,是世界上最高的自杀率。造成这种差异的社会文化因素包括不同的生活方式、民族传统、宗教信仰、教育方式以及对待暴力和攻击的态度,等等。中国人受传统礼教的影响较深,所谓"身体发肤,受诸父母,不可毁损",这可能是在中国一贯自杀率较低的缘故。墨西哥虽然自杀率低,但杀人率相当高;日本杀人率低而自杀率高。这些差异都可能与社会文化背景的不同有关。

2.人生目标的丧失  如一个人遭受持续的挫折,就会受到事物不和谐的方面影响,总觉得世界丑恶,自己是生活在苦难之中,从而对人生目标失去信心或对生活产生过多的灰色评价,这种评价还容易引起恶性循环。这种缓慢的不良情绪和不良认知的累积,让人感觉到自己生活在痛苦和苦难之中,变成一种潜在的危险因素,最终可能导致悲剧的发生。

3.安全感、社会归属感的缺乏  19世纪法国一位社会学家Durkheim就认为,自杀并不是一种简单的个人行为,而是对正在解体的社会的反应。由于社会的动乱和衰退造成了社会文化的不稳定状态,破坏了对个体来说是非常重要的社会支持与交往,因而也就削弱了人们生存的能力、信心和意志,这时往往导致自杀率的明显增高。也有研究表明,在大城市里低收入人群中和经济状况走下坡路的人群中具有相当高的自杀意念和企图。

在我国十年浩劫期间,有不少自杀的例子可以说明这点。由于处在这种社会动乱中,有些人一夜之间成了"走资派"或"反革命",或一下子由"革命派"变成了"保守派",甚至"反革命派";动不动就被兴师问罪,今天是"座上客",明天成了"阶下囚",等等;由于割断了与社会的联系和交往,失却了社会的支持,感到无法控制自己的命运,对未来和前途心里感到无限焦急和忧虑,由此出现绝望的情绪状态,从而酿成自杀。一般认为在经济和政治的剧变中,在社会的动乱中,并不是所有因素都会造成自杀的,只是当人们在发生社会性的耻辱、失败、遗弃和绝望等情绪体验时才会导致自杀。

4.环境参照  有人认为自杀往往发生在自认为境遇不同于别人的人身上。例如,失恋者自杀是认为别人不会有这样大的痛苦,自己是最不幸的人;孤独者自杀是只看到别人的天伦之乐,而唯独自己孤苦可怜;畏罪者自杀是认为别人都轻松愉快、前途光明,而只有自己才将有身陷囹圄之咎,等等。如果一个人与周围人群处境差别较大,他所体验到的耻辱、忧伤和绝望的情绪就会特别强烈,甚至难以忍受,因而容易出现自杀现象;相反,如果大家境遇雷同,即使是处在十分艰难的甚至非人的境况之中,人们也能忍受下来。例如在世界大战中,尽管炮火连天,社会混乱,生灵涂炭,妻离子散,父戮夫亡,号哭呻吟遍于社稷,但据调查,自杀率却并不高。

即使是在纳粹集中营里的犯人,尽管过着非人的生活,却也很少有人自杀。据认为这可能是因为大家共同处在一个类似的境遇下,可以产生一种同类对比现象,从而互相抵消自杀的冲动。

5.特定的人格　自杀一般是由于主观上或客观上无法克服的动机冲突或挫折情境造成。不过对于每个人来说,动机冲突和挫折情境都是很难避免的。但由此而产生自杀行为的人毕竟只是极少数,这里,显然还有一个对动机冲突及挫折情境的耐受力问题,不同的个体差别很大。那些心理承受力过低、心灵脆弱、人格及情绪处理之方式较不成熟、环境适应能力及问题解决能力较弱的人在面临挫折和困难的时候更容易自杀。有的人在极严重的挫折面前坚韧不拔、百折不挠;有的人则在挫折面前束手无策、颓废沮丧、一蹶不振。当较大的挫折落到一个耐受力差的弱者身上,就有可能发生自杀的悲剧。对于那些情绪状态偏于低落和抑郁的人,对紧张刺激的耐受力特差。一个微不足道的刺激,对于情绪状态偏于抑郁的人可能是一个无法忍受的打击,足以使其走向自杀,所以,对于情绪状态偏抑郁、低沉而又内向的人,尤其是女孩子,自杀的可能性最大。

6.特定动机　自杀可以有许多不同的动机和目的。有的用自杀作为一种献身的、进攻性的和追求某种心理满足的手段。例如有的人为了所追求的理想与正义事业而献身,以死来唤起当权者或民众的觉醒,如屈原投身汨罗江;虔诚的宗教信徒以死来超脱凡俗,进入"极乐世界",如佛教徒的"坐化";还有的人是为了对抗他所反对的势力,以死"示威";也有人作为一种报复的手段,为了对阻碍自己欲望实现的人施以报复,以自己的死来迫使对方承受法律的责任或道义和良心上的谴责。此外,自杀也可以是因外界或自身的心理生理压力而感到绝望,想从中摆脱的一种手段;无法解脱的生活问题、身体问题、事业失败问题和前途问题等都可以成为自杀的诱因。

7.精神疾病　一些抑郁症、精神分裂症患者及酒精成瘾者是自杀的高危人群,如所预期的那样,先前有过心理疾患的患者有较高的自杀率,曾被确诊为精神分裂的女性是正常人群的 18 倍。

8.长期的疲劳和压力过大所引发异常焦虑和抑郁　长期的压力会造成脑功能的变化,导致心境障碍。当外加压力超过个人所能承受极限,尤其当患者神经系统或精神活动处于崩溃状态时(神经症性抑郁、精神病性抑郁),若得不到及时有效的治疗和帮助,有可能会导致自杀发生。需要指出的是,抑郁造成的自杀并不是像人们想象的那样抑郁到极点才会自杀,实际上极度抑郁者已缺乏足够的精力来实施自杀,更多的是正处于抑郁加重或在力求摆脱又未能摆脱的过程中自杀的危险性和可能性才最大。

## 二、生物医学因素

由于职业的关系,医学界较多地考虑自杀与精神和躯体疾病的关系,近几十年来就遗传、躯体疾病、精神疾病、体内生物学改变、药物等与自杀的关系做了大量的研究,对自杀的临床治疗和预防提供了重要的依据。

1.遗传学研究　很多遗传流行学研究都表明自杀行为具有家族聚集性。在生命周期的任何时候,家族中有自杀史者的自杀可能性更大。虽然这可以部分地用学习理论进行解释,但多数学者倾向于肯定遗传因素在自杀行为产生中的作用。例如,有人在 51 对单卵双生子中发现了 9 对自杀,而在双卵双生子则没有发现相应的现象。一项对 Amish 社区的纵向研究表明,24 个自杀死亡者聚集于 4 个家庭,这些家庭都有很重的情感性精神病遗传负载。至于自杀行为的遗传途径,目前提出有两种可能的途径。一是与精神疾病的遗传有关。一项重要的研究表明,心理疾病患者一级亲属发生自杀行为的机会是对照组的 8 倍,同是精神疾病患者的一级亲属,有自杀死亡亲属者比对照组的自杀危险性高 4 倍。第二种可能的途径是自杀行为的遗传是独立于或附加于精神疾病的,例如可能存在与冲动性相关的遗传因素,后者可能与中枢神经系统异常有关。

2.躯体疾病　大量研究表明,在控制了其他危险因素的影响后,躯体疾病,特别是慢性和(或)无法治愈的躯体疾病仍然是自杀的重要危险因素。在自杀死亡者中患有各种躯体疾病者占 25%～75%。躯体疾病对 11%～51% 的自杀来说是一个重要的危险因素:

(1)癌症:由于疼痛、毁形、功能丧失,癌症患者的自杀率高于一般人群,其中以胃肠道肿瘤患者的自杀率最高。男性患者的相对危险性高于女性患者的相对危险性。Allebeck 及其同事(1985)还有一个重要的发现,即被诊断为癌症的时间越长,自杀的危险性越低。在诊断后的第 1 年,男女性患者自杀的相对危险度分别是 16.0 和 15.4,在第 2 年就分别下降到了 6.5 和 7.0,从第 3 年开始到第 6 年下降到了 2.1 和 3.2,到第 10 年,则自杀的危险性降低到只有一般人群的 0.4,不到一般人群的一半,这与癌症患者经过较长时间的治疗和适应后,消除了对疾病的恐惧,增强了信心,对生命更加珍惜有关。

(2)慢性肾功能衰竭:慢性肾功能衰竭患者通常要接受透析治疗。Abrams 等(1971)研究了在 127 个透析中心接受治疗的 3478 名患者的自杀行为,发现在这组患者中,有 20 个死于自杀,17 个自杀未遂,22 人在明知不治疗会加快其死亡过程的情况下拒绝接受治疗,117 例死亡与违反治疗要求有关。作者由此声称这组患者的自杀率是一般人群的 400 倍,显然与自杀的定义过于广泛有关。如果将自杀的定义限制在较严格的范围内,则慢性肾功能衰竭接受透析治疗者的自杀率通常是一般人群的 10～25 倍之间。

(3)其他疾病:有报告表明,癫痫、多发性硬化、头部外伤、舞蹈病、痴呆、艾滋病、心血管疾病、库欣综合征、Klinefelter 综合征、卟啉病、消化性溃疡、肝硬化、前列腺肥大等疾病患者的自杀危险性也较高。

关于躯体疾病患者自杀的原因,可能与下列因素有关:①因疾病导致活动受限,不能参加正常的职业和娱乐活动;②毁形带来的痛苦,对妇女更是如此;③疾病导致难以忍受的、慢性的疼痛;④没有治愈的希望、自责、受到社会歧视、丧失个人尊严、人际关系中断等导致情绪障碍有关。

3.精神疾病

(1)自杀者的精神病学诊断:据一些重要的研究,50％～90％的自杀死亡者可以诊断为精神疾病患者。Robins 等(1959)研究圣路易斯死亡统计中心 1956 年 5月至 1957 年间被判定为自杀死亡的 134 人的病史(资料从死者亲属、朋友及医师、医院和社会服务机构记录获得)发现,94％的自杀者患有各种精神疾病,其中 68％为复发性情感障碍,23％为慢性酒精中毒。Barruelough 等(1974)研究了居住在Sussex 或 Postsmouth 地区,1966—1968 年死亡统计员判定的 100 个自杀者,从知情的目击者及家属、医院记录中获得资料,然后由 3 个医师应用同一诊断标准进行独立诊断。发现 93％患有精神疾病,其中抑郁性疾病占 64％,慢性酒精中毒占15％,6 例抑郁症患者同时患有其他疾病,因此总共 85％的自杀者可以诊断为抑郁或酒瘾者。Mi-les(1977)总结了 149 篇研究文献,发现影响个体自杀的疾病百分数估计值为:原发性(内源性)抑郁占 15％,反应性(神经症性)抑郁占 15％,精神分裂症占 10％,鸦片类成瘾占 10％或更多。

在所有的自杀死亡者中,精神疾病的诊断与年龄有关。在 San Diego 的一项研究表明,30 岁以下的自杀者药物依赖和反社会人格障碍的诊断率较高,而 30 岁以上者情感和认知功能障碍的诊断率较高。

对自杀者的精神病学诊断依据主要是回顾性的,或根据死亡统计官员的报告。从方法学的角度看,这些研究存在本质的缺陷。研究者不能对自杀死亡者本身进行精神状况检查,知情者的回忆不可避免地要受到种种因素的干扰。例如,如果知情者认为自杀是由精神疾病导致的,则更有可能回忆起那些可以支持精神疾病诊断的事件;也有的家属不愿意死者再被背上精神疾病的标签而隐瞒自杀者的精神病症状。

与自杀死亡者中高比例的精神疾病诊断相反,自杀未遂的精神疾病诊断要低得多。常见的精神健康问题有情感症状(而不是情感性疾病)、人格障碍(1/3~1/2)和酒依赖(男性15%~50%,女性5%~15%)。

(2)精神疾病患者的自杀率:精神疾病患者的自杀危险性比一般人群高3~12倍,危险程度与患者的年龄、性别、诊断、住院或不住院有一定的关系。特别值得注意的是,有过住院史的精神疾病患者自杀率远高于社区精神疾病患者,可能与住院患者疾病更为严重有关。同时有多种精神疾病诊断,特别是伴发反社会人格、边缘型人格、物质滥用、精神分裂症、恐怖症和抑郁症者的自杀危险性尤高。

1)抑郁症:心境障碍是自杀者最常见的精神疾病诊断,15%的抑郁症患者最终死于自杀。起病阶段和抑郁发作末期的自杀危险性高于其他时期,社会整合不良和缺乏社会支持是抑郁症自杀的重要危险因素。

2)精神分裂症:精神分裂症患者死于自杀者可达10%。据估计,在美国每年有4000精神分裂症患者自杀死亡。大多数患者在其病程的前几年自杀,所以因精神分裂症自杀年龄较轻。

3)酒依赖:酒依赖患者死于自杀者可达15%。据估计,在美国每年有7000~13000名酒依赖者死于自杀。其中约80%是男性,反映酒依赖人群本身的性别分布,40%在自杀死亡前有过自杀未遂史,伴有情感症状者可达2/3,自杀前一年内丧失亲密人际关系者可达50%。酒依赖伴有人格障碍的诊断者特别可能出现自杀未遂。

4)海洛因依赖:自杀率比一般人群高20倍,年轻女性、通过动脉注射、伴有反社会人格障碍和情感障碍、生活方式混乱者自杀危险性更大。

5)人格障碍:估计5%的反社会人格患者死于自杀,犯人的自杀率是一般人群的3倍。人格障碍患者自杀率较高的可能解释包括:①倾向于患精神疾病,如情感障碍和酒依赖;②导致人际关系问题和社会适应不良,经常与家人产生矛盾;③导致更多的生活事件;④应付应激、精神和躯体疾病的能力较低等。

6)自杀未遂史:自杀未遂史也许是自杀死亡最好的预测指标。研究表明,40%的抑郁症自杀者有自杀未遂史,第一次自杀行动后3个月内采取再自杀的危险性最大。

4.神经生物学研究  近年来有些作者研究自杀未遂或自杀身亡的生物学改变,试图寻找自杀行为的生物学特征,但这些研究结果的意义仍有待进一步证实。

（1）五羟色胺（5-HT）缺少：很多研究都表明，自杀未遂的抑郁症患者脑脊液中5-HT 的代谢产物五羟吲哚乙酸（HIAA）含量减少。使用暴力自杀手段（如枪击或跳楼）者脑脊液 HIAA 水平比无自杀行为的抑郁症患者或采用非暴力方法（如服毒）自杀者更低。

一些动物和人类研究表明，冲动控制能力差与中枢神经系统 5-HT 缺乏有关。有研究表明，在人格障碍患者中，脑脊液 HIAA 水平与攻击性评分呈负相关。有冲动控制问题的其他一些人，如暴力犯罪分子、纵火犯、酒依赖者脑脊液中 HIAA 水平也低于对照组。因此，有些学者把自杀也看作是一种冲动控制障碍。

（2）外周生物学标志：一些研究发现，尿中游离的可的松升高，给予地塞米松后血浆可的松水平不抑制，灌注 5-hydroxytryptophan 后出现过度的血浆可的松反应，灌注促胸腺素释放激素（TRH）后血浆促胸腺激素（TSH）反应迟钝，皮肤传导性异常，血小板 5-HT 吸收或丙米嗪结合数量减少等都与抑郁症患者的自杀行为相关。

（3）血小板单胺氧化酶 MAO 异常：对一组正常志愿者的研究发现，低血小板MAO 组家族中自杀史的出现率是高水平血小板 MAO 组的 8 倍，强烈提示自杀行为可能与血小板 MAO 改变之间存在关联。

5.药物导致的自杀　药物导致自杀的机制是某些药物能够引起抑郁症。早在1974 年，Sartorius 就提出，抑郁症的增多与过多的药物消耗有关，但尚未引起足够的重视。

# 第四节　自杀的预测与防治

## 一、自杀的预测

关于自杀预测的主要目的是筛查出自杀意念的高危人群，从而进行相应预防干预措施。对自杀者进行自杀危险性评估，是预防自杀的重要环节和组成部分，也是一般医学临床和心理咨询工作中的一个复杂问题。通过对某些自杀高危因素的分析，有助于识别自杀的高危人群，引起周围人的重视.减少自杀行为的发生。

### （一）自杀的主要危险因素

Litman（1974）提出了 13 项自杀的高危因素，并根据危险性的大小进行了排序，后来 Adam（1985）又根据流行病学研究结果，按危险因素划分出高危组和低危组。注意这种划分是很粗糙的,由于文化背景的不同,有些因素的划分不一定符合中国的情况。

危险因素的特殊性:有些危险因素对所有的人群都是适用的,如自杀的可能性随年龄的增加而增加,自杀者通常会在自杀之前暴露自己的自杀意愿等。但另外一些危险因素则是随人群特征的不同而不同的,如心理疾病患者和自杀未遂者自杀的危险因素是不同的,甚至抑郁症患者和酒瘾患者自杀的危险因素也不是一致的。在西方许多国家,自杀死亡的性别比一般是 3∶1(男比女),男性是自杀死亡的一个重要危险因素。但在我国,自杀死亡者的性别比相当接近或女性多于男性,性别不是自杀的一个特别危险因素。因此,用一个"统一"的危险因素表预测所有人群的自杀行为的意义相当有限。

### (二)自杀的基本线索

在临床工作中,发现患者有下列情况之一时,应考虑到患者在近期内进行自杀的可能性:

1.患者在近期内有过自我伤害或自杀未遂的行动,其自杀死亡的可能性比没有类似历史的患者高几十倍到上百倍。暴力程度相对较轻、致死性不强的自我伤害或自杀行为,特别是在多次重复之后,常会以"患者其实并不想自杀"的推断为基础,使患者的亲人、朋友和医务人员错误地丧失对自杀危险性的警惕。确实有些自我伤害或自杀未遂患者死亡的意愿不是很强烈,但如果导致采取这类行动的问题没有得到解决,患者采取进一步自杀行为的可能性就大大增加了。此外,有许多学者指出,不论是自杀死亡还是自杀未遂,患者在行为前就是否要结束自己的生命这一点上,常常是非常矛盾的。死亡愿望比较强烈的患者,可能会因为采用的自杀手段不足以致死,或自杀现场被及时发现等原因而获救。这类患者再次自杀的危险性是相当高的。

2.患者向亲属、朋友、医务人员以及其他人或者在日记、作品中透露了对人生的悲观情绪,甚至表露过自杀的意愿。有研究表明,流露死亡的意愿是一个非常重要的自杀危险信号,虽然并非所有表露自杀意愿的人都会自杀,但在自杀死亡者中,约 80% 在行动前以各种形式表露过自杀念头。

3.患者不愿意与别人讨论自杀问题。如果患者掩盖自杀的意愿,拒绝与医务人员讨论这个问题,也是自杀的一个重要的危险信号。

4.有自杀危险性的患者不愿接受医疗照顾,特别是不愿意住院治疗或在急症室留观。这类患者如有自杀意愿,则一般比较强烈。

5.患者和别人,特别是和有医学知识的朋友讨论自杀的方法,搜集有关自杀的资料,或者购买、储存有可能用于自杀的药物、有毒化学物质,或者准备可用于自杀的工具如枪支、弹药,或者在江河、大海、水库、池塘、悬崖、高楼等处徘徊,表明患者有了自杀的计划,是短期内出现自杀行为的重要线索。

6.有抑郁情绪的患者,不论是各种抑郁症,还是因各种丧失导致的抑郁状况,或是各种精神躯体疾病导致的抑郁反应,如出现情绪突然"好转",应警惕自杀的可能性。许多研究表明,处于严重抑郁状态的患者,常常在所谓的"平静期"自杀。看上去患者已从自杀危险中解脱出来,因而放松了警惕,致使自杀的危险性增加。

7.精神疾病患者,特别是抑郁症、精神分裂症、酒精、药物依赖患者是公认的自杀高危人群,有自责、自罪、被害妄想,或者有指令性幻听、强制性思维等症状者,更应警惕在这些精神病理现象的影响下自杀。

### (三)自杀意愿的评估

从出现自杀的想法,到最后采取自杀的行动的时间,既可能长达数年,也可能短至几天,甚至几个小时。对于一个最后采取了自杀行动的人来说,自杀的意愿总是随着时间的推进而增强的。尽管对于一个有自杀意愿的人都应积极进行自杀预防,但从临床工作中,仍需对自杀愿望的强烈程度进行细致和准确的评估,才能使预防自杀的工作突出重点,提高效率。

1.自杀想法、自杀意念和自杀意愿 在文献中,这3个术语常常交叉使用,没有清楚的界限,都是描述患者想结束自己生命的一种心理活动,而不涉及任何自杀的实际行动。一般来说,自杀想法和意念更多的是指偶尔或间歇性出现的自杀念头,在评估时应主要考虑其出现的频度,而自杀意愿则更多地指一种持续性的心理活动,评估的重点应转向这种心理活动的强烈程度。

2.自杀计划 自杀计划是在自杀意愿基础上的进一步发展。虽然有自杀计划的患者最后不一定都会实施自杀的行动,但自杀的危险性已经比仅有自杀意愿而无计划的情况大大增加了。应注意如下内容的评估:①自杀的计划是否周密,自杀的方法是否容易实现(有些方法所用的工具或材料难于获得,自杀的危险性也较小);②患者是否知道如何使用自杀的工具,自杀方法是否容易致命(一般打算采取暴力手段,如枪击、上吊、跳楼者自杀意愿较强,自杀死亡的危险性也较大);③自杀场合的选择:选择不容易被人发现的地点者自杀死亡的危险性大,选择公共场所或其他有可能被别人发现的地点自杀者获救的机会较多,其自杀意愿相对来说就没有那么强烈;④自杀时间的选择:选择在夜深人静的时候自杀者自杀意愿较强烈,获救的机会也比较小,自杀死亡的危险性较高。

3.自杀动机 自杀动机是导致患者自杀的心理动力,在一定程度上也反映了自杀意愿的强度。一般说来，以个人内心动机如对生活失去兴趣、悲观厌世、企图通过自杀逃避困境或者实现自己人格完整等为主者对生与死的选择没有什么矛盾，死的愿望较为强烈，自杀成功的可能性较大。反之，以人际动机，即企图通过自杀行为去影响、说服、操纵、改变、支配、报复别人者自杀意愿相对不是那么强烈，自杀死亡的危险性相对要低一些。

4.未来安排　患者是否对自杀后的事情进行了安排，是否留有遗嘱或遗书，是否开始和亲人、朋友告别等。

### （四）对抗自杀的内部资源

对于绝大多数人来说，做出自杀的选择都不是一件容易事，不管他或她的自杀意愿是多么的强烈。评估患者本人抵抗自杀意愿的资料，既有助于对其自杀危险性进行全面的评估，也可以为预防自杀收集重要的资料。

1.精神状况　对每一个有自杀危险性的患者，不管他或她有没有符合诊断标准的精神疾病，都应常规性地进行全面而详细的精神状况评估，并重点注意精神状况是否影响了患者控制自己行为的能力，是否影响了分析问题和解决问题的能力，是否影响了对自杀行为后果的认知。抑郁症和精神分裂症患者受到幻觉、妄想的支配，对抗自杀意愿的能力明显下降甚至完全丧失，自杀危险性较大。此外，酒精和药物依赖患者也是自杀的高危人群。

2.价值观念　患者的价值观念既可以成为自杀的原因，也可以成为对抗自杀的重要资源。例如，一个以健康为主要价值指向的患者可能因为不能面对疾病或意外伤害导致的残疾而自杀，一个把名誉和面子作为最高价值的患者可能因为受到侮辱而自杀，一个惜金如命的患者可能因为在别人看来是微不足道的财产损失而自杀，等等。相反，具有坚强信仰和追求目标的患者把自杀看成是一种懦夫行为，他们在信仰的支持下，可以面对各种各样的困难和挫折，自杀的危险性就比较小。当然，历史上也有不少人在自己信仰的支配下自杀。

3.个性心理特征　一般说来，具有下列心理特征者在精神应激状况下自杀的可能性比较大：①对全社会，特别是对周围人群抱有深刻的敌意，喜欢从阴暗面看问题；②缺乏决断力，即犹豫不决，没有主见；③从思想上、感情上把自己与社会隔离开来，社会交往少；④认识范围狭窄，采取非此即彼和以偏概全的思维方式，看不到解决问题的多种途径，在挫折和困难面前不能对自己和周围环境做出客观的评价；⑤行为具有冲动性；⑥情绪不成熟，神经质。

4.在职业和家庭生活方面不成功的人自杀的可能性较大。

5.个人经历　丰富的个人经历，以前处理类似心理危机的成功经验，可以降低处于危机中的患者自杀的危险性；相反，生活阅历浅，缺乏应付重大挫折，特别是类似挫折的经验者，在精神应激状况下自杀的危险性较大。亲人、朋友中有过自杀死亡者，可能成为患者学习和模仿的榜样，也会增加自杀的危险性。

### （五）外部环境

人是社会动物，人的一切行为都与其外部社会环境有着这样或那样的联系，自杀也不例外。对自杀危险性的外部环境评估的主要内容包括：

1.导致自杀的社会文化压力。在任何一个社会中，社会的价值观念、道德标准、行为规范、风俗习惯等制度性的东西，不论是成文的还是不成文的，都会对个体的一些行为进行赞赏和鼓励，对另一行为进行贬损和歧视。同时，不同的文化对同一种行为可以有完全不同的态度，而即使在同一社会中，对不同情境，不同个体的同一种行为也可以出现完全相反的文化。中国传统文化既有鼓励自杀的一面，也有对抗自杀的一面。举两个极端的例子来说，中国文化对乱伦行为通常施以极大的社会压力，因这种行为而自杀者不仅得不到公众的同情，而且社会上许多人，甚至父母也认为自杀是当事者唯一可以接受的选择。相反，对于夫妻矛盾造成的配偶自杀，特别是在丈夫因地位提高、另有新欢而造成妻子的自杀，中国社会一般地会给以充分的同情，并对丈夫持强烈的谴责态度。因此，对患者所处的社会文化环境进行细致的分析，是评估自杀危险性的一个重要的方面。

2.个体可获得的情感支持和物质方面的支援，在精神应激状况下，良好的社会支持是降低患者自杀危险性的重要因素。在对自杀危险进行临床评估时，应注意观察来医院探视的亲人和朋友的数量以及对患者关心的程度，那些社会支持数量少、质量低的患者，人际关系不好者，特别是孤独的老年患者，在精神应激状况下自杀的危险性相对较高，必须保持高度的警惕性。

总之，只要从上面几个方面对患者进行认真、细致、全面的观察，对自杀危险性进行临床预测是完全可能的。

## 二、自杀的防治

### （一）自杀预防的一般性措施

1.提高人群的心理素质　尽管从宏观的层面上看，左右自杀率的因素主要是社会、经济和文化因素，但具体到个案来看，自杀者总是存在某些医学或心理学的问题，或者说，宏观因素总要通过对个体的影响才能导致自杀。因此，应该把提高社区人群的心理健康水平作为预防自杀的第一个层次。其措施可包括：

（1）普及心理卫生常识：采用广播、电视、报纸、科普小册子、墙报、公众讲座等形式广泛地向社区人群宣传心理卫生知识。

（2）对于中小学生，开设针对性较强的心理卫生课，使学生初步了解自己的心理，学会各种生活技能，即分析和解决问题、应付挫折、表达思维和情绪的能力。英美等发达国家已经把生活技能训练列为中小学生的必修课，在国内则仅有个别中学开设了相当的心理卫生课。

（3）建立社区心理咨询和心理保健系统：在每一个社区内均应设立相应的机构，配制相应的人员，开展心理咨询和心理保健工作，使有心理障碍的患者得到及时有效的治疗，使处于心理危机的个体及时得到专业性的支持和帮助。

2.普及有关自杀的知识　目前社会上还对自杀存在许多危险的误解，这些误解甚至在医务工作中也是广泛存在的。如：

（1）认为想自杀的人不会向别人暴露自己的自杀企图，向别人谈起自杀不过是想威胁别人。事实上大多数的自杀死亡者在自杀前清楚地表达过自己的自杀企图，向别人说起自杀是处于心理困境，寻求心理支持的重要信号。

（2）认为不能与有自杀可能性的人谈自杀。有些人，包括一些医务人员认为，和患者讨论自杀问题可能会诱导患者自杀，因此在治疗和咨询的过程中，也尽量避免涉及这个问题。实际上，和可能自杀的人讨论自杀问题，可以及时发现患者的自杀企图，对其自杀的危险性进行正确的评估，使患者觉得得到关心、理解、同情和支持，在自杀预防工作中具有重要的意义。当然，这种讨论不应涉及自杀的方法，更不要评述哪种自杀方法容易致死，哪种方法痛苦较轻之类的问题，在没有必要的情况，也不应该向患者介绍自杀的例子，特别是影响较大的知名人物自杀的例子。

（3）认为自杀是一种疯狂的行动。事实上并不是所有的自杀者均患有精神疾病，而精神疾病患者的自杀也不是都没有现实的困境。给自杀未遂者贴上精神疾病患者的标签，会使他们觉得受到了歧视和侮辱，是造成他们再自杀的重要原因。

（4）认为有自杀意念、自杀未遂的人不需要精神医学干预，特别是不需要使用精神药物。这种危险的观点广泛存在于患者家属和部分非医学、精神医学专业出身的心理咨询工作者中，他们认为患者自杀有其现实的理由，没有可以诊断的精神疾病。事实上自杀者即使不能被诊断为精神疾病患者，但其心理状态也是极为不稳定的，在进行危机干预和心理治疗的同时，适当地使用一些精神药物是有益的。

（5）认为危机的渡过意味着自杀危险的消失。事实是，如果现实问题仍然存在，则仍要提高警惕性，因为患者表面上的"平静"，正是自杀最危险的时机。

（6）认为自杀未遂者并没有真正的死亡愿望，事实上这些人当中有一部分死亡愿望非常强烈,只是自杀方法不足以致死或者被及时救起。即使死亡愿望不强烈的患者,今后自杀的可能性也比一般人群高得多。

因此,要在社区内采取各种形式开展关于自杀知识的宣传和教育,使人们了解自杀,懂得识别基本的自杀危险信号,对有自杀意念或自杀未遂史的患者,能够采取一种同情,而不是歧视的态度。

3.减少自杀的机会 有了自杀意念后,还必须有一定的手段才能实现自杀。在自杀意念出现到实施自杀行为之间,还有一个准备自杀的阶段。因此很多学者提出加强对常见自杀手段的管理,以达到减少自杀的目的。不过,这方面的努力存在很多现实的困难,到目前为止对自杀率的影响还没有得到证实。

(1)加强武器管理,特别是枪支管理。对个人持枪严格的法律管理可以有效地减少以枪击为手段的自杀。对处于自杀危机中的持枪者应暂时剥夺其使用枪支的权力。

(2)加强有毒物质的管理:不应发展和推广有高度人类毒性的化学杀虫剂、灭鼠剂等。对工业生产必须得有毒化学物质要进行严格的管理制度。

(3)加强对药品的管理,特别是对镇静药和抗抑郁药的管理,首先是必须实行严格的处方用药制度,没有处方药房、药店不得出售这类药物;其次,对医生每次处方的量要有严格规定;对抑郁症、精神分裂症和有自杀意念的患者,每次处方的量必须限制在一定的范围内,并由家属保管负责。

(4)加强对危险场所的防护和管理:如对多发自杀行为的大桥、高楼、风景名胜地进行针对性强的管理。

4.建立预防自杀的专门机构 世界上许多国家成立了各种专门的预防自杀机构,自杀预防中心、危机干预中心、救难中心、生命线等,利用便利的电话、互联网络进行危机干预和自杀预防。据我国台湾资料显示,在 1997 年向生命线求助的个案中,有 0.1％的人自杀死亡(远高于一般人群),1.7％的人曾有自杀未遂,2.2％的人有过自杀念头。虽然没有足够的证据表明这些机构的工作降低了当地的自杀率,但对于处于危机状况的人提供支持和帮助的作用是肯定的。南京、北京、上海、广州等大城市也有类似的机构或组织,但由于政府和社会的重视不够,大多面临经费紧张、人员缺乏等诸多问题。不仅如此,全国大多数地区连机构也没有建立起来。

5.对相关医务工作者和心理咨询工作者进行培训 许多研究表明,自杀患者常首先求助于初级卫生保健机构或综合性医院,发展中国家的情况尤其如此。然而,大多数医务人员对自杀行为缺乏必要的了解,甚至对与自杀有关的精神疾病,如抑郁症等也缺乏认识,更谈不上进行危机干预和心理治疗了。对自杀未遂的处理模式,也是以躯体治疗为止,部分医务人员甚至在抢救和治疗自杀未遂者的过程中,用语言表示对自杀者及其自杀行为的厌恶和鄙视,成为医源性自杀的重要原因之一。在我国广大农村地区,自杀的手段以服有机磷农药最为普遍,但许多基层医生缺乏救治有机磷农药中毒的必要技术培训。此外,由于我国心理咨询专业发展较晚,专业队伍结构不合理,许多实际上从事心理咨询工作的人员同样缺乏对自杀的必要知识,尤其是非医学专业出身的心理咨询者对与自杀有关的精神疾病缺乏必要的认识。因此,加强对相关医务工作者和心理咨询工作者的培训已成为预防自杀的当务之急。所幸的是,卫生部的继续医学教育项目已开始重视这个问题。培训的对象应包括:①急症室医务人员;②精神科、内科、外科等经常接触自杀患者的医务人员;③心理咨询工作者。

6.控制自杀个案的媒体报道　由于近几十年来大众传播媒介的长足长进,自杀案例的报道几乎可以深入到现代社会的每一个角落。与此相应的是,部分新闻机构和新闻工作者为了满足社会公众的猎奇心理,大量、详细报道自杀案例,特别是知名人物如影视明星、政界要人、社会名流、青少年偶像的自杀行为,结果导致一些青少年模仿。美国洛杉矶某电视台甚至现场直播了一个自杀案例,引起社会各界的强烈反响。国家应制定法规或法律,严格限制这类报道,特别是对自杀方法的报道。

### (二)特殊人群的自杀预防

1.心理疾病患者　前文已经论述,心理疾病(特别是抑郁症、精神分裂症恢复期、酒瘾、药瘾)患者是自杀的高危人群之一,是自杀预防的重点。有证据表明,在英格兰和威尔士,随着 20 世纪 80 年代抗精神病处方用药的增加,因服毒自杀而住院的人数已成比例地下降。相对来说,对心理疾病患者的自杀预防可操作性较强。

(1)治疗决策:对每一个心理疾病患者,不管是门诊患者还是住院患者,都应该进行系统的自杀危险性评估。对于有严重自杀意念者,特别是严重的抑郁症患者,应劝其住院治疗,必要时可在国家政策、法律支持下强制住院。由于社会对心理疾病患者存在强烈的歧视,目前仍有许多心理疾病患者的家属、亲人讳疾忌医,尽管患者有严重的自杀意念,甚至数次的自杀未遂,仍不肯将患者送到精神病院进行治疗,造成许多悲剧。因此,医务人员应将患者的情况,特别是对抑郁情绪不是非常严重且有一定抵御自杀冲动的患者,可在家属的配合下进行院外治疗。但要注意控制每次抗抑郁剂的处方量,由患者家属而不是患者管理药品,安排随访进行继续治疗,包括心理治疗。

(2)住院心理疾病患者:除常规治疗外,住院心理疾病患者的自杀预防应注意如下几个方面：

1）病房安全措施：包括清除可能用于自杀的工具，建立及时发现自伤和自杀患者的机制，严格有关管理制度等；

2）对每一个住院患者进行连续的自杀危险性评估；

3）与患者讨论自杀问题；

4）严格的住院探视、假出院管理制度。国内有报道，住院心理疾病患者的自杀行为主要发生在假出院期间；

5）取得家属、亲人和朋友的重视和支持；

6）出院时对今后的自杀预防做出计划，安排早期随访。

（3）社区心理疾病患者：在国外，由于社区心理疾病患者的自杀率较高，且有增加的趋势，所以有学者提出应将心理疾病患者自杀预防的重点放在社区。预防的原则包括：

1）系统评估自杀的危险性并记入档案中；

2）组织适当的社会支持体系；

3）定期监测患者的自杀危险性；

4）选择毒性较小的治疗药物，限制每次的处方量，药物不能由患者保管；

5）为患者及其家属安排 24 小时支持体系。

2.大学生的自杀预防　大学生是一个特殊的群体，在心理方面，大多数大学生处于从不成熟向成熟发展的过程，学习和就业压力大，当前我国部分大学生还存在突出的经济压力，因此近年来大学生的自杀问题有增加的趋势，且其自杀现象社会影响较大，因此已引起了社会各界的重视。

（1）改革大学教育和管理体制，合理安排学习负担，尽量缓解学生经济压力。

（2）培养学生积极向上的人生观和价值观。

（3）开展心理健康教育，提高学生心理健康素质，包括分析问题和解决问题的能力。

（4）从入校开始即建立心理健康档案，并进行定期复查。

（5）建立心理咨询机构，由经过专业培训的工作人员向患者提供咨询，有条件的学校应建立危机干预热线。

（6）建立合适的专业咨询和转诊机制。

（7）培训学生管理干部和学生干部，建立自杀行为的监测体系。

## 三、危机干预

### （一）危机干预定义

所谓危机就是指个体面临突然或重大生活逆遇（如亲人死亡、婚姻破裂或天灾人祸）时，既不能回避，又无法用通常解决问题的方法来解决时出现的心理失衡状态。换句话说，"它是指个体运用通常应对应激的方式或机制仍不能处理目前所遇外界内部应激时所出现的一种反应"。一般来说，确定危机需符合下列标准：①存在具有重要意义、产生较大心理影响的事件；②引起急性情绪扰乱或认识、躯体和行为等方面的改变，但又均不符合任何精神疾病的诊断；③当事人或患者用平常解决问题的手段暂时不能应对或应对无效。

危机干预是从简单心理治疗基础上发展起来的，它具有简便、经济实用、迅速和有效的特点，近20年来逐步成为西方心理治疗学家、精神卫生工作者、社会工作者和健康保健工作者的一种主要治疗手段。危机干预系一短期帮助的过程，是对处于困境或遭受挫折的人予以关怀和帮助的一种方式，国外有时亦称为情绪急救。一般来说，危机有危险和机遇这两种含义，如果它严重威胁到一个人的生活或其家庭，往往会产生自杀或心理崩溃的可能，这种危机是危险的；如果个人在危机阶段及时得到适当有效的治疗性干预或帮助，则往往能防止危机的进一步发展，还可帮助其学会新的技巧，使心理恢复平衡甚至超过危机前的功能水平。因此，也可以说危机是一种机遇或者转折点。

### （二）危机干预的适应证

在危机阶段，当事者是较为开放和较少保守的，乐于且易于接受他人的干预和帮助，甚至主动求助。因此，危机干预适用于人格稳定和面临暂时逆境或挫折的人，以及家庭问题、婚姻问题、儿童问题、蓄意自伤、自杀或意外等急诊情况。可以这样说，危机干预无绝对禁忌证。在临床工作中，一般常对下述5类患者作为危机干预的首选：

1.目前的心理失平衡状态直接与某特别诱发事件相关的患者；

2.有急性极度的焦虑、紧张、抑郁和失望等情绪反应或有自杀危险的人；

3.近期暂时性丧失解决或处理问题能力的人；

4.求治动机明确并有潜在能力改善的人；

5.尚未从适应不良性应对方式继发性获益的患者。

## （三）危机干预的步骤

1.第一阶段（问题或危机的评估）　　工作人员或治疗医师在干预的初期，必须全面了解和评价当事者有关逆遇的诱因或事件以及寻求心理帮助的动机，同时建立良好的医患关系，取得对方的信任。在这一阶段，一般需要明确目前存在的主要问题是什么？有何诱因？什么问题必须首先解决？然后再处理的问题是什么？是否需要家属或同事参加？有无严重的躯体疾病或损伤？什么方式可以起到干预的效果？另外，必须评价自杀或自伤的危险性，如有严重的自杀或他杀倾向，可考虑心理门诊，必要时住院治疗。

2.第二阶段（制订治疗性干预计划）　　危机的解除必须有良好的计划，这样可以避免走弯路或减少不必要的意外发生。要针对即刻的具体问题，并适合当事者的功能水平和心理需要来制订干预计划，同时还要考虑到有关文化背景、社会生活习惯以及家庭环境等因素。简单地讲，危机干预的计划是限时、具体、实用和灵活可变的，并且有利于追踪随访。在这一阶段，需要理解危机对当事者的生活所造成的伤害，以及对所处环境产生的影响；肯定当事者的个性品质和优点（长处）；确定其所采纳的有效防御应对策略；同时调动可能的家庭成员和社会支持系统来共同帮助当事者。明确干预的目标。

3.第三阶段（治疗性干预）　　这是处理危机的最主要阶段，首先需要让有自杀危险的当事者避免自杀的实施，即认识到自杀不过是一种解决问题的方法而已，并非将结束生命作为目的，还有更多的解决问题的方法可以采用，这不是唯一的方法。因为绝大多数的危机者是面临重大的生活挫折、工作压力、情感危机等，同时缺乏应对、处理和解决问题的能力，不得已才选择自杀作为回避和"解决"问题的唯一方法。一旦能解决问题，或者可以找到其他方法来解决问题等，有相当一部分的当事者会放弃自杀企图。因此，围绕这一改变认知的前提，可以从以下几个方面来帮助当事者：

（1）交谈、疏泄被压抑的情感；

（2）正确理解和认识危机的发展过程；

（3）学习解决问题的技巧及学会心理防御、应对的方式；

（4）建立新的社会交往关系和环境。

4.第四阶段（危机的解决和随访）　　一般经过4～6周的危机干预，绝大多数的危机当事者会渡过危机，情绪症状得到缓解，这时应该及时的中断干预性治疗，以减少依赖性。在结束阶段，应该注意强化学习新习得的应对技巧，鼓励当事者在今后面临或遭遇类似应激或挫折时，学会举一反三地应用解决问题的方式和原理来自己处理问题和危机,自己调整心理平衡,提高自我的心理适应和承受能力。

归纳起来说,危机干预工作人员实际上是起到一根拐杖的作用,即帮助和支持那些心理失去平衡的人,一旦他们学会自我解决和处理问题的技能,就应该让他们"扔掉拐杖",让他们自己独立生活和面对生活,真正的走向人格的独立。

### (四)急诊中常见的心理危机及其干预

1.亲人死亡引起的悲伤(居丧)反应　亲人死亡一般都会引起严重的悲伤反应。与死者关系越密切的人,产生的悲伤反应也就越严重。亲人骤然或者是没有预料到的死亡,如突然死于交通事故或自然灾害,引起的悲伤反应最为严重。

(1)急性反应:在听到亲人的噩耗后立即陷于极其痛苦的状态。严重者出现情感麻木或昏厥,也可出现呼吸困难或窒息感,或者痛不欲生、呼天抢地地哭叫或处于极度的激动状态。

干预方法:出现昏厥者,应立即置平卧位;如血压持续偏低,应给予静脉补液。处于情感麻木或严重激动不安者,应给予苯二氮䓬类或小剂量有镇静作用的抗精神病药让其进入睡眠状态。当居丧者醒后,表示同情,并造成一种支持性气氛,让居丧者采取符合逻辑的步骤,逐步减轻悲伤。

(2)可以理解的悲伤反应:在居丧期出现焦虑不安、抑郁、对生前没有良好关心或对待死者感到自责或有罪,脑子里常出现死者的形象或出现幻觉,难以坚持日常活动,甚至不能料理自己的日常生活,通常伴有疲乏、失眠、食欲降低和出现胃肠道症状,情绪严重抑郁者可产生自杀意念或自杀行为。

干预方法:让居丧者充分表达自己的情感。给予支持性心理治疗。用苯二氮䓬类药物改善睡眠,减轻焦虑和抑郁情绪。有自杀企图者应予以重点防护,最好有专人监护。

(3)病理性居丧反应:悲伤或抑郁情绪持续 6 个月以上,或者出现下述症状:出现惊恐发作,有明显的激动或迟钝性抑郁,自杀企图持续存在,出现明显的幻觉和妄想、情感淡漠、行动过多而无悲伤情感、行为草率或不负责任等。

干预方法:居丧者的症状表明,已不属于单纯的居丧反应,而有明显的精神异常,因此,除适当的心理治疗外还需用抗精神病药物治疗。

2.破产或重大经济损失　破产或重大的经济损失可使当事者产生极度的悲伤和痛苦,接着感到万念俱灰而萌生自杀的想法,采取自杀行动者屡见不鲜。

干预方法:防止当事者采取自杀。与当事者进行充分交流,指出自杀并不能挽救已经发生的经济损失,通过再次努力有可能东山再起,即所谓"留得青山在,不怕没柴烧"。如通过语言交流不能使患者放弃自杀企图,应派专人监护,防止当事者采取自杀行动。度过危险期之后,当事者可能逐渐恢复信心。有些当事者可能在一段较长的时间情绪低落,并有失眠、食欲降低或消化道症状,可给予支持性心理治疗,以及给予适当抗抑郁药物治疗。

3.恋爱关系破裂　处于热恋中的年轻人突然发生恋爱关系破裂时可引起严重的痛苦和愤懑情绪,有的可能采取自杀行动,或者把"狂热的爱变成狂热的恨"采取攻击行为,攻击恋爱的对方或者所谓的第三者。

干预方法:对拟采取自杀行动的当事者,应防止其自杀行动。与当事者进行充分交谈,指出恋爱和感情不能勉强,也不值得殉情,而且肯定还有机会找到自己心爱的人。同样,对拟采取攻击行为的当事者,应防止其攻击行为,指出这种行为的犯罪性质并可能带来的严重后果,就有可能阻止当事者的鲁莽行为。这类危机一般持续时间不长,给予适当的帮助和劝告可使当事者顺利渡过危机期,危机期过后相当长一段时间内,当事者可能会有"世界上的女人(或男人)都不可信"或者"世界上的女人(或男人)都坏"的信念,但这不会影响当事者的生活,而且随着时间的推移会逐渐淡化。

4.婚姻关系破裂　夫妻逐渐发展的感情破裂,其结局大多是离婚。这对夫妻双方来说都是可以接受的,不会引起危机。但是,如果夫妻关系一向融洽,突然产生意见分歧不能解决,也可能引起危机。

(1)夫妻间的暂时纠纷:夫妻间的意见分歧,如受当时情绪的影响而使矛盾急剧激化时,有可能发生暴力行为甚至凶杀。美国1975年调查,夫妻间的凶杀案占全部凶杀案的15.8%;日本1981年的调查,则为13.9%,这足以引起人们的注意。

干预方法:采用暂时性分居法(TsD),即让夫妻双方暂时分开居住;双方经过冷静的思考之后矛盾有可能得到解决。如能给予适当的心理辅导,有可能防止以后类似的矛盾重演。

(2)夫妻间的长期纠纷:引起夫妻间长期纠纷的原因包括彼此不信任、一方有外遇、女方受虐待、财产或经济纠纷等。这种长期纠纷可以使双方,尤其是女方,产生头痛、失眠、食欲和体重下降、疲乏、心烦、情绪低落,严重者出现自杀意念或企图。

干预方法:如不能调解双方的矛盾,离婚是必然的结局。对有自杀企图者应预防自杀。可给予适当药物改善睡眠、焦虑和抑郁情绪。

5.重要考试失败　对个人具有重要意义的考试失败可引起痛苦的情感体验,通常表现为退缩,不愿与人接触,严重者也可能采取自杀行动。

干预方法:对于表现退缩的个体,可不做特殊处理;如有自杀企图,则应采取措施予以防止。由于发生这类情况的大多是年轻人,可塑性大,危机过后大多能更新振作起来。

6.晋升失败　晋升失败者,偶有自杀或攻击行为。发生自杀是对将来感到悲观或觉得无脸见人,产生攻击行为是由于愤懑情绪所致,认为自己的晋升失败是由于某人作梗所致,因而对其施行攻击或凶杀。

干预方法:防止自杀和攻击行为的发生,与当事者进行充分的交流,让他发泄自己的愤怒情绪,并给予适当的劝告。

# 第五节　自伤

## 一、自伤的概念

关于自伤和自残,目前还没有能够被普遍接受的专门术语,Morgan 1979 年把自伤定义为是一种蓄意自我伤害,这主要是从行为学上来考虑。自残是从功能上来考虑,是自伤导致的功能损害。牛津精神病学词典主要是从精神病学角度定义自残,认为自残是一种自我损伤,是自杀企图和攻击行为的表现。1992 年 Tantan 等人试图从心理动力学和宗教等方面考虑,把自伤和自残进行区别分类,但他对概念定义模糊,两者重叠部分较多,没有得到学术界的认可。常见的自伤除了割腕、烫伤外,还有擦伤、捆绑头部、吸入药物或其他物品、从高处坠下、拔毛、往尿道插入异物、剜眼、阉割和割舌头等。从精神病理学意义上说,自伤和自我攻击边缘性自杀、蓄意自伤综合征、自杀企图等概念相似,其病理学基础可能是:①摆脱人格分离的体验;②消除内心紧张;③解决性的冲突;④通过看见自己身体流血证实自己的存在;⑤拒绝承认对自己及周围的失控;⑥脑器质性障碍导致行为控制失调。

## 二、流行病学

Robinson 和 Duff 统计,1980～1986 年在某医院住院治疗的 7887 例患者中,有 656 人发生自伤行为,这个数字接近 1975 年 Weissman 报道的 11.7% 与 1971 年 Clendenic 报道的 11.2%。但是在另一个研究中,Robinson 发现出院或转院患者的自伤发生率要更高一些。从他们的研究和其他已经发表的资料可以得出结论,大约每 600 个成人中,有 1 人蓄意自伤并需住院治疗,这个估计似乎还较低,因为有些自伤被亲戚、朋友或患者自己隐瞒,或者不太严重不需要治疗。在 20 世纪 70 年代初期,Dntario 进行了一个较全面的研究,他调查了 12 个月在门诊、家庭病床、监狱及医院内的自伤发生率,发现自伤的年发生率为 730/10 万,自杀事件的年发生率为 559/10 万,但是作者推测真正的自伤发生率为 1433/10 万,其中割腕占17.6%。1989 年,Favazza 和 Conterio 对 240 个自伤的妇女进行研究,发现她们最常用的自伤方式是砍伤(70%),皮肤烫伤(35%),击打和刺伤(30%),干扰伤口愈合(22%)、抓伤(22%),拔毛(10%),骨折(8%);损伤常见的部位是胳膊,尤其是腕部占 74%,大腿占 40%,腹部占 25%,头部占 23%,胸部占 18%,生殖器(包括阴道壁)占 8%。自伤工具常常有碎玻璃、针、剪刀、剃刀片、锤子、烟头、铁器、煤气灶等。几乎所有的家庭用品均可以用来作为自伤的工具,他们还发现有一些患者向皮下注射腐蚀性尿液,在胳膊或腿上绑止血带,在机动车前面摔倒;有部分人用衣钩吊或绞自己,或滥用泻剂导致间断腹泻,尤其是那些学习困难的人常常捆绑自己的头部,吞食异物或咬自己。毫无疑问,自伤方式很多,只要患者可以想象得到。Simpson 认为,典型的割腕者常常是那些年轻很有吸引力的女性。有两个调查显示,自伤的男性比女性多见,且与年龄呈相关性。自伤一旦发生,就倾向于重复出现,1989 年 Favazza 和 Conterio 对一群女患者进行研究(其中有部分是通过广告征集,因而整个样本偏向严重和慢性),发现自伤常在青少年早期出现,有一半人发生50 次以上的自伤,自伤发生高峰在青春前期,典型的要持续 5～10 年。

## 三、自伤的类型

1.神经症性自伤　多数是为了继发性获益,通过自伤来缓解内心冲突及引起他人的注意或同情。自伤是象征性的,很少引起身体不可弥补的损害,如癔症性瘫痪,通过机体功能的丧失达到心理上的需要,抑郁症患者也多伴有躯体功能失调。弗洛伊德认为,心理症的自伤是性冲动的结果,幼儿时咬指甲、青少年期的手淫、成年期的心理症均与性冲突有关,长期药物滥用导致社会功能损害是神经症性自残的另一种形式。

2.精神病性自伤　主要有两种形式,一种是在幻觉、妄想等症状影响下出现的自伤,如在命令性幻听、罪恶妄想的情况下割伤肢体;另一种在疾病痊愈后,悲观绝望,对未来生活失去信心而发生自伤,甚至自杀。后者可归属为神经症性自伤。

3.器质性自伤　由于意识障碍或大脑功能发育不全,对自己行为缺乏控制能力而出现的自残,如精神发育不全多有冲动控制障碍。器质性自伤是很残酷的,

Goodhart 曾报道,有一个患者在 8 岁时得过脑膜炎,上中学后智力减退不明显,但有人格显著异常,常表现为说谎,脾气坏,经常撕碎自己的衣服,打自己的母亲和姐妹,16 岁时,因右眼红肿住进医院,当天夜里护士发现她把右眼挖出来放在手里,患者坚持这是睡觉时掉下来的。次晨,护士又发现她的左眼也被挖出来了,两位精神科医生对她进行检查,结果发现除了不能详细说明自己的自残外,其他精神状况均较正常。

4.宗教性自伤 自古以来,自伤行为发生在各种宗教形式中,如果把禁欲和宗教引起的精神残害也算在内的话,那么几乎所有的宗教都包含着自残行为。从基督教的禁止性生活、伊斯兰教的素食到雅典神话的阉割,在这些自残行为中,禁止性生活尤为强调。在亚洲、太平洋、回教及犹太国家中,包括土人和文明人,生殖器的残害是依照宗教习惯进行的。即使在美国,男婴的割除包皮是妇产科、小儿科和通科医生中最常见的一项业务。虽然从医学理论上讲,割除包皮可以避免一些由于包皮过长引起的疾病,但精神分析学家认为这种解释是一种合理化作用,它掩盖了割包皮的真正原始动机。另外,青春期祭礼在世界各地都很流行,它是一些原始部落对少男少女进入成年时施行的一种宗教仪式,不同种族其祭礼形式也不同,如印度安人是以锯齿状的刀子割年轻人的手臂、前臂、屁股、膝盖、小腿、胸部及肩部,然后将木屑插入伤口中。但最常见的是在典礼上用石头、玻璃或刀片割去包皮,或在阴茎上切一刀,以其血混在小孩和大人喝的水中,所有的青春期祭礼都给年轻人带来了痛苦的残害。

5.习俗性自伤 在日常生活中,有一些我们非常熟悉的自伤行为,它既不是精神病性的,亦不是神经症性的或器质性的。例如,我们常剪除身上的某些部分(如指甲、毛发等),有些人即使指甲很短,也要反复修剪,直至产生疼痛,甚至化脓感染。精神分析学认为,剪指甲和头发与性有关。在印度对通奸的处罚是将头发理净。Peruvion 地区的妇女是将头发剪下来掷到已死丈夫的火葬堆里,避免以身相殉。一般人都认为胸毛多的男人性能力比较强,如妇女以某些颜色及光泽的头发为傲,男人因秃头而羞愧及尴尬等。Knight 曾咨询过一个青年人,他 14 岁理发时体会到性的冲动,因此常常想获得同样的感觉,每天早晨 4 点钟起床,在浴室里要花 2 个小时剃胡子,为了体验毛发被拔下来的快感,他在脸上洒些清洗剂之类的东西,然后用指甲设法把毛根也挖出来。

6.性自伤 性自伤是十分普遍的,男性的阳痿、早泄,女性的阴道痉挛、性冷淡均是对正常性器官乐欲的遗弃,是一种自残行为,它是对人体正常乐趣的摧毁,从心理病理学角度来说,它与自我阉割是同等意义,虽然性器官并没有真正丧失,但它的功能已经不存在。性无能或性冷淡的表面解释有很多种,如害怕怀孕、害怕传染性病、情感冲突等,其潜意识动机则被掩盖了,性自残行为是潜意识矛盾的转换,很多精神分析的例子可以证实这一点。

7.诈病性自伤　和神经症性自伤不同,它是故意地,带有明显欺骗性质而企图达到特定目的自伤行为,患者阻碍治疗、厌恶医生及那些对其疾病持怀疑态度的人。诈病性自伤的人常在自己身上弄一个伤口,造成组织缺损及疼痛效果,将伤口展示于别人,以求激起对方情绪上的反应,获得关注和同情。他常欺骗观察人员对伤口情况的了解,有计划地干扰治疗,以使得到财务或其他方面的报酬。Rlauder提供一个病例,有一个35岁的女人,在工做出错后6个月中反复发作严重的皮肤炎症,多次住院治疗无效,她的症状奇特,在手腕处呈现表带状,在膝下呈现袜套样皮肤炎症,医生诊断为"人为的皮肤炎"并趁她洗澡时搜查了她在医院中所有的物品,结果找到了一瓶甲苯酚混合液。原来她用这瓶化学物质反复在自己皮肤上制造炎症。很多诈病者把自己的工作无能归结为自己病得太厉害或是自己身上存在着局部损伤。

8.意外性自伤　这里意外性自伤和那些真正由于意外事故造成的伤害和死亡不同,意外性自伤中发生的"意外事件"是一种伪装,是通过意外事件来解除其潜意识冲突,这一点非专业人员很难理解。精神分析认为,这些意外事件是为了摆脱个人的内心罪恶感而惩罚自己。据估计,在美国每年大约有34万人次利用高速公路上的意外事故来惩罚自己,大约16000导致死亡,有7000人粗心大意闯过马路,在十字路口不等候信号灯就冲过去,而导致意外交通事故,这种"精心"被认为是故意行为。Harring报道过一个患者,因婚外性行为而染上了淋病,导致眼睛感染流脓,有一天黄昏在家里,他发现房间的门不能很好地关闭,就站起来拿了一把斧头削门以便使门容易关上,这样做时一片木屑"意外地"飞入眼中,使眼睛致残。

## 四、自伤的原因与机制

1.应激性事件　往往是自伤的诱发因素,国内有报道社会事件伴发自伤行为者占48%。Paykel(1980)比较了自伤、抑郁发作和精神分裂症首次发作者发病前的生活事件数量和类型,测量3类疾病的相对危险度,发现经历生活事件后6个月内自伤的相对危险度为6.7,精神分裂症为3.0,抑郁症为5.4。表明故意自伤对生活事件最敏感。在生活事件后1个月,自伤的相对危险度是正常人群的10倍,其中夫妻不和是自伤最常见的生活事件,其次为人际关系紧张等。

2.心理缺陷　是自伤的素质因素。Herper 报道人格障碍伴发自伤行为者为78%。研究发现,自我割伤常与人格障碍有联系,一些患者在早年生活中有亲人分离、受虐待或家庭破裂等经历。自我割伤者也与反社会人格障碍和边缘人格障碍有关。但是,自我伤害本身就是边缘人格障碍的诊断标准之一。自伤者普遍存在着认知和适应问题,1/3 有长期的心理适应问题。他们解决人际问题和规划未来的技巧多很差,无望和冲动是最常涉及的两个心理因素。

3.社会支持缺乏　是自伤的条件因素。良好的社会支持网络是维持健康心理的基本条件之一。自伤者尤其是缺乏利用社会资源的能力的人,在心理冲突时既不能正常释放或自我调整,又不能得到有效的帮助,自伤就成为心理平衡的措施。此外,在社会支持系统中,家庭因素对决定自伤行为的易感性可能也很重要。还有证据表明,在自伤者中,早年丧父或丧母、被父母遗弃或有受虐待史的情况更为常见。青春期的自伤多为女性,她们的人际关系问题,特别是与父母、朋友和同学的关系问题较多,也与家庭破裂、家庭成员患精神疾病以及童年期受到性虐待有关。

4.自伤的生物学研究　对有过和没有自伤的两组精神疾病患者进行比较,前者脑脊液五羟吲哚乙酸水平较没有自伤的低。重复验证后提示,自伤的某些类型与 5-HT 代谢障碍、情感性精神障碍有关。还有一种罕见的自我伤残叫LeschNyhan 综合征,因为由遗传性尿酸代谢障碍引起,可以肯定存在生物化学异常的基础。

## 五、自伤的治疗

自伤的治疗原则与自杀未遂的治疗相似。一些研究表明,给予积极的干预是有效的,包括心理干预和药物治疗。在人格障碍亚组,辨证行为疗法用于减少自伤的复发率显著优于标准的后续处理,开展问题解决式治疗、提供紧急联络卡、提供社区服务有降低自伤行为发生的概率,当然针对引发自伤的原因进行处理非常重要,如对抑郁症进行治疗,对认知障碍选用认知行为治疗等。

# 第七章　强迫症

## 第一节　强迫症状分类概念的进展

　　过去临床上习惯将强迫症状分为强迫观念和强迫行为两类,强迫观念包括强迫表象、想象、强迫冲动等;强迫行为指外显的强迫动作如重复清洗或重复检查等。但这种分类对 CBT 的帮助不大,1980 年 Foa 和 Tillmanns 考虑了 OCD 与焦虑的关系后提出了另一种不同的分类,把激起焦虑的想法、表象、冲动及动作,称为 obsessions,通常是闯入性的、不随意的,引起病人很大的不安、恐惧和不舒适,驱使患者急迫地采取行为消除恐惧和不安;而把具有减轻焦虑的外显行为或仪式行为,包括头内的字句、想象等隐匿的精神仪式以及回避去想引发焦虑的事情与情境的想法或行为,称为 compulsions,通常是患者对 obsessions 的反应,是患者随自己意愿采取的,旨在抵消、防范、回避焦虑或想象的危险。

　　OCD 常有很多不同的症状组合,通常,同一患者既有激起焦虑的强迫思维或想象或冲动,又有患者为了减轻焦虑而对强迫思维等症状采取的强迫性行为反应,包括仪式化的行为、隐匿的精神仪式(常不易识别)或回避行为。一种很常见的模式是怕脏或怕细菌污染的强迫观念,随后是反复清洗的仪式行为或对自认为可能被污染的东西(门把手、电开关、报纸、人的手、电话等)竭力回避,患者通常清洗过度,花费太多时间和精力,过度洗手可使皮肤发白受损而不能自止,有时因为怕细菌常不敢离家外出。不过,患者害怕的东西常常是难以回避的,如粪便、尿、灰尘或细菌。第二种常见的模式是强迫性怀疑,随后是反复检查的仪式行为,患者常要检查是否关了煤气开关或关好了门窗,他们或者在家中反复检查数小时,或者离家外出后再从外面返回家中检查煤气等开关。因为检查减轻了不确定性,从而强化了其强迫性怀疑,结果导致更多的检查。患者常要其家人或朋友帮助确定他是否做了足够的或正确的检查,有时一种怀疑解决之后又产生新的强迫性怀疑。患者抗拒或试图限制反复检查,结果常导致精神难以集中,对令人烦恼的不确定性闯入观念奋力抗争直到精疲力竭。第三种模式是只有闯入性强迫思维而没有外显的强迫行为反应,患者反复出现应受到公众斥责的、关于身体的、攻击性的或性内容的强迫思维。在没有具体的强迫性行为反应时,这些强迫思维常与冲动或可怕的想象关联。当强迫思维是一种攻击冲动时,其攻击对象常是患者身边最重要的某个人;强迫思维也可以是对其他行为冲动(如伤人、抢劫或偷盗)的惧怕或对某些坏事(如失火、灾祸)承担责任的恐惧。有时候,这些强迫思维可引发轻微的行为仪式。如一个母亲反复出现害怕伤及自己女儿的强迫想法,为了和这种冲动抗争,她回避尖锐物体,然后回避接触女儿,最后干脆离开自己的家。虽然这种回避行为和仪式化行为不同,但其意义和仪式化行为相似,在于对强迫思维起一种"中性化"(或称"中和",neutralize)作用,以防范其想象的危险。

关于"性"的强迫症状包括被禁止的或反常的"性"思维、想象或冲动,可涉及儿童、动物、乱伦、同性恋等内容。强迫思维也可有宗教内容,如亵渎神灵,导致反复祈祷的行为仪式,此时可能引起这类祈祷行为是强迫症还是宗教活动两者的区分困难。

还有一种模式是要求对称或精确,导致动作缓慢的强迫性行为反应。患者做一件日常生活小事如剃须可能要数小时,东西摆放要有一定的顺序或位置,任何动作都要求精确,各种东西要精确地对称,这种患者完成一个简单任务常需要过多的时间,甚至如穿衣也可能要两个小时。和大多数强迫症患者不同,这类患者通常对其症状没有抵抗,而是全神贯注于如何精确完成其生活常规的这种强迫症状。囤积行为是另一种亚型,患者不肯把旧的信件、报纸、卫生纸等东西处理掉,唯恐丢掉了重要的东西。

在上述强迫症的类型中,怕脏或怕细菌的观念、强迫性怀疑以及关于性或攻击冲动的思维都是反复闯入性的,激起患者极大的焦虑,虽然患者觉得这些思维属于自己,也认识到没有意义,但又不能由患者意愿控制,应归入 obsessions。另一类症状的意义不同,如反复不断地清洗、反复不停地检查或竭力回避可能伤人的锐器及可能被伤害的对象等,这些都是由患者自己采取的,旨在减轻焦虑不安,具有抵消、防范可能的危险的意义,应归入 compulsions。由于这类减轻焦虑的强迫性行为反应不断延续而形成仪式化,这些仪式化行为不断扩展,失去应有的限度,耗费患者大量精力和时间。患者自以为他们的这些过度的仪式行为或回避似乎真能防范其设想的危险,掩盖了 obsessions 的实质,导致对仪式行为和回避行为的强化,强迫症迁延难愈。

很多强迫症患者常有多种症状组合,其中一种可能比较突出,而且在疾病发展过程中占优势的强迫症状可有不同,如儿童期有过度清洗的仪式行为,到了成年可能以强迫检查的仪式行为为突出,这种强迫症状的转移不是由于治疗所致。

# 第二节　强迫症治疗前的临床评估

## 一、治疗前评估的目的

治疗前评估的主要目的是：①全面收集病史和进行周到细致的检查，确定OCD 的诊断，形成和患者一致同意的问题表；②对每个问题深入探查，了解其素质因素、促发因素和症状维持因素；③评估对 CBT 的适应程度，向患者说明强迫症的本质，解释应用 CBT 治疗 OCD 的原理，在认知行为分析的基础上决定治疗目标、治疗策略，和患者一起商定实施治疗的计划；④纠正患者对 OCD 治疗的消极态度，强调对治疗计划的依从性；⑤重视获取患者在治疗过程中的反馈信息，向患者提供评估进步的工具，如自我监测和强迫想法、强迫行为每日记录。

## 二、评估要注意的关键问题

周密的多维评估是 CBT 治疗计划的基础，对评估中的几个关键现在加以说明：

1. 决定患者适应 CBT 的程度　主要看强迫症是原发还是继发。其他的精神障碍（如抑郁症、精神分裂症等）或器质性疾病（如基底神经节病变，Tourette 综合征等）常继发产生强迫症状，则应以治原发病为主。还要看患者是否愿意接受CBT，因为 CBT 需要医患协作和患者的积极参与，如果患者不愿主动参加治疗，那么 CBT 将难以获得疗效，则不应实施。

2. 多维评估、注意仪式化行为与回避　会谈时医师应先以开放性问题询问，然后着重了解最近的事例，尤其要注意寻找促发特殊强迫想法和行为的事件或线索（常有生活应激事件），医师应仔细查询患者的认知、情绪、行为和生理诸方面，在每一维度中寻找强迫想法、促发因素、回避和仪式化的信息。在认知维度主要了解强迫想法（包括观念、想象和冲动）的形式和内容，要特别注意了解有无隐匿的精神仪式。和强迫症有关的情绪感受也要检查，常见焦虑、恐惧，也有厌恶或愤怒，约有1/3 的患者伴发抑郁，要了解情绪问题发生于 OCD 之前还是之后。行为评估是十分关键的，任何可能促发强迫想法的行为、对激起焦虑的强迫观念和冲动以及线索的暴露有阻碍的行为都要详细检查。要注意外显的与内隐的仪式，注意回避的形式,特别要了解患者可能有认知方面的回避,即患者不愿去接触那些他感到恐惧或痛苦的闯入性强迫想法,这样将阻止暴露和再评价,强化这些强迫想法并使之发生更多。还要说明,患者反复向医师寻求保证也可以是一种仪式行为,目的在于缓和焦虑,但同样阻止了对强迫想法的暴露。

3.同患者一起商定治疗目标　确定治疗目标有助于医患协作和监测治疗的进步。一般地说,治疗目标应是积极的、具体的。请患者说说他的希望是可取的方法,但笼统含糊的说法如"我希望正常"没有帮助,说"没有洗手的仪式行为"则不是积极的目标,如果说"在家务活动中做到自如地打扫卫生","每天洗手几次,每次洗多少时间"则更可取。不要指望强迫症状马上会完全消失,但可以通过 CBT 认清OCD 的疾病本质,学会对付闯入性的、令人焦虑的强迫观念之方法,即停止无用的强迫仪式或重组对强迫观念的反应,逐步达到闯入性强迫观念显著减少或不再出现,患者感到能自主地控制日常生活,所以患者要坚持完成治疗计划。

4.注意评估患者对心理治疗的态度　大多数 OCD 患者对治疗持消极态度,他们对闯入性的、令他们焦虑不安而又纠缠不休的强迫想法克制不了,他们采取的仪式行为只有一时安宁,却使痛苦的强迫想法出现更多、更频繁,因此患者通常觉得束手无策,只有被动屈从。头脑内频频出现伤人的、怪诞的强迫想法的患者更怕自己是精神病,为他人讪笑或歧视,他们常回避接触这些可怕的想法,也不相信能通过心理治疗好转,常不愿就医。因此,帮助患者改变消极态度是 CBT 开始时的一项任务,主要解决方法是消除患者患精神病的误解,向患者解释他(或她)把脑功能失调发出的错误信息误认为是自己道德恶劣了,从而帮助患者建立求助动机;还要向患者说明 OCD 可以通过适当的治疗好转,通过 CBT 能重新获得自我控制的生活,帮助患者建立希望和信心。我曾在《让心中的太阳发光——心理疾病患者的自助方法》(上海医科大学出版社,1997)一书中说过:"决心自救是强迫症患者康复之路的起点",而且确实有患者在决心自救、解决了自己的心理问题后获得了成功。OCD 患者树立自救的态度实在是重要而且是非常可贵的。

5.注意评估并改善患者的依从性　前面提到 OCD 患者中有 25% 对 CBT 不依从,不依从的可能原因有:求治动机缺乏,疑虑未消除;医患同盟未建立,患者对治疗者缺乏信任;OCD 患者常有某些人格特征,有强烈的回避行为倾向,或伴发较重的抑郁情绪;继发性获益,通过维持症状以依赖父母或避开困难处境。改善患者的依从性常用认知技术,要善于说明强迫症的本质是一种脑功能失调的疾病,通过CBT 程序可以显著改善或重新控制自己的生活,要善于解释 CBT 的治疗原理,说明研究证据显示,有效的认知行为治疗可能改变神经化学递质的失调,使脑功能趋向正常,帮助患者建立信心。医师要注意针对不依从的可能原因,同患者讨论治疗协作的重要性。

# 第三节　强迫症的认知行为治疗

## 一、暴露和反应阻止法

治疗的要领是:

1.治疗师要仔细考虑对以往所有回避的情境进行暴露。

2.对恐惧刺激(包括想法)的暴露进行指导。

3.阻止患者的强迫性仪式行为和"中性化"行为,包括内隐的精神仪式(即反应阻止)。

治疗目的是要达到最大程度的暴露而不发生减轻焦虑的"中性化"行为(包括仪式行为和回避),治疗是协作性的,患者应参与制定计划并对实施治疗负有责任,治疗师要重视采用家庭作业,以便更快、更有效地达到治疗目标。

1.说明治疗原理　暴露和反应阻止法的原理已在前述的 OCD 认知行为模型中说明,向患者解释时要鼓励其说出不同意见和忧虑。要讲清暴露的好处,说明能暴露于困难处境将使应对日常情境变得更为容易,鼓励患者逐步接触使其恐惧的情境和刺激,如请怕脏的患者从厕所里拿出一把刷子。为了说明反应阻止的意义,治疗师要善于解释直面焦虑而不采用仪式动作缓和焦虑的重要性。在说明治疗原理之后,可询问患者是否理解了治疗师所说,请他说说治疗包含哪些成分。

患者最常见的担忧是怕暴露时焦虑加重而不能承受,治疗师要告诉患者暴露初期焦虑可能会暂时加重,但经过一段时间后焦虑将逐步减轻。可请患者注意,如果 2 小时坚持不回避、不做强迫性仪式行为等中性化行为,看看会发生什么(实际上可能焦虑已经显著减轻)。

患者对激起焦虑的强迫观念、想象和冲动的反应包括强迫性仪式行为、精神仪式及回避行为要细心评估,要和患者讨论这些强迫性反应的作用,帮助患者认清激起焦虑的强迫观念或冲动与减轻焦虑的强迫性行为反应之间的恶性循环。如果没有对这些强迫反应的阻止,暴露将毫无作用。

2.设计治疗计划　治疗计划要和患者一起制订,所有的暴露项目要事先讨论。依据患者对治疗的准备和信心,选择最初的治疗任务,作为一个一般原则,暴露应从容易的任务开始。

反应阻止需要和患者制订详细的实施细则,确保暴露时不发生"中性化"的仪式行为与回避行为。

OCD 患者常为其问题苦恼,可能发生依从性问题,特别是对家庭作业缺乏信任时可能忽略或不做家庭作业,治疗师要说明家庭作业的重要性,告诉患者家庭作业有困难者并不少见,使患者对家庭作业的困难有精神准备。请患者在完成作业出现困难时写下发生的具体情况,以便在今后更好地对付这种情况。这不但对进一步了解患者的病情有益,而且也有利于修改治疗计划。

3.讲清暴露的意义和方法  患者在暴露初期常感到很痛苦,故治疗师常觉得暴露较困难。不过,如果患者相信治疗会有效的话,他们通常能忍受很大程度的痛苦。而暴露是治疗的关键,必须帮助患者确立信心,鼓励患者逐步完成暴露的任务。讲清暴露的意义和方法可参照如下指导语:

"通常,当你开始做这种项目时就会有些焦虑发生,这是治疗的一个重要的部分,人们通常以为焦虑会延续,变得不能忍受,而通过治疗你会明白一件有价值的事,就是焦虑不会增强到不能忍受的程度,常常焦虑消退比你预料的快得多。有时候,焦虑在 20 分钟内就开始消退,一般而言,经过半小时至一小时焦虑会消退。你将发现另一件事,是在你暴露 2~3 次后,你最初感到的不舒服变得越来越轻,这是治疗发挥作用的最好说明。随着时间的推移,你发现你将能以这种方式继续暴露其他项目而没有任何不舒适。"

焦虑及其减轻应采取设身处地理解的方式讨论,但不要向患者担保某个特定任务的安全性,如不要对怕接触某种液体物质的 OCD 患者试图保证液体的安全性(事实上有些液体物质可能有害)。对激起焦虑、恐惧的刺激之暴露应按困难的梯级去做,从容易做的项目开始,以增强患者的信心。

4.治疗师示范的价值  治疗师在患者面前演示要求患者暴露的任务,如果治疗师对恐惧刺激的暴露比要求患者做的更强,患者的依从性会增加。临床经验表明,示范有两方面的帮助,一是示范显示在暴露和反应阻止治疗期间需要什么样的行为;二是示范增加对治疗和家庭作业的依从性。青年人学习积极性高,示范对年轻的强迫症患者更为适用。

5.延长的暴露和反应阻止  治疗初期每周暴露和反应阻止次数可以 2~3 次,暴露时间一次需要 1~2 小时或更长。一般地说,患者的焦虑到达高峰或焦虑还很明显时不应停止治疗,要延长暴露时间直到不舒适感觉明显减轻。暴露时间过短,不充分,在仍有明显焦虑时结束治疗可能导致治疗失败。两周后治疗间隔时间可延长为每周一次或更长。

对任何回避和"中性化"行为(各种仪式行为)进行反应阻止是非常关键的,用来识别回避和中性化行为的问题如:如果没有强迫的问题,你(患者)会这样做吗?治疗师要注意很多强迫检查、怕伤害他人的患者焦虑常较重,为了减轻出错的责任,患者常常反复向治疗师寻求保证,这也是一种回避形式,需要把对责任的暴露纳入治疗项目。在讨论寻求保证是一种回避形式,阻止对责任的暴露之后,请患者自己设计作业,无须告诉治疗师细节,要患者自己对作业负责,但强调患者不可做重复检查、回避,或中性化的行为。

6.寻求保证的反应阻止　寻求保证是OCD的一个突出特征,患者几乎都有关于伤害责任的强迫想法,如接触脏的东西不洗手,怕引起传染;不把路上的玻璃碎片拾起来,怕割伤别人。寻求保证是为了确定不会对自己和他人造成伤害,也有推卸责任的作用。这种患者常诱使治疗师作出这类保证,以减轻其焦虑,但治疗师这样做的结果必然失败。患者的重复、持续、刻板地寻求保证类似其他形式的仪式行为,阻止了患者面对关于伤害的焦虑,因此,需要患者自己做出反应阻止。为了说明这种反应阻止的原理,可以询问患者从保证获得的焦虑减轻是持久的还是暂时的,并把保证和其他中性化行为作比较。患者也会向家属寻求保证,所以家属也需参与寻求保证的反应阻止。

7.治疗方法因人而异　OCD患者的症状有各种不同的形式,他们对这种疾病的看法、对CBT的态度以及学习、理解的能力也各不相同。因此,尽管CBT治疗OCD的原理相同,但用于不同患者时的策略、方法和进度却是各不相同的。

顺应患者的愿望,我决定采用CBT解决她的难题。我要她建立自救态度,积极配合,但也向她说明在问题解决之前她还会有一定的痛苦。她并非精神病,积极求治就是明显证据。事实上她也从未有过失常的举动。在会谈讨论中,我对她作了认知行为分析,她有闯入性强迫观念、强迫想象,担心自己会跳楼、会用刀伤人,从而引起极大的恐惧不安;她又有回避菜刀、回避去阳台的强迫性行为反应。由于回避使她不能认识强迫观念或想象的虚妄,掩盖了问题的解决。因此,我向她指出,如果要真正解决问题,她就应该将回避行为逐步地改变为接近行为,对自己所恐惧的菜刀、阳台要有计划地逐渐地暴露。

在取得她的认同之后,建议她先打开阳台的门,每天在室内平静地审视阳台,逐步移近阳台门,她发现自己仍然保持平静,相信自己完全有控制能力,经过一周的练习,她终于能跨进阳台晾晒衣物。对于怕用刀伤人的想法也采用类似的暴露方法,即要她逐步地接近刀剪等锐器,做法上先从反复接触短小的水果刀开始,每天练习直到毫无恐惧,再反复接触稍大的刀具,直到后来可以进入厨房用刀切菜而无恐惧发生。在治疗过程中,治疗者的鼓励、要求患者坚持暴露和不再回避是非常重要的。

## 二、没有外显强迫行为的强迫症的认知行为治疗

对强迫症没有外显行为的患者,治疗常有困难,其时的强迫性精神仪式或回避是内隐的,既难以识别,也难以阻止,故常常导致治疗失败。对这种患者,暴露的是引起恐惧的强迫想法,但患者的精神仪式如果没有识别和停止,将阻止对强迫想法的暴露。就像前面说过的那位女患者头脑里频频出现儿子被汽车压死的惨相,她立即用一个儿子正在游玩的轻松想象来缓和自己的紧张不安,但由于恶性循环没有打破,反而可怕的强迫想象出现更多,以致她对自己提出了责问:"我总是有儿子惨死的想法,难道我是这样不好的母亲?"后来在我们的帮助下,她认识到这是疾病,不是她的本质,在停止想象儿子游玩的精神仪式后,逐步习惯于接触可怕的强迫想法,才慢慢好转。所以,对 OCD 病人做 CBT 并不是轻而易举的,需要反复实践,不断地改进我们的治疗技术。

### (一)评估

特别要注意患者的强迫思维和"中性化"的精神仪式(可表现为想法、想象或内心言语)常常混在一起,帮助患者把两者分开是治疗的关键。强迫思维是激起焦虑的、闯入性的、不随意的,而"中性化"的想法、想象或内心言语是患者随意采用的、用来减轻焦虑或防范"危险"的,两者应能区分。还要注意可能有内隐的回避。

我在前面提到,强迫症的认知假说认为人们有时出现一些重复的想法或想象是正常的,只要顺应自然地接受它们,不产生排除、抵消的中和反应(想法或行为),就不会形成为强迫症状。这个学生对女同学有过一些想象,原本没有什么大不了,如果他接受不安,坚持专心听课,就不会发展为强迫症状。问题在于他用内心咒骂的方式竭力想排除这些杂念,形成恶性循环而发展为强迫症。他的内心咒骂是一种精神仪式,其目的是减轻自己的不安,但是实际上毫无用处,还耗费自己大量精力。由于这种精神仪式没有外部的行为表现,而且和强迫思维混在一起出现,常常需要深入检查才能发现。

### (二)治疗方法

1.习惯化训练法 这是暴露和反应阻止的变式,即对激起焦虑的强迫想法反复暴露而无任何内隐的精神仪式与回避,直到对这些强迫想法产生习惯化。初期

的练习任务是重复地、可预测地引出其强迫想法,同时阻止其任何内隐的回避与"中性化"的精神仪式,延续至焦虑减轻。要向患者说明内隐的回避和精神仪式阻止患者面对焦虑,阻止了对不快想法的习惯化。为了重复引出其感到焦虑的强迫想法,可用下列策略:

(1)仔细考虑引起强迫想法的刺激,使其强迫想法尽可能按预料出现;

(2)请患者把强迫想法重复写下来;

(3)将强迫想法用自己的声音制成30秒的一段磁带,要注意磁带上不可有"中性化"试图减轻焦虑的认知仪式(想法或想象)。

治疗师指导患者反复暴露其强迫想法,如用磁带,要患者尽可能地注意听磁带,但不要有任何"中性化"的反应,反复放磁带10遍,记录听磁带时的焦虑程度与"中性化"的欲望(按0~100分量表评定),对任何回避或"中性化"欲望要详细讨论,商讨阻止的方法。再反复放10遍,直到不出现"中性化"强迫反应。每天练习听两次,至少要一小时,延续到焦虑显著减轻而没有"中性化"的精神仪式或回避。一旦患者习惯于1~2种强迫想法,通常会泛化并习惯于其他强迫想法,痛苦因而减小。

2.思维停止法 这是用于停止强迫思维、缩短病程的一种策略,适用于对强迫思维感到讨厌而又不能摆脱的患者。这种方法是一种技能,需要患者先学习掌握。试以一位对日常生活中各种小事反复思考是否做得正确的患者为例,他应先将强迫思维的内容一一列出,然后从忧虑最轻的项目先开始练习。每天练习45分钟。先做放松训练,当放松状态到达时,可以想象做一个小动作(如开水龙头),并为这个动作做得是否正确忧虑5~15秒钟,当忧虑比较明显时,用右手用力拉左腕上的橡皮圈(事先做好,戴在左腕上,一拉即松)抽打一下,同时喊一声"停",此时强迫想法消失。如此反复练习,每当对开水龙头这个动作思虑明显时即发出"停"的命令,同时拉橡皮圈抽打,到后来只要喊一声"停",这个症状也随即停止。再按症状清单上另一个项目如关煤气,做类似的想象练习。经过多次练习,只要心中无声地对自己说"停",症状就能得到控制。此时患者的控制感觉增强,对这一技术已有了信心,再用实际所做的动作进行试验和练习,如真的开水龙头,思虑明显时命令:"停!"看看症状是否能得到迅速控制。要记住,命令自己"停"的同时用力拉腕带抽打是很重要的。随着练习次数增多,抽打腕部力量逐步减轻,次数减少,命令"停"也从有声逐步改变为无声。

这种方法还有不同的变式,例如在命令强迫思维"停止"后,可以接着想象一种轻松愉快的情景,如一次愉快的风光游览,一次娱乐活动。但必须注意,这些替代的想象或想法不可以包含抵消或"中和"的强迫思维的内容。也不一定要求都做放松训练。

强迫症患者在做这种练习时,应将强迫思维的程度和情绪苦恼的程度逐日进行评定,留下练习的记录。刚开始时强迫思维停止只是短时间的,仍会经常出现。经过几周练习后,强迫思维逐步减少,自我命令"停止"也变得越来越容易了。

## 三、强迫症治疗过程中的困难问题与解决方法

### (一)患者对心理治疗的态度消极

慢性 OCD 患者由于强迫症状的纠缠不休,觉得无法控制,治疗又缺乏效果,常常对治疗能不能解决问题没有信心,因此,很多患者对 CBT 也持消极态度。患者认为:"自己的问题多年解决不了,靠 CBT 能解决吗?"我以为 CBT 要取得成功,解决患者的消极态度至关重要,要帮助患者确立自救的态度,从而使患者积极配合,减少治疗的阻力。

解决方法:

1.消除患者的误解,说明 OCD 是一种心理问题,不是精神病。善于引用研究证据和 CBT 有效解决问题的实例,帮助患者建立求助动机,树立自救的态度。

2.提供希望,应用实际事例说明认知行为治疗的原理和有效性。

3.鼓励患者在治疗者指导下尝试新的应对策略,提高参与治疗的勇气。

### (二)患者对治疗的依从性缺乏

OCD 患者虽然非常痛苦,也体会到自己有病,但是,很多 OCD 患者对治疗却不依从,研究显示,至少有 25% 的患者对 CBT 也不依从。

不依从的可能原因有:

1.求治动机缺乏,患者的种种疑虑没有消除;

2.医患同盟未建立,患者对治疗者缺乏信任;

3.OCD 有人格障碍者多,有强烈的回避行为倾向,或伴发较重的抑郁情绪,容易出现失望,容易放弃治疗;

4.继发性获益,维持症状以依赖父母或避开困难处境。

依从性缺乏的解决方法:

1.应用认知技术说明 OCD 是一种神经症性障碍以及 CBT 的有效性。

2.消除是"精神病"的误解,也不应将 OCD 和"思想病"混为一谈。

3.患者应及早进入 CBT,说明治疗愈早,效果愈好。

4.解决问题需要患者积极参加,医患密切合作是治疗成功的关键。

5.签订治疗协议,医患共同遵守。

6.治疗者要努力提高建立医患同盟的能力,同患者讨论治疗目标。

7.布置与检查家庭作业。

### (三)暴露的阻力

对引发焦虑性强迫思维的刺激或情境进行充分的暴露是对 OCD 治疗有效的关键成分,需要治疗者仔细考虑,包括每次暴露的项目、时间、频率作业等。但有些患者常有担心,对暴露出现阻力,导致暴露时间过短,或回避暴露。

可能原因:

1.患者怕暴露令自己难堪的想法,怕别人笑话;

2.习惯性地回避感到恐惧的情况;

3.亲属误以为暴露有害,阻止患者的暴露练习。

解决方法:

1.建立互相信任、平等协作、亲睦和谐的医患关系,患者知道治疗师会帮助他面对困难;

2.通过行为分析,讨论暴露的好处,鼓励患者提高勇气,尝试暴露;

3.从容易做到的项目开始以增强患者的信心,设计由易到难的作业,并对患者微小的进步也要及时肯定和强化;

4.对青少年患者可运用示范法推动暴露。

### (四)反应阻止不够周密及未识别精神仪式

患者对恐惧性强迫想法有 3 种反应方式:行为仪式、精神仪式和回避行为,其间存在恶性循环。阻止仪式反应和回避行为,是 CBT 取得进步的关键一环,需要周密计划。

解决方法:

1.根据 OCD 的心理模型,分清性质不同的两类强迫症状;

2.鼓励患者停止一切仪式性反应和回避,说明面对焦虑而无仪式性反应的重要性;

3.了解患者的疑虑,在患者明了反应预防的重要性之后,制订具体的反应预防计划,布置作业并检查。

### (五)误用认知技术

OCD 患者存在认知曲解,主要在于夸大危险、完美主义和绝对化的要求,否定适度焦虑的积极意义。

误用认知技术的常见方式是试图通过解释教育患者认识强迫想法的错误,以致治疗者和患者陷入是非的争论,有时反而增强了强迫思维,或治疗师给予解释,满足患者寻求保证的病态愿望。误用认知技术的结果,患者的内心冲突不能解决,进步甚微,往往导致治疗失败。

# 第四节　强迫症的药物治疗

## 一、强迫症药物治疗的研究发现

1967 年发现具有 5-羟色胺再摄取抑制作用的三环类抗抑郁药氯米帕明(CMI)有特异的抗强迫作用,而其他三环类抗抑郁药如去甲替林、地昔帕明没有 5-羟色胺再摄取抑制作用,对 OCD 也无效,这一发现引起人们对 OCD 与 5-羟色胺功能失调关系的注意。其后许多对照研究证据确立了氯米帕明独特的抗强迫作用,成为药物治疗 OCD 的第一个里程碑。20 世纪 80 年代 SSRI 类抗抑郁药用于临床,如氟西汀、帕罗西汀、舍曲林、氟伏沙明、西酞普兰和艾司西酞普兰,虽然这些药物的选择性和作用强度并不相同,但陆续都被证实对 OCD 治疗的疗效与氯米帕明相当,成为药物治疗 OCD 的又一个里程碑。

现有的药物研究资料证实:

### (一)只有影响 5-HT 系统的药物对 OCD 有效

1.SSRI 类药物对 OCD 的疗效和氯米帕明相当,两者都比非 5-羟色胺能药更有效,有效率约为 60%

2.氯米帕明对 OCD 的疗效可能比 SSRI 类药物稍高一些(这一结果也可能由于研究方法的缺陷所致,而且也有对照研究报告显示,氟伏沙明对 OCD 的疗效略高于氯米帕明,并非都低于氯米帕明),但 CMI 的不良反应也比 SSRI 类药物多一些。从长期治疗的角度看,SSRI 类药物更适宜,也更安全。

3.其他三环类抗抑郁药和米氮平对 OCD 似乎无效。

4.这些药物改善 OCD 症状而不管抑郁是否存在,表明这些药物具有特异的抗强迫作用。

### (二)剂量

治疗 OCD 时通常每天要服用高剂量,氯米帕明 200～300mg/d,氟西汀、帕罗西汀、西酞普兰 20～80mg/d,舍曲林 50～200mg/d,氟伏沙明 100～300mg/d,剂量过低常常疗效不佳。但起病不久的 OCD 患者采用不高剂量也可能有效。如我曾治疗一例男性 50 岁左右的 OCD 患者,起病近一年,其强迫症状为反复出现伤害他人的荒诞想象,如将衣裳放进洗衣机时觉得将一个小孩放进去了,非常痛苦而难以摆脱。经服氟西汀 20mg/d,一月后症状明显改善,继续治疗至显著缓解,连服 2 年后停药。

### (三)疗程

药物治疗 OCD 的起效较慢,开始使用低剂量,逐步增加经过 8～12 周增至充足的治疗剂量。由于采用药物治疗是控制症状,停药后常见症状复燃,因此,药物的维持治疗应较长。以多长为宜至今并未解决,一般主张需要连续服药 2 年以上。

### (四)停药

推荐采用缓慢减量的方法,可在数月的时间内逐步减少直至停服。

## 二、难治性强迫症的药物治疗策略

氯米帕明和 SSRI 类药物治疗 OCD 的有效率约近 60%,也就是说,40% 以上的 OCD 患者用药效果不佳。如果包括 CMI 在内的 3 种 SRI 足量、足疗程(8～10 周)治疗无效,则称为难治性强迫症(ROCD)。虽然采用 CBT 和 SRI 类药物(包括氯米帕明和 SSRI 类药物)疗效可达 80% 以上,也仍有部分患者疗效不满意。这些患者之所以难治,可能有下列原因:

1.诊断不正确

2.OCD 是多种原因引起的一种综合征,具有生物学的异质性;

3.需要寻找 OCD 的特殊亚型,选择相应的治疗;

4.共病的情况限制了药物的效果;

5.药物治疗不完善:治疗时间过短;剂量过低;药物吸收和代谢问题;

6.患者对治疗的依从性缺乏;

7.对治疗不利的外部影响:家庭环境不良;在 CBT 时阻碍患者的暴露。

这里主要讨论 OCD 的药物治疗问题,我主张对药物治疗无效或只部分有效的 ROCD 患者应采取 CBT 和药物联合治疗。

首先可选择增加 SSRI 类药物的剂量,对 CMI 的研究显示,对 OCD 治疗的剂量应加至 250～300mg/d。氟西汀治疗 OCD 一般用 20～60mg/d,在 13 周后有显著临床作用,并且其作用能持续 9 个月以上而不良反应很少,对 ROCD 可加至 80mg/d。对 ROCD 患者,氟伏沙明可增加至 300mg/d。很多研究显示,舍曲林对

OCD 很有效,一般剂量为 100～200mg/d,还可用于儿童患者(剂量减少),有报告称舍曲林增加剂量至 300mg/d 对 ROCD 可能有效。西酞普兰对 OCD 的疗效和氟西汀、帕罗西汀相等,有学者报告用很高剂量的西酞普兰(160mg/d)治疗 ROCD 有效。

OCD 和抽动症(包括 Tourette 综合征)共病的患者单用 SSRI 类药物可能疗效不佳或只部分有效,宜加用非典型抗精神病药,如阿立哌唑、氟哌啶醇、喹硫平等。现有几份病例报告显示,阿立哌唑能有效治疗 ToureUe 综合征,无明显锥体外系不良反应,安全性好,对伴抽动的 ROCD 用 SSRI 类药物疗效不佳时加用阿立哌唑,应为一种可取的选择。

如果 OCD 患者对某一种 SSRI 疗效不满意,可以考虑换用另一种 SSRI,或换用氯米帕明(CMI),由于 CMI 是三环类药物,其安全性不及 SSRI 类药物,使用前应周密检查身体情况,包括心电图与闭角型青光眼,剂量应缓慢加到 200～300mg/d,这个剂量应持续 10 周以判断是否有效。如果在氟西汀后换用 CMI 需要小心,应从较低剂量开始,因为氟西汀半衰期长,抑制 P450 酶而与 CMI 产生不良相互作用,CMI 血药浓度显著升高而出现严重不良反应。舍曲林和氟伏沙明之后换用 CMI 则问题不大,不过仍应遵守小剂量开始的规则。也可换用 SNRI 文拉法辛,有研究报告称文拉法辛对 OCD 的疗效和帕罗西汀相等,接近氯米帕明,而耐受性比氯米帕明好,有效剂量约为 150～300mg/d。

对 ROCD 患者用 CMI 疗效不佳者可加用锂盐、氯硝西泮,有些抗精神病药如利培酮证实也有增效作用。其他还有一些药物可能有增效作用,但未经足够深入的研究。将抗强迫药物联合应用,即将 SSRI 类药物和 CMI 联用,对 ROCD 是一种治疗选择,需要注意两类药物的相互作用问题,注意掌握药物剂量,尤其是 CMI 的剂量,注意 5-羟色胺综合征的可能性。将 SSRI 或 CMI 和非典型抗精神病药联用也是一种选择,利培酮经双盲研究证实有效,3mg/d 的疗效高于低剂量组,对 CMI 疗效不佳者加用利培酮后 50% 显示有效。临床试验显示,对 SSRI 疗效不佳的 OCD 患者加用奥氮平和喹硫平有效。通过报告开放性研究结果,加用奥氮平 23 例,43% 有效,Atmaca 等 2002 年报告单盲试验结果,加用喹硫平组 27 例,显著进步 65%,加用安慰剂组为 0。部分多巴胺激动剂阿立哌唑能调节多巴胺系统功能,和 SSRI 类药物联用可能对 ROCD 有效。

虽然有人采用神经外科手术(脑深部电刺激和立体定向损毁某些神经结构)作为 ROCD 的一种治疗方法,据称术后并无严重不良反应,脑深部刺激法因损害微小尤其受人关注,目前仍在研究中,但我对立体定向手术这种创伤性治疗持十分保留的态度。

# 第八章　儿童青少年期精神心理障碍与心理治疗

## 第一节　品行障碍

品行障碍的特征是反复而持久的反社会性、攻击性或对立性品行。当发展到极端时,这种行为可严重违反相应年龄的社会规范,较之儿童普通的调皮捣蛋或少年的逆反行为更严重。如过分好斗或霸道;残忍地对待动物或他人;严重破坏财物;纵火;偷窃;反复说谎;逃学或离家出走;过分频繁地大发雷霆;对抗性挑衅行为;长期的严重违拗。明确存在上述任何一项表现,均可做出诊断,但单纯的反社会性或犯罪行为本身不能作为诊断依据,因为本诊断所指的是某种持久的行为模式。

### 一、反社会性品行障碍

反社会性品行障碍包括局限于家庭内的品行障碍;反社会规范的品行障碍;对社会规范的局限性品行障碍。

**【诊断标准】**

**(一)症状标准**

1.至少有下列 3 项

(1)经常说谎(不是为了逃避惩罚)。

(2)经常暴怒,好发脾气。

(3)常怨恨他人,怀恨在心或心存报复。

(4)常拒绝或不理睬成人的要求或规定,长期严重的不服从。

(5)常因自己的过失或不当行为而责怪他人。

(6)常与成人争吵,常与父母或老师对抗。

(7)经常故意干扰别人。

2.至少有下列 2 项

(1)在小学时期即经常逃学(1 学期达 3 次以上)。

(2)擅自离家出走或逃跑至少 2 次(不包括为避免责打或性虐待而出走)。

(3)不顾父母的禁令,常在外过夜(开始于 13 岁前)。

(4)参与社会上的不良团伙,一起干坏事。

(5)故意损坏他人财产,或公共财物。

(6)常常虐待动物。

(7)常挑起或参与斗殴(不包括兄弟姐妹打架)。

(8)反复欺负他人(包括采用打骂、折磨、骚扰及长期威胁等手段)。

3.至少有下列 1 项

(1)多次在家中或在外面偷窃贵重物品或大量钱财。

(2)勒索或抢劫他人钱财,或入室抢劫。

(3)强迫与他人发生性关系,或有猥亵行为。

(4)对他人进行躯体虐待(如捆绑,刀割,针刺、烧烫等)。

(5)持凶器(如刀、棍棒、砖、碎瓶子等)故意伤害他人。

(6)故意纵火。

4.必须同时符合以上第 1、2、3 项标准

**(二)严重标准**

日常生活和社会功能(如社交、学习,或职业功能明显受损)。

**(三)病程标准**

符合症状标准和严重标准至少已 6 个月。

**(四)排除标准**

排除反社会性人格障碍、躁狂发作、抑郁发作、广泛发育障碍,或注意缺陷与多动障碍等。

**【治疗原则】**

品行障碍是多因素所致,而且有明显的人格异常倾向,因此,多种方法综合治疗、长期系统治疗是非常重要的。

1.家庭治疗

(1)父母咨询指导。

(2)家庭集体治疗改善亲子关系,增强家庭相互支持功能。

2.行为矫正

(1)解决问题技巧训练:针对症状,帮助儿童分析原因,考虑后果,找到解决问

题的方法。

(2)自尊心、自信心培养利用正负反馈技术,逐渐恢复已失去的自尊和自信。

3.改进教育。

4.治疗躯体问题　如有问题要及时解决,同时注意营养,保证进食富含维生素。和微量元素的食品。

5.帮助改善社会经济状况　咨询、联络等。

6.必要的抗精神病药物治疗　抗精神病药物,如氯丙嗪、氟哌啶醇、维思通等对冲动行为有一定效果,但考虑到药物的不良反应和治疗的长期性,应慎用。锂盐、卡马西平、丙戊酸钠可用于控制攻击行为。

显然,品行障碍的治疗涉及家庭、学校、社会和医院。需要在儿童精神科医师的联络、指导下由父母、教师、社会工作者共同努力,采用多种治疗措施,持之以恒方能见效。

儿童品行障碍及早发现,给予正面教育、行为矫正、调整环境等综合治疗,可望得到矫正。

## 二、对立违抗性障碍

对立违抗性障碍多见于 10 岁以下儿童,主要为明显不服从、违抗,或挑衅行为,但没有更严重的违法或冒犯他人权利的社会性紊乱或攻击行为。必须符合品行障碍的描述性定义,即品行已超过一般儿童的行为变异范围,只有严重的调皮捣蛋或淘气不能诊断本症。有人认为这是一种较轻的反社会性品行障碍,而不是性质不同的另一类型。采用本诊断(特别对年长儿童)需特别慎重。

【诊断标准】

(一)症状标准

1.至少有下列 3 项

(1)经常说谎(不是为了逃避惩罚)。

(2)经常暴怒,好发脾气。

(3)常怨恨他人,怀恨在心,或心存报复。

(4)常拒绝或不理睬成人的要求或规定,长期严重的不服从。

(5)常因自己的过失或不当行为而责怪他人。

(6)常与成人争吵,常与父母或老师对抗。

(7)经常故意干扰别人。

2.肯定没有下列任何 1 项

(1)多次在家中或在外面偷窃贵重物品或大量钱财。

(2)勒索或抢劫他人钱财,或入室抢劫。

(3)强迫与他人发生性关系,或有猥亵行为。

(4)对他人进行躯体虐待(如捆绑、刀割、针刺、烧烫等)。

(5)持凶器(如刀、棍棒、砖、碎瓶子等)故意伤害他人。

(6)故意纵火。

**(二)严重标准**

上述症状已形成适应不良,并与发育水平明显不一致。

**(三)病程标准**

符合症状标准和严重标准至少已 6 个月。

**(四)排除标准**

排除反社会性品行障碍、反社会性人格障碍、躁狂发作、抑郁发作、广泛发育障碍,或注意缺陷与多动障碍等。

**【治疗原则】**

对立违抗性障碍治疗原则与反社会性品行障碍相同,同样需要多种方法综合和长期系统治疗。具体请参见反社会性品行障碍治疗。

# 第二节　情绪障碍

儿童情绪障碍的病因较成人简单,主要是由心理因素或因家庭教育不当等所造成的以焦虑、恐怖、抑郁为主要临床表现的一组疾病。患儿自身感到痛苦或影响社会的适应,一般在持久的心理紧张下产生。学龄前儿童往往以父母不和、分离、死亡以及因父母或长辈教育方法不良,对儿童经常恐吓、打骂或其他紧张事件引起者居多。随着年龄增长,社会环境因素作用更加突出,如学校作业负担过重,与同学等发生情绪冲突等等。但只有当焦虑、恐怖、强迫情绪持续存在,程度明显超出正常范围,严重干扰了儿童少年环境适应能力,并造成极度苦恼时,才视作病态。儿童少年期情绪障碍,主要包括焦虑、哭泣、抑郁、自卑、害羞、社会退缩、忸怩等。据上海(1984)调查 3000 名学龄前儿童,各类情绪问题发生率为 17.66%;南京及北京儿童心理科门诊中儿童情绪障碍分别占 21% 和 11.6%。有关研究提示,城市儿童患病率较农村高,大城市比小城市高;年龄小者少,年龄愈大就愈接近成人的患病率,且患病率女性较男性多。

由于年龄、遗传素质、个性特征和身体状态，以及心理紧张刺激的性质、强度、持续时间等的不同，儿童少年期情绪障碍可出现不同的症状形式和不同的类型。下面介绍几种常见的类型。

## 一、焦虑状态

可分为以下几种形式：

1.分离性焦虑障碍　与主要依恋对象（常以父母、尤以母亲为主）、家庭或其他熟悉环境分离时出现过分焦虑。如因害怕分离而不愿意上幼儿园，没有亲人陪伴就不愿意就寝等。须注意的是9～36个月的婴幼儿与父母分离时出现焦虑是一种与正常发育关联的趋向，是正常的现象。而这种过分和非现实性焦虑出现于3岁以上孩子持续2周或2周以上，可诊断为分离性焦虑。患病率国外报道3.5%～5.4%，女孩多见。可采用脱敏、生物反馈等治疗，严重者可短期使用抗焦虑剂。

2.社交性焦虑障碍　这些孩子与陌生人接触时出现持续的和过分退缩，达到妨碍与同伴正常交往的程度。他们反对同学、邻居、陌生人到他们的住所，在陌生人面前害羞，不敢大声说话等。通常发病年龄在2岁半以上，持续6月以上。患病率国外报道1.1%～1.8%，女孩多见。采用示范法、强化等行为治疗有效。

3.恐怖性焦虑障碍　患儿总是提心吊胆地害怕可能遇见的事物或情境，所害怕的事物或情境实际上并不具有危险，或虽有一定危险性但其表现出的恐惧大大超过客观存在的程度，并由此产生回避、退缩，严重影响患儿的正常生活、学习、社交，经劝慰不能消除，症状持久或反复出现，病程至少4周，患病率国外报道2.3%～9.2%，多见于女孩。采用脱敏、示范法等行为治疗，严重者可短期使用抗焦虑剂。

## 二、恐怖状态

即对某些物体或某些特殊情境产生异常的恐怖，在儿童中最常见的是害怕动物、死亡、昆虫、黑暗、学校。儿童最为常见的是特定的情境恐怖，男女性别无差异；而特定的动物恐怖只发生于女孩。动物和昆虫恐怖大多于5岁起病；旷野恐怖一般从儿童晚期至中年均可起病，最多起病于少年晚期。学校恐怖症是儿童少年期常见的恐怖状态的一种，指儿童因害怕而长期拒绝上学。表现为不肯上学，勉强要其去则出现强烈的情感反应，如焦虑、哭闹等，有时在上学的路上逃跑。常在上学前的清晨出现头痛、腹痛、腹泻、胸闷等不适,而不去上学就一切如常。多数学者认为,学校恐怖症的年幼儿童与分离性焦虑有密切关系,大龄儿童才是真正的学校恐怖症。可采用心理治疗,脱敏疗法效果较好,必要时加用抗焦虑剂、抗抑郁剂。

### 三、儿童强迫症

强迫症多发生在 10 岁前,男性较女性多。多数具有明显诱因,起病缓慢。此类儿童有特别爱清洁,见人有礼貌,好迎合,好思考,或有谨慎、胆小、害羞等性格特点。临床表现同成人,如有不可克制的反复计数,如走路时依次计数电线杆、窗户、树干等;强迫性穷思竭虑,不断地想些毫无意义的事,如桌子为什么有四条腿等。强迫症在儿童及少年就诊者中占 0.2%～1.2%,强迫症成人患者约有 1/3 在 15 岁前就出现部分症状。可使用氯米帕明、帕罗西汀等药物,并结合心理治疗。

### 四、癔症发作

多发生于少年期,几乎比儿童期多 3 倍。在青春期前无明显性别差异,青春期后则女性显著增多。病孩多数具有情绪不稳、反复无常、轻浮和易受暗示等特点。偶有流行性发作的报道,都产生于寄宿学校等学生相处紧密的场所。大多为女孩,表现为跌倒、抽搐、过度换气、步态不稳等。班上可先后有几十名学生发病,带头起病的孩子较一般人更具神经症性特性,或心理严重失衡。随年龄的增长,发作表现遂与成年癔症相似。可使用环境隔离、暗示并结合抗焦虑剂等治疗。

## 第三节　行为障碍

行为障碍,属于儿童在发育过程中出现的行为变异。如不服从、脾气暴发、退缩行为、过度焦虑等,其描述不像神经症、心理障碍那样明确。行为障碍的出现常常使家庭苦恼和紧张,而品行障碍则不仅如此,而且还会对外界(社会)产生不良的影响。

### 一、病因

1.发病因素　新生儿缺氧、婴幼儿期感染、严重营养不良,均可妨碍脑的正常发育。发育迟缓或异常,常易发生行为障碍。如由于发育不良,妨碍了儿童向社会学习和延缓恰当行为形式的建立。

2.家庭因素　母亲接触儿童最密切,故以往研究常着重于母子的相互关系所产生的影响。如因不合法婚姻、私生子、家庭破裂等因素作用,就会引起母亲对儿童的忽视、敌视或拒绝接受等,直接影响到与儿童的相互关系,导致儿童行为障碍。

3.社会因素　不同文化会影响儿童的行为形成。欧、美等国家,鼓励儿童尽早独立和达到很高期望,易使儿童引起心理紧张;我国及日本偏重于养成儿童依赖及顺从,易引起儿童产生分离焦虑等行为障碍。

## 二、临床表现及诊断

行为障碍表现形式多样,下面介绍几种常见的表现形式:

1.行为退缩　在无特殊原因下,儿童表现特别胆小,不愿与周围小朋友交往。当要送他们去上学时,常常因退缩行为而拒绝上学。

2.过分依恋　依恋是儿童早期社会性及情绪发展的主要部分。婴儿一出生就有一种对一个特定成人(通常是母亲)的专注以寻求躯体和社会相互作用的需要。稳定的依恋关系,是促进儿童成长的基础;但是过分的依恋,可使儿童家庭及社会功能受到影响,表现为衣、食、住、行稍不如意,就会出现过度的焦虑、哭闹等行为障碍,甚至出现对父母的攻击性行为。

3.暴怒发作　幼儿常对愤怒和不满以戏剧般情感暴发来表示。发作时,他们可将激动升至异常高度,如尖叫、撞头、咬、用力踢、毁物等过火行为。在 2 岁时最常见,以后随年龄增长而逐渐减少。

4.行为不恰当　喜好恶作剧,将快乐建立在别人的痛苦之上;平时不敢与周围小朋友交往,却经常虐待小动物发泄自己的情感。这些小孩长大后往往会出现人格障碍。

行为障碍的诊断要点,主要是这些行为问题常反复和持续地出现,但程度不严重,仅限于行为的某一方面,而且一般不会对外界造成不良影响,所以这些行为并未构成疾病。

## 三、治疗原则

行为障碍常与家庭环境有关,家长教育过于刻板、严厉,或者放任不管,都可能会导致行为障碍。这些患儿的行为问题常常是父母问题的反映,因此,加强对父母的教育,积极开展家庭治疗,给环境不良的家庭提供必要的指导及帮助等。行为矫正治疗对一些过分依恋、暴怒、不恰当行为等行为障碍有较好的疗效。

# 第四节　几种常用的儿童青少年心理治疗方法

当前儿童心理障碍的种类越来越多,应对他们的心理问题采取心理治疗方法,也不能千篇一律,需要灵活应用不同的心理治疗方法。例如认知疗法、暗示疗法、音乐疗法、松弛疗法、谈心疗法、颜色疗法、行为疗法、森田疗法和家庭疗法等,辅以正确的政治思想工作用以治疗不同的儿童心理与精神疾病是一种公认的行之有效的方法。

儿童期神经系统尚待逐步健全和完善,思维单纯、思想脆弱,任何心理障碍都是脑活动的障碍。心理活动是脑功能的体现,也是大脑对外界客观现实的主观能动性的反映。语言和非语言刺激可以影响和改变他们的大脑功能,所以说"解铃还须系铃人",心理治疗就是为达到"解铃"人的作用机制。

## 一、认知领悟疗法(简称认知疗法)

### (一)概术

认知领悟疗法(以下简称认知疗法)用于儿童心理障碍,是我国精神病学家钟有彬教授在心理分析疗法的基础上发展起来的一套体系,得到国际国内业界人士的公认。重点是可使患者相信和接受解释,从而达到领悟和化解病情的目标。

认知疗法是指通过改变患儿的认知、领悟到他所出现的心理问题是由于他对周围环境中的人或事物的认知偏差、误会或错误理解所形成的。认知偏差是导致心理障碍的主要原因。因此通过纠正患儿的错误认知,帮助他们领悟并建立正确的认知来达到治疗的目的。

### (二)具体方法

1.人的认知主要有三个阶段　第一阶段为初级阶段,即对于事物只是具有一个相对较浅的评价,只有在出现应激事件的时候,才会在情绪、行为上出现反应,人们对此没有更深层次的思考,被称作自动思维;第二阶段为中级阶段,即对事物更深层次的了解和评价,对发生的某件事物能够形成一定的信念,对事物的评价进一步深入,被称为潜在设想;第三阶段为高级阶段,即对事物形成较为深刻的了解、评价和信念,而且这种评价和信念往往根深蒂固,不容易改变,被称之为"策略"。而患儿与未成年人的认知水平大多处在第一阶段或第二阶段,所以在认知上,常出现偏差。

2.具体改变儿童认知技术

(1)建立平等信任关系:认知疗法的前提是使患儿能对心理工作者产生信任,能倾诉心理问题,使其了解他心理问题的症结所在,以便对症下药,解开心结。这需要有一种融洽、平等、信任关系,对待儿童患者还需要有爱心、耐心、真诚、负责的精神,让患儿相信自己,能够真实地表达出他内心的感受。

(2)纠正患儿的错误认知:当患儿建立良好的关系之后,就需要对患儿进行心理治疗,由浅入深的循序渐进的,逐渐改变患儿的错误认知,帮助患儿建立正确认识。

(3)改变认知的技术要求:①改变患儿的思维方式:有些孩子的心理和行为比较呆板,不仅给自己加上条条框框,而且还要求同班同学也是如此。特别在学习成绩上,有较强的好胜心,自己应该永远名列前茅,自己应该永远精力充沛、刻苦努力,而不应该排在后面,不该落后,更不该失败。从中我们不难看出,这些应该,不应该的要求和精神显然不符合现实。在竞争激烈的学生中都有自己的优势和劣势存在,看问题不能一成不变,世界上的任何事物都是在变化中求发展的,更不应该嫉妒别人的前进。因此,需要帮助患儿认知这些应该和不应该是非现实的,是局限性的,使他们建立灵活的思维方式,抱定谦虚、上进的信心,来实现自我约束机制,克服不良的认知行为和思想;②建立快乐与苦恼的缓冲地带:有不少孩子把快乐和苦恼视为绝对化,并将其推向两个极端。有这类心理活动的孩子大多比较聪明,但不见得他们心胸豁达、大度。在他们认为成绩优秀就是快乐,反之则是痛苦的,而他们常会把成绩优秀绝对化。例如,一个学生认为只要学习成绩排在第一名就是快乐的,反之就是痛苦。还有不少学生认为,我的成绩好就该当班长,不选我的人,就是对我个人的不认同,甚至还认为他在恨我,讨厌我等。有这种心理的孩子虽有很好的上进心,但他们的价值观非但不符合现实,也会为此而把自己紧紧地束缚起来,影响到个人情绪和正常的生活与学习。以此,我们需要帮助孩子认知到成绩固然重要,但是我是否有爱心、我的品德、人脉关系是否出了问题? 克服非理性的认知,挫折在所难免,一个人的能力有限,不当班干部给自己的学习空间加大了,这难道不是件好事吗? 给自己设立一个快乐与苦恼的缓冲地带,让自己从束缚的牢笼中走出来;③正确把握在外求学的风险程度:对于未成年人外出求学,特别是女生,对外界环境的危险程度评估过高,对于自己应对能力评价过低,无形之中危险加码,使其出现焦虑、恐惧和危机感,终日惶恐不安。这种情绪会严重影响学习和生活。此时,就应该帮助患儿正确认识外界环境的安定情况,加强自信心,用适当的方法如何保护自己,使患儿勇敢地面对现实,克服求学和前进道路上出现的各种困难。

## 二、行为疗法

### (一)行为疗法的定义与原则

行为疗法是指通过矫正患儿的不良行为,来达到治疗患儿心理障碍的目的,并帮助患儿建立某种良性行为,从而使他树立信心、面对现实、健康、快乐地度过童年的一门心理学和医学技术。行为疗法的针对性很强,主要用来治疗恐惧症、强迫性神经症、精神依赖症、性心理障碍和成癖症等。

行为治疗的原则:患有心理障碍的儿童及青少年,在病程中出现的不良行为,大多是由于患儿与外界环境不相适应,通过条件反射所形成的不良强化结果。因此,可以用以条件反射的形成或者消除以前的不良条件反射作为心理治疗的依据,矫正患儿的不良行为,消除患儿的心理疾病。

### (二)行为治疗的具体方法

1.暴露疗法　有些心理疾病是由于某种强化作用形成的,用此法就是要把这种具有强化作用的因素大白于患儿面前,对他不予回避,而是让他勇敢地面对这种强化因素,经过不断地反复接触,就会慢慢地消除对这种强化因素的异常反应。例如某些孩子从小就害怕小动物,到了青少年时见了仍然出现恐惧心理,此法则是先让他接触玩具动物,然后慢慢让他由远及近地接触小动物,直到他不再害怕小动物,此法重点用于恐惧症或伴有焦虑的恐惧症。

2.厌恶疗法　此法主要用于治疗精神依赖性成癖症,如烟、酒、药、毒偏好癖或上网成瘾等症,其方法是在这些青少年抽烟、酗酒、吸毒、上网、看色情片时,给他以负面刺激,使他的嗜好产生厌恶,从而达到治疗的目的。例如,患儿在酗酒时,在酒内加入戒酒硫,他会在饮酒后产生恶心、呕吐,使他产生一种相当难受的感觉体验,最终对自己的癖好产生厌恶。在吸烟时加入戒烟美(或沾在香烟的支条上),看黄片时,把他关起来或拘留数月也是基于这个道理。

## 三、暗示疗法

### (一)暗示疗法的定义与原理

暗示疗法是指通过话语、肢体语言以及采取药物等方法,对患儿的心理与精神障碍进行的心理治疗方法。使患儿在医生及心理治疗师的暗示下,对自己的疾病治愈充满信心,缓解心理压力,以达到治疗的目的。提醒读者,在暗示疗法中所采取的药物并非有特殊疗效的药物,只是一种或几种普通的营养或保健品,也叫"安慰剂",只是医生的暗示,而在患儿心目中认为有神奇的作用。

其原理是在我们现实生活中,人们常会受暗示的影响,如好的暗示,可以使人们心情愉悦,对学习和生活充满信心;不好的暗示有可能使人们心情沮丧、消极、沉闷或失望。用实验研究将学生随机分成两个班,实验者告诉老师,一班学生智商较高称奥赛班,另一班智商较低称普通班。事实上两个班学生智商相差甚微;经过一段时间学习之后,被称为奥赛班的学生成绩果然提高很快,而普通班则成绩较低,事实上这件事对教师(也是对学生)心理暗示的结果。

一般来讲患儿由于心理疾病的折磨,意志力较为薄弱,从心理上会产生不公平、不平衡的负性心态,很容易受到暗示,尤其是具有权威性医生的暗示。因此,依据这个原理,暗示就产生罹患疾病和治疗疾病的强大力量。

### (二)暗示治疗的具体做法

1.发散性思维 有些学生看问题比较片面,只从一个角度看问题,尤其在外求学遇到困难时,片面认为这是对自己的惩罚,自己太倒霉了,自己的点子低,因此,会产生悲观、失望、失落、抑郁等情绪。其实这种负性情绪产生是由个人看问题片面产生的。如果换一个角度看问题,把暂时的困难当做是生活、求学对我的锻炼或考验,经受这些折磨和磨难会更加成熟。这样,不仅不会悲观失望,反而会更加积极乐观地面对困难、克服困难,心情会变得愉悦。

2.医生对患儿的暗示 这种方法是因为患儿认为医生就是他的大救星,医生有专业技术,甚至很有权威性,如果此时给患儿合理、适当的良性心理暗示,他就会深信不疑,接受暗示,从而向着好转方向迈进,以达到治疗的目的。

3.人际关系出问题或有疑忌心理的患儿,可以自我暗示 例如:看到别人聊天的时候,克服自己的疑猜心理,不断地在内心告诫自己"他们仅仅是聊天,不是在议论我,和我没有任何关系。"随着自我暗示次数的增加,患儿就会慢慢地纠正自己的异常心理,恢复正常心理状态。

## 四、理性-情绪疗法

### (一)适应证

理性—情绪疗法,自 1970 年以来,越来越受到心理学和医学界的大力推荐,逐渐成为应用广泛的心理治疗技术。这一疗法多适宜于心因性、心境障碍如恐惧症、强迫症、伴焦虑症、伴疑病性抑郁症、青春期抑郁症、减肥致神经性厌食。青少年性心理障碍等。

### (二)具体治疗措施

此法可分为以下四个阶段:

1.心理诊断阶段　青少年患儿心理问题比较隐秘,特别是女生,常不情愿披露个人内心活动。经过一段时间的心理放松后,在交谈中发现并指出他存在哪些非理性思维,帮助他认识这些非理性思维与情绪困扰之间的关系。向他说明治疗方法和治疗计划,取得他的信任后,引导他参与治疗过程,树立他战胜心理障碍的信心和勇气。

2.领悟阶段　医患双方基本已心理沟通,共同分析和讨论诱发事件,充分挖掘患儿针对诱发事件所持有的信念与思维,并进一步分析哪些是合理与不合理的思维信念,哪些不合理的思维是导致心理障碍的主因,再进一步分析我们应怎样领悟和改变这些不合理思维、观点与信念,通过理性情绪疗法,恢复患儿正常的心理状态。

3.修通阶段　心理治疗或医生指导病儿放弃或改变那些不合理思维,再运用认知、行为和情绪疗法等,帮助他重建对诱发事件的理性思维信念,取代非理性思维观点,鼓励患儿能完成这种理性思维,就是进入好转和康复的特点,以增强信心,此时,双方均需有锲而不舍的信心,疏通由非理性转向理性思维之路,此即为"修通阶段"。

4.再教育阶段　青少年期思想脆弱,情感泛化,应反复学习和再教育,当解开心结后,不断地强化和暗示,使这些理性思维、观点、信念,在患儿心理中固定下来,内化成新的自我信念、语言和内心情感。

## 五、催眠疗法

### （一）催眠疗法定义与适应证

催眠疗法是指通过使用催眠技术，使患儿进入睡眠状态。进入睡眠状态可使患儿保持安静，使内心焦虑得到缓解。如在睡眠中，其意识处在模糊状态时，还容易把自己的心理矛盾和情感困惑表露出来，容易受到治疗者的暗示，使得治疗师通过暗示找出心理问题的根源，可有利于帮助患儿解决心理障碍。

催眠疗法几乎可用于青少年很多（所有）的心理障碍和精神疾病，但对小儿药物性睡眠疗法慎用或少用。

### （二）催眠疗法的作用原理

利用催眠技术可以治疗心理疾病：有很多青少年在清醒状态下，难以接受心理治疗，而催眠疗法以将患儿带入睡眠状态，以利于实施心理治疗，并且可在睡眠过程中使大脑皮质得到调整。例如，害怕蛇的儿童，待他进入第一睡眠阶段（模糊状态时）对他进行暗示，就说"蛇一般不乱咬人，你不捉它，伤它，它不会咬你的"。虽然患儿处于朦胧之中，但他们仍然能够受暗示的作用，对蛇的恐惧心理逐渐淡化或消失。

### （三）催眠疗法的具体实施方法

1.诱导催眠法　例如：用视觉长时间凝视天花板上的圆形物体，然后放收音机（或录音机）里的轻音乐，对他进行反复单调的轻刺激，再加上治疗者的语言训导，使他进入睡眠状态，在进入睡眠状态过程中，治疗者再进行语言暗示，给予相关的语言治疗。

2.药物催眠疗法　是利用催眠镇静剂注射或口服，使其进入睡眠状态，可起到调整大脑皮质的过度兴奋或思维紊乱，例如冬眠疗法等，同时可在进入睡眠浅期进行语言安慰，行为矫正以及时光复制等。

## 六、音乐疗法

### （一）音乐疗法的定义与原理

音乐疗法是指通过欣赏音乐进行心理疾病的治疗，此法更贴近青少年，也方便操作，不仅在专业心理治疗室采用，而且在家庭也方便使用。应用此法可以缓解学生的学习压力，还可驱除淤积在内心的、日常生活中情感障碍，使儿童保持良好心态。

悦耳的音乐使人心情愉快,心身放松,反之悲伤的音乐可使人触景生情,进入悲凉的境界。音乐可通过影响人的心理和生理两个方面起到作用。例如,舒缓的音乐,可使欣赏者的身体各部位得到放松,心率趋缓,呼吸平稳,可使烦躁者安静下来,甚至使失眠者进入睡眠状态;欢快的乐曲还能活跃大脑里的神经细胞,因此,应用音乐可以治疗不少心理疾病。

## (二)具体使用方法和适应证

在进行音乐疗法时,让患儿处在安静与舒适的环境中,应没有喧嚣,光线柔和,例如在卧室内,场院树荫下,花园中。但并非所有心理障碍均可应用,还要看患儿的年龄、知识水平及性格、修养等,还要对不同的患儿,选择不同的音乐(乐曲)。例如,抑郁症患儿可选择欢快优美的音乐;伴躁狂症状者,应选择节奏缓慢地进行治疗;伴焦虑、恐惧者可选用优雅、清丽、舒缓的音乐;失眠、神经衰弱者可选用轻柔、悠扬,慢节奏的轻音乐等。

# 七、森田疗法

## (一)森田疗法的定义与原理

森田疗法的创始人是日本心理学家森田正马。他认为各种神经症性心理疾病的产生,都存在疑病素质性格基础的人,他们多表现性格内向、多疑、孤僻、敏感、内省力强、有强烈的自我意识,过度追求完美,过分担心自身健康,对自己心身活动状态及异常感受特别敏感,偶尔遇上社会心理诱发因素就会出现身体和心理上的不适应感受,并将注意力集中到自身的感受上,越是集中注意力于自身的不适感受,越发感到敏感和难受。有时也想把注意力转移开来,注意力反而固定得越牢实,更难转移,从而形成一种恶性心理循环。森田疗法的治疗原理就是要通过"接受症状,顺其自然"来打断这种精神交互作用,从而达到治愈心理疾病的目的。

## (二)森田疗法对青少年心理障碍的适应证

1.伴疑病性抑郁　过分敏感和内向性格的青少年,对生理上出现的头昏、头晕、头痛、腹胀、食欲缺乏、乏力、疲劳等,过分关心,森田疗法是让患儿对自我疑病素质加深了解和认识。说明这些症状是正常的,不必在意,像风过树林一样,不会留下任何痕迹。

2.强迫观念　有些学生身体出现头晕,全身乏力等不适症状,为此患儿会同时出现痛苦、焦虑和恐惧,孩子会强迫自己压制这种痛苦和恐惧。

3.精神交互作用产生的心理矛盾　年轻人常把主观意念和客观现实相混淆,常会凭借主观判断和感受来处理客观事物,常会出现情绪烦躁不安、心境不悦、思维混乱而影响学习,成绩不断下降等。

### (三)森田疗法的具体实施方法

1.第一期为绝对卧床休息期　让患儿在家或住院,绝对卧床休息不与外界任何人接触,除吃饭、喝水、大小便以外,不做任何活动,以消除患儿郁闷、痛苦等各种情绪。此期需要 4～7 天,第 1～2 天心身安静,也听话;第 2 天以后上述痛苦消失,开始幻想,并出现烦闷和不安情绪,此后在第 4～5 天中摆脱了苦闷不安而转向心情愉快,后来紧接着上述症状全部荡然无存,并且出现百无聊赖或期望有获得痛苦的感觉。

2.第二期为轻微活动期　此期为 3～7 天,要求患儿依然卧床休息,休息期间给他缩短到 8 小时以内,白天让他开始做些轻微活动,如扫地、搞点卫生工作,晚上让他写日记或写一些这几天的感受。待 3～4 天后可让他做些体力劳动,患儿的各种不良症状会逐渐消失。

3.第三期为普通工作期　此期也为 3～7 天,孩子可以逐渐看书、学习,也不理会他的不愉快的情绪,只让他全身心地投入到学习中去。让他体会到在学习中的乐趣和能恢复学习的喜悦。并不断地表扬和鼓励,培养他的耐心、信心和勇气。还可进行加码,如绘画、欣赏音乐或做些体育训练。

4.第四期为生活训练期　也叫末期治疗,是让他回归校园,完成学业的铺垫期(也是准备期)。除温习以前的功课之外,可以适当加码,向前预习功课,但要注意适可而止。有时可以由家长或老师带他到学校,班里看看、玩玩,与同学交流一段时间,以此作为桥梁,逐渐回归学校(或暂时休息一段时间)再回归学校继续就读。

## 八、家庭疗法

家庭疗法是指以家庭为单位,不仅使具有心理问题的儿童为治疗对象,并让他也参与到治疗中来。通过动用家庭资源,改变患儿心理状态还可改变家庭内部结构间和谐,协调成员之间的关系,使得家庭成为一个健康、和谐的幸福家庭。家庭成员之间能多沟通,关系融洽,能够对内相互帮助,对外共同克服困难,同时,家庭中某些成员的心理障碍也能得到有效化解。

### (一)家庭治疗原则

家庭治疗对儿童及未成年人心理障碍具有很大作用,孩子每天与家庭成员有

较多时间相处,能及时沟通、协调以化解,并掌握以下几个原则:

1.宽容尊重原则    对待具有心理障碍的儿童,要尽量宽容,不能为一点小事而纠缠不休,要多加体贴、照顾与关爱,把孩子当作朋友,不能自以为是,父母、长辈等凌驾于孩子之上,颐指气使或痛斥、责备儿童,动辄发火,应多站在孩子的角度上考虑,并为他分忧解愁。

2.寻找孩子闪光点    在家庭治疗中,要注意挖掘孩子的闪光点,并且将他的闪光点告诉其他家庭成员,共同呵护、启发,让其他成员同时欣赏与认同,以鼓励患儿心情。有利心理康复。

3.用亲情感化原则    在家庭中血缘,亲情,爱情以及伦理道德,是维系家庭的纽带。因此,在家庭治疗中,应多用"动之以情"而少用"晓之以理"。通过协调家庭成员之间的感情和行为,来促成成员之间的和谐,以感化孩子受伤的心灵。

### (二)家庭疗法的具体方法

1.真诚沟通    最初进行家庭治疗时,对孩子应抱以真诚的态度,从关心出发,启发或询问孩子的发病原因,了解问题的症结所在,先取得孩子的信任,才能切入正题与之沟通,达到化解心结的目的。

2.危机干预    当发现患儿出现心理危机时,将全体成员动员起来,都能成为孩子心理支持和心理辅导者,使患儿在温馨的家庭氛围中被爱唤醒。

3.分析治疗    是通过精神分析方法,分析孩子的心理活动与行为之间的关系,既可促进孩子心理障碍的康复,还有利于促进家庭和谐。

4.家庭行为治疗    对患儿的不良行为如染上烟、酒,已出现精神物质滥用,上网成瘾或其他不良行为时,不能严厉斥责。讲清利害关系,动情地劝慰他,以上这些不良行为会给自己和家庭带来什么样的危害等,可结合发生原因进行行为矫治。

# 第九章　老年人的心理障碍

## 第一节　老年人的心理活动特点

人到老年,生理活动的变化、生活环境的变迁,不可避免地产生一系列的心理变化。

### 一、智力特征

智力是一种潜在的、非单一的能力,是一种知觉、分析和理解信息的综合能力。智力到老年后,随着年龄的进一步增长而下降,但其严重程度差异很大。老年人主要是记忆和计算能力的下降,而词汇和一般常识并不受很大影响,记忆减退的以近事遗忘为主,刚做过的事或讲过的话记不起来;面对新事物不容易接受,学习新知识,掌握新技能的能力下降。总之老年人在记忆力、计算力、言语能力和空间构图能力方面比中年人有明显的下降,但在定向力方面则无显著差异。

### 二、个性特征

个性是一个人在同周围环境的相互作用中表现出来的,区别于他人的、稳定的个人特点。

老年人有自己的个性特点。如 40 多岁的中年人感到自己肩负责任,富有精力,因而愿意干冒险的事情,而到老年期后就感到周围似乎存在某种威胁或危险,变得有些被动和随和了。同时,老年人在活动性、反应性和自我控制能力方面,随着年龄的增长有降低的倾向。这些变化,存在着个体间差异。社会经济状况、健康状况对个性发展均可造成影响。

### 三、情感情绪特征

不少老年人都患有这样或那样的疾病,有的疾病到老年期则见加重,诸如脑动脉硬化、高血压、冠心病、脑卒中等,容易使老年人产生孤独感、焦虑不安、抑郁等情绪,使老年人变得很暴躁,易发脾气,同时情感活动亦很脆弱,稍有不适则易伤心流泪。由于老年人神经系统的不稳定,生活中受到一些并不严重的刺激,就会导致情感活动障碍,如抑郁症的发生。工作环境的改变以及家庭结构的变化,如夫妻一方去世、子女关系不融洽等,可增加老人的烦恼。

# 第二节　老年人常见的心理障碍

## 一、老年期抑郁症

老年期抑郁症是指首次发病在老年期,以持久的抑郁心境为主要临床相的一种心理障碍。不同于非老年期抑郁症典型的"三少"症状:①情绪低落;②言语减少、思维缓慢;③活动减少。老年期抑郁症的临床特征以情绪低落、焦虑、迟滞和繁多的躯体不适症状为主。其心理障碍不能归因于躯体疾病或脑器质性病变。一般病程较长,且具有缓解和复发倾向,部分患者预后不良。

【临床表现】

1.情感障碍　患者抑郁心境长期存在,但常不如青壮年抑郁症患者那么典型。大多表现为无精打采、郁郁寡欢,伴有兴趣下降、孤独感、自觉悲观和绝望。患者常用"提不起精神"、"心里难受"等来表达抑郁的体验。少数患者情感反应略显淡漠或迟钝。70%以上的患者伴有突出的焦虑和烦躁症状,甚至表现为敌意和易激惹。

2.思维障碍　患者感到脑力迟钝和注意力下降,因此而导致回答问题反应慢、思考困难、主动言语减少。部分患者常回忆不愉快的经历,痛苦联想增多。往往在抑郁心境的背景上无端否定自己,自我评价下降,也常出现自责自罪或厌世观念。30%左右的患者存在疑病、关系妄想和贫穷妄想等。

3.认知功能减退　大约有80%左右的患者有记忆力减退,存在比较明显的认知功能损害症状。

4.意志和行为障碍　病情较轻的患者表现为积极性和主动性下降、依赖性增强,遇事犹豫不决;病情较重的患者表现活动减少、社会交往被动、行动迟缓或卧床时间增加;病情严重的患者日常生活不能自理,基本处于无欲望状态。伴有焦虑者可表现为坐立不安、搓手顿足,惶惶不可终日。最危险的病理性意向活动是自杀企图或自杀行为,老年患者一旦决心自杀,通常比青壮年患者更坚决,行为也更为隐蔽。有研究发现,老年期抑郁症患者的自杀率高达10%以上。

5.躯体症状　本病具有情感症状向躯体症状转化的倾向。许多患者在抑郁情绪明朗化之前,一般已有数月的躯体症状,如头痛、头昏、乏力、全身部位不定的不适、失眠等。有显著躯体不适主诉及症状者占全部患者总数的70%以上。部分患者伴有突出的躯体性焦虑。有时躯体症状完全掩盖抑郁情绪,表现为"隐匿性抑郁症"形式,常可导致临床误诊。

老年期抑郁症患者躯体化表现的识别,可以参考以下特点:

(1)患者反复陈述躯体不适,要求给予医学检查,却查不到任何阳性结果;

(2)医生反复说明其症状并无躯体基础,仍不能减轻患者的忧虑和躯体症状;

(3)即使患者有时存在某种躯体疾病,但所患疾病并不能解释症状的忏质和严重程度,即使症状的出现与持续不愉快的生活事件、困难或冲突密切有关,他们也很少承认有心理问题。

据调查发现,老年期抑郁症患者所伴发的主要躯体症状的出现率为:睡眠障碍98%,疲乏83%,喉头及胸部缩窄感75%,胃部不适71%,便秘67%,体重减轻63%,头痛42%,颈、背、腰部疼痛42%,心血管症状25%。

在躯体不适症状的基础上,患者容易产生疑病观念,或可发展成为疑病妄想或虚无妄想。

6.生物症状　患者面容可表现憔悴灰暗,大约有半数的患者体重下降,入睡困难、早醒及性功能减退等症状。

**【诊断要点】**

老年期抑郁症有"三多",即躯体症状多、并发症多、非典型多,给临床正确诊断带来了一定的困难,但其主要情感症状仍然是"三少",即情感低落、言语思维减少、活动减少,可供诊断参考。

1.患者在老年期首次发病,缓慢起病,可由躯体疾病或其他心理因素诱发。

2.具有老年期心理和生理特点。

3.临床症状主要为持久的抑郁心境,焦虑或心理运动性抑制比较明显,躯体不适症状繁多。

4.生物症状不是本病的"关键"症状;生化和神经内分泌异常以及 EEG 等阳性

发现的诊断参考价值不大。

5.排除脑器质性疾病伴发的抑郁症状以及生物因素直接引起抑郁的躯体疾病。

**【治疗原则】**

1.药物治疗　老年期抑郁症的药物治疗原则是：①尽可能选择最小有效剂量；②尽可能单一用药；③注意用药剂量的个体化。

(1)三环类抗抑郁药：用药剂量一般不超过青壮年的 1/3～1/2,每日 50～100mg 即可达到有效的治疗剂量。睡眠过多、迟滞者常选用丙米嗪；睡眠障碍、焦虑者常选用美舒郁、马普替林。三环类抗抑郁药常见的副作用有：心血管系统的体位性低血压、心动过速、心脏传导阻滞；外周抗胆碱副作用为口干、便秘、排尿困难；中枢抗胆碱副作用为意识模糊、共济失调、记忆损害。考虑到此类药物副作用相对较大,选用选择性 5-羟色胺再摄取抑制剂为宜。

(2)选择性 5-羟色胺再摄取抑制剂：用药剂量一般为每日 10～20mg 即可达到有效的治疗剂量,每天早晨 1 次顿服。其代表的药有帕罗西汀、氟西汀、舍曲林等。该类药物的特点为副作用极小,服药方便,每日 1 次即可,见效快,疗效好；缺点是价格昂贵。

2.心理治疗　在有效抗抑郁药物治疗的基础上,针对心理社会致病因素以及不良环境,给予支持性心理治疗,可以提高患者的情绪。

3.娱乐、体育治疗　在有效抗抑郁药物治疗的基础上,增加娱乐和体育活动项目,可以宣泄负性情绪,促进心理平衡。同时,也能增进人际间的交往,增强心理相容性,从而减少社会心理应激。

4.社会支持　在老年期抑郁症诸多的诱发因素中,来自于社会环境的刺激是重要的诱发因素之一。尤其对于长期从事行政领导工作的离退休干部,对周围昔日部下对待自己的态度大多极为敏感。因此,多善待、宽容和尊重,对于老年期抑郁症患者的抑郁和焦虑等负性情绪有极好的改善作用。

5.家庭关怀　家庭矛盾、躯体疾病、功能减退等都是老年期抑郁症主要的诱发因素和使病情持续加重的因素。亲人的体贴、陪护和关怀能有效地帮助患者摆脱孤独和无助的感觉,树立战胜疾病的信心。"老来伴"的"神奇疗效"也许就在于此。

## 二、老年期性功能障碍

由中年过渡到老年的这段时期内,身体各器官,特别是内分泌系统发生衰老和退化,女性由于性腺功能明显减退,表现出月经紊乱直至绝经,这一时期叫更年期,也就是卵巢的退化期。女性更年期的出现早的可在38~40岁之间,晚的可在52~55岁。由于男性没有一个明确的类似绝经期表现,在更年期发生的症状也比较轻微,因此,一般人认为,男子没有更年期。其实,男女都有更年期,一般来说女性在45~55岁,男性在52~60岁左右为更年期。更年期是人的一生中,从中年期的发育停滞到逐渐衰老的过渡时期,并由此逐渐步入老年期。随着社会文明的发展、生活水平及医疗条件的改善,人们防病、治病的意识不断增强,抗衰老的措施逐渐为广大人民群众所掌握,人们的老年期也在不断地推迟,以往是"人生七十古来稀",如今是"七十八十不稀奇"。但是人总是要老的,这是自然的发展规律。中青年人可因各种原因导致性功能障碍,步入老年期也会有各种原因导致老年期性功能障碍。

### 【主要症状及诊断】

1.阳痿 指的是性交时阴茎不能勃起,或勃起无力,或勃起不能持久,以致阴茎不能插入阴道,或虽能插入但在射精之前就已松软下来。根据过去是否具有过性交能力,可将阳痿分为原发性与继发性两类。凡是从成年起就一直阳痿,从来未能性交的情况称为原发性阳痿。这种情况比较少见,Masters 及 Johnson(1976)在11年中总共见到了32例。绝大多数的阳痿是继发性的,即原来勃起能力正常,可以性交,到后来才发生的阳痿。Masters 及 Johnson(1976)认为,凡是10次性交中有1次发生阳痿者,就可算为继发性阳痿。有的学者主张将早泄或射精困难统统包括在阳痿范围之内,多数学者不同意这种观点。

值得指出的是,男性在过度疲劳、心力交瘁、饮酒过量,或不正常环境下勉强进行性交,往往会发生暂时性的阴茎不能勃起,只要在之后阴茎仍能照常勃起者,应属于正常范围,不要轻易认为是阳痿的标志。

国际阳痿学会定义为:性交时阴茎不能有效地勃起致性交不能满足。

心因性阳痿与躯体因素所致的器质性阳痿有以下几点区别:

(1)心因性阳痿一般发生较急,器质性阳痿多系缓慢发展,逐渐加剧,最后才完全不能勃起。

(2)器质性阳痿一般均伴有性欲减退,心因性阳痿不一定有性欲减退。

（3）心因性阳痿时，夜间 REM 睡眠时及晨间醒来时可有阴茎自发性勃起，而器质性阳痿时这类自发性勃起会消失。

（4）有的心因性阳痿可呈间歇性或境遇性，例如与此人性交阳痿，与彼人性交不阳痿；异性性行为时阳痿，同性性行为时不阳痿；性交时阳痿，手淫时不阳痿等。器质性者则在任何情况下都同样阳痿。

2.早泄　指的是性交时男性射精提早。正常人性交时射精的迟早差异很大，因人而异，就是同一个人，在不同的时间、不同条件下，射精时间也可大不相同。因此，要为早泄规定一个时间标准是不容易的。很多学者就此发表过意见，但见解不一。

有研究指出，早泄有 3 种类型：一种为习惯性早泄，指的是成年以后性交一贯早泄者，这种人性欲并无减退，阴茎勃起有力；另一种为中年以后或较老年的人逐渐发生的射精时间提前，常伴有性欲减退与阴茎勃起无力；还有一类是原本无早泄，在某种心理或躯体的应激情况之后急性发生的早泄，常伴有勃起乏力。

《中国精神疾病分类方案与诊断标准》（CCMD-3）认为，早泄是射精过早致使性交不满意，严重者阴茎未插入阴道时就射精。

关于早泄的发生率，虽无精确的统计数字，但普遍的临床印象表明，早泄是男性性功能障碍最常见的情况。

3.射精困难　射精困难指性交时射精延迟或不能射精，如属后者就不会有性高潮的发生。凡青春成熟期以来情况一直如此者，称为原发性射精困难；如果原来射精正常，而是后来才发生的障碍，则称为继发性射精困难。有的男性性交时可有射精感觉，也有性乐高潮的体验，但尿道口并无精液射出，这种情况是由于精液逆行射入膀胱所致，不属于射精困难。

射精困难比较少见，有人统计，射精困难仅占男性性功能障碍患者中的 3.8%。

**【防治原则】**

1.阳痿　对于躯体疾病和心理障碍所致的阳痿，关键在于治疗原发病，预后如何取决于原发病的疗效。值得注意的是，有时阳痿的原因可以是混合的，例如糖尿病患者的阳痿，既可与糖尿病有关，也可与心理上的焦虑有关。

药物治疗方面，睾酮类制剂对于老年性阳痿或睾酮分泌不足所引起的阳痿可有一定帮助，对其他性质的阳痿没有明显效果。所谓脊髓兴奋药对阳痿也没有明显疗效。应该指出的是，关于安慰剂的研究表明，安慰剂的效果绝不等于零，安慰剂通过其心理暗示作用，有时也可取得一定效果。但这种效果是不恒定的，往往对此人有效，对彼人无效；此一刻有效，彼一刻无效；对暗示性强的人有效，对不易接受暗示者无效。

对于心因性阳痿,心理治疗能够收到一定效果。心理分析疗法通过患者的自由联想,或医师与患者的治疗交谈,让患者自己发掘其潜意识中的焦虑与冲突,然后通过各种心理防御机制,来消除焦虑与解决冲突。这种治疗,耗费时日而收效不理想。

一般心理治疗并不要求发掘潜意识的奥秘,而是通过医师与患者交谈,医师与患者夫妻谈话,或患者之间的集体讨论,来向患者传授有关性知识,解释阳痿的起因并教以有关的性技巧。这类心理治疗如运用得当,可以收到相当疗效。

行为治疗的原则在于通过妻子的配合与帮助,逐步重建性交能力。有人经过为期 5 年的随访,发现这种疗法对原发性心因性阳痿的疗效为 60%,对继发性心因性阳痿的疗效为 75%。

有人还采用生物反馈疗法,获得了较好的疗效。

2.早泄 目前国外治疗早泄推荐心理治疗,特别是行为治疗,认为疗效比较肯定。通过一般的心理治疗,可向患者传授有关的性知识,帮助患者解除顾虑,减少焦虑与紧张,并可通过教会患者掌握肌肉松弛的方法来消除性交前的焦虑。

对于器质性原因所引起的早泄,首先是治疗原发病,原发病治愈之后,早泄自行好转。

3.射精困难 对于躯体因素者,首先治疗原发疾病。药物所致者停药后可以恢复。对于原发性心因性射精困难,国外一般采用心理分析治疗来解除潜意识中的焦虑与冲突。对于继发性心因性射精困难,除进行一般心理治疗外,应设法解决实际存在的矛盾。

对老年男人来说,性高潮延缓和射精困难是常见的。少数人对这种情况能够适应,多数人对射精困难感到不愉快。治疗方法通常始于对身体各部位的抚摸和按摩,通过触摸和按摩使机体松弛,并习惯于从没有性高潮的性活动中体验欣快感,最后由男方指点他的妻子进行生殖器的触摸、按摩和自慰。双方共同努力,使男方接近于射精状态,中断刺激,再开始刺激,直到他接近高潮时开始性交,使他学会通过阴道的刺激达到性高潮。

## 三、老年人的睡眠障碍

人生的 1/3 时间是在睡眠中度过的。因此,睡眠与健康的关系历来受到人们的普遍重视。

睡眠与年龄有着一定的关系,其主要表现在 3 个方面,即睡眠时间的长短、一天 24 小时中睡眠的分布以及睡眠时期的模式。老年人由于中枢神经系统功能的退化,睡眠结构亦随之而发生了改变,一般表现为深睡眠期的明显减少,夜间觉醒次数增多,入睡时间延长,常感睡眠不够,白天有疲乏之感,并出现打盹现象。

睡眠障碍可分为失眠、睡眠过度、醒睡时间排列障碍、与睡眠有关的功能障碍 4 种类型。以下重点介绍老年人最常见的睡眠障碍,即失眠症。

失眠症是指持续相当长时间的对睡眠质和量的不满意状态,即睡眠不足。

## 【主要症状】

失眠症的主要临床表现有入睡困难、睡眠不深、易惊醒、自觉多梦、早醒、醒后不易入睡、醒后感到疲乏或缺乏清醒感。白天则出现嗜睡、精神不振、疲乏、易激惹和抑郁等症状。患者常对失眠感到焦虑和恐惧,严重时还可影响其心理活动效率或社会功能。

## 【诊断标准】

失眠症的诊断,不能以统计上的正常睡眠时间作为诊断失眠的主要标准,还应排除各种躯体疾病或其他心理疾病所伴发的症状。失眠症的具体诊断标准是:

1.以睡眠障碍为几乎唯一的症状,其他症状均继发于失眠,包括难以入睡、睡眠不深、易醒、多梦、早醒、醒后不易再睡、醒后感不适、疲乏或白天困倦。

2.上述睡眠障碍每周至少发生 3 次,并持续 1 个月以上。

3.失眠引起显著的苦恼,或心理活动效率下降,或妨碍社会功能。

4.不是任何一种躯体疾病或心理障碍的一部分。

## 【防治原则】

对于各种原因引起的失眠,首先要针对原发因素进行处理。

1.可查出原因的失眠症治疗　多数失眠患者可以找到原因。如果是疼痛或躯体不适引起的失眠,应先进行内、外科的诊治。如果是焦虑所致的失眠,可以进行心理治疗,进行肌肉放松训练,也可以用生物反馈技术控制焦虑;安定、艾司唑仑、氟西泮等药物也可使用。如果是抑郁症伴随的失眠症状,则应服用多塞平、米氮平等抗抑郁药来改善睡眠。

2.查不出原因的失眠症治疗　可以短期应用安眠药物进行治疗。目前常用的有三唑仑、艾司唑仑、氟西泮等药物。但这类药物若长期使用,易于成瘾,利少弊多。

3.失眠症的非药物性治疗　非药物性治疗,对于失眠症的预防和治疗都是有益的。比如晚上不要有喝茶、喝咖啡、饮酒的习惯;建立有规律的生活作息习惯;培养适合于自己的体育锻炼和入睡习惯等。松弛训练和安慰剂暗示治疗也有实用价值。

# 第十章 心理疾病药物治疗的进展

## 第一节 抗抑郁药的药理和临床研究进展

很多心理疾病患者感到痛苦是因为他们有负性情绪,如抑郁、惊恐、焦虑或不健康的易怒等。抗抑郁药因能改善情绪,所以在治疗心理疾病时具有重要地位。近30年来,在生物-心理-社会医学模式的指导下,越来越多的临床医师认识到人的生理和心理紧密相关、不可分割的事实,重新确认了人脑的功能良好在整体健康中的关键作用。在综合医院的就诊者中,24%是心理疾病患者,其中半数是抑郁性疾病。在各级医院内申诉身体不适症状,经反复检查未能发现可证实的身体病变的患者中,30%的患者被查明有心理疾病,以抑郁障碍和焦虑障碍为多见。研究证明,抑郁症、广泛性焦虑症、惊恐障碍、社交焦虑症、创伤后应激障碍、强迫症、进食障碍(神经性厌食与神经性贪食)、躯体形式障碍等心理疾病,都可用新的安全有效的抗抑郁药进行治疗,解除他们的痛苦。在综合性医院中有1/3的患者患有心身疾病,如高血压病、冠心病、功能性胃肠疾病、消化性溃疡、糖尿病、甲状腺功能亢进等,常伴有焦虑、抑郁情绪和不健康的行为模式(如心血管病患者常见的A型行为模式),在这些心身疾病的治疗中应用选择性5-HT再摄取抑制剂(SSRI)等新抗抑郁药也已被证明有重要价值。现代医学研究的这些进展,为SSRI等新抗抑郁药的临床应用提供了一个非常广阔的前景,同时也向临床医生的"纯"生物医学概念模式、识别和治疗心理疾病的能力,包括掌握和运用新型抗抑郁药的知识提出了同样广泛的挑战。

近20多年来,抗抑郁药的药理和临床研究有了很大发展。20世纪五六十年代开始出现了涉及多种神经递质而无选择性的两类有效的抗抑郁药:单胺氧化酶抑制剂(MAOI)和三环类(包括四环类)抗抑郁药(TCA),由于副作用较多且有时出现毒性反应,临床应用受到了限制。直到20世纪80年代,根据抑郁症的5-羟色胺学说研制成功一类新型抗抑郁药,称为选择性5-羟色胺再摄取抑制剂(SSRI),其后又陆续出现5-HT和NE双重再摄取抑制剂(SNRI)、去甲肾上腺素和特异性

5-羟色胺能抗抑郁药(NaSSA)等一批证实同样有效但更为安全和更易耐受的药物出现,给心理疾病患者的治疗提供了新的希望。

# 一、单胺氧化酶抑制剂和三环类抗抑郁药

## (一)单胺氧化酶抑制剂(MAOI)

这类药物通过抑制单胺氧化酶对 NE 和 5-HT 的降解作用使突触间隙的神经递质增加,神经回路活动水平提高,随之突触后膜的受体下调,发挥其抗抑郁作用。临床研究表明,MAOI 如苯乙肼对抑郁症(尤其是非典型抑郁症)有效,还对惊恐障碍、社交焦虑、慢性疼痛有效。但 MAOI 有较多不良反应如头痛、口干、失眠、便秘、视力模糊、排尿困难、直立性低血压、性功能障碍等,最严重的毒性反应是肝实质损害,甚至引起死亡。MAOI 和拟交感药合用时可能出现高血压危象,MAOI 和其他抗抑郁药(TCA、SSRI、SNRI 等)合用时可能出现 5-羟色胺综合征,主要表现为高热、大汗淋漓、胃肠道症状、肌阵挛和意识障碍;而且 MAOI 还和含酪胺食物有不良的相互作用,引起高血压危象,这类食物有乳酪、酒类、青鱼、蚕豆、鸡肝、巧克力、可乐、香蕉等。由于 MAOI 有这些问题,其抗抑郁的疗效又不及三环类抗抑郁药,所以临床上只作为二线用药,且逐渐少用。近些年来出现的可逆性单胺氧化酶 A 抑制剂吗氯贝胺有抗抑郁作用,可治疗抑郁症,也可用于焦虑、惊恐障碍。由于药物作用持续时间短,其不良反应少,和食物相互作用减少,据某些报告和三环类、锂盐及 SSRI 也未见相互作用,但临床应用时间不长,经验有限,还需继续观察。禁用于嗜铬细胞瘤、甲亢患者,不可和吗啡类麻醉剂联合使用。

## (二)三环类(含四环类)抗抑郁药(TCA)

1.三环类药物　我国常用的 TCA 有阿米替林、米帕明、氯米帕明、多塞平等,四环类有马普替林、米安舍林等。这类药多数通过抑制 5-HT 和 NE 的再摄取使突触间隙的 5-HT 和 NE 增加,神经回路的活动水平提高,突触后膜上的受体随之逐步下调,从而发挥其抗抑郁作用。其中,氯米帕明对 5-HT 的再摄取泵有很强的抑制作用,可视为 5-HT 再摄取抑制剂(SRI),被认为和它的抗强迫作用有关;而其代谢产物去甲氯米帕明也有活性,对 NE 的再摄取抑制作用很强,氯米帕明的这种"双重作用机制"常被用来解释其具有优越的抗抑郁疗效。如丹麦大学抗抑郁药研究组分别在 1986 和 1990 年报告了氯米帕明(150mg)和西酞普兰(40mg)、帕罗西汀(30mg)疗效比较的多中心对照研究,认为氯米帕明显著优于两种 SSRI。马普替林则对 NE 再摄取抑制的选择性更强,可被视为 NE 的再摄取抑制剂(NRI),既

有抗抑郁作用,且可用来治疗遗尿、慢性疼痛(阿米替林也用于慢性疼痛)及儿童注意缺陷多动综合征。有些 TCA 既有抑制 5-HT 再摄取作用,又能阻断 5-HT$_{2A}$ 受体,如阿米替林、多塞平等,但这种作用特性对治疗的含义还不清楚,可能和抗焦虑、促进睡眠有关。TCA 对其他突触后受体的作用则引起一些副作用。如对胆碱能受体的阻滞作用可产生较明显的口干、便秘与视力模糊;抗组胺作用能引起白天困倦思睡;α$_1$ 受体阻滞作用能引起头晕、血压降低,对突触前膜 NE 再摄取泵的阻滞作用可引起震颤与激动。通常这些副作用在疗效显现之前就会出现。

TCA 能阻滞心脏和脑的钠通道,因此,高剂量(治疗量 5 倍左右)TCA 能引起致死性心律失常、心脏停搏以及抽搐。多年来,TCA 用于治疗抑郁症时,因初期增量需要一段时间才能达到治疗量,而且治疗起效常有 2 周左右延迟,在治疗有严重自杀企图的抑郁症时常因加量过快、用量过大而有致死的危险。TCA 与乙醇有协同作用,这种危险更大。如将 TCA 和某些抑制 CYP 2D6 的药物联用(如氟西汀、帕罗西汀),由于阻滞了 TCA 的代谢和清除,无异增加了 TCA 剂量,可使血药浓度提高 3~6 倍,这种药物的相互作用能引起致死的心律失常或抽搐,而不是抗抑郁作用(关于药酶 CYP 或 P450 后面还会阐述)。20 年前,TCA 被认为有 I 类抗心律失常药物性质,能安全地适用于慢性稳定的心脏病患者,故常会开出 TCA 处方。但 1998 年 Glassman 等研究发现,I 类抗心律失常药能使心肌梗死后死亡率增加,提示 TCA 不宜在心肌梗死后使用。TCA 的奎尼丁样 I 类抗心律失常药作用可引起或加重 Q-T 间期延长和 QRS 波增宽。TCA 所致的体位性低血压也是对心脏病患者很常见的严重不良反应,特别是在同时使用心血管药物、左心室功能受损时或因其他疾病已经有过直立性低血压的老年人中最为严重。根据现有研究证据,TCA 一般应避免用于心肌梗死之后,已有 Q-T 间期延长或 QRS 波增宽或已经服用了有类似作用的其他药物者。

2.马普替林 是四环类抗抑郁药,前已述及它是去甲肾上腺素再摄取抑制剂,同时还有抗组胺与抗胆碱作用,其抗抑郁疗效和 TCA 相似,且有镇静作用,副作用与米帕明相似,较少而轻,但同样要避免用于心肌梗死后。少数出现高血压、心动过速,偶可诱发躁狂,剂量大时可出现癫痫大发作或出现谵妄。用量不宜超过 150mg/d,老年与儿童应减量,使用时要注意和其他药物之间的不良相互作用。

3.米安舍林 也是四环抗抑郁药,具有 α$_2$ 受体拮抗作用,由于其还有 α$_1$ 受体拮抗性质,减弱了 5-HT 的传递,所以此药主要提高了 NE 的传递而有抗抑郁作用,它还有拮抗 5-HT$_{2A}$,5-HT$_{2C}$,5-HT$_3$ 和 H$_1$ 的性质。此药安全性较好,虽然曾报告过一过性心电图变化,但和其他三环类抗抑郁剂不同,它对心脏的毒性低。此外,还有镇静催眠作用。一般用量:20～60mg/d。

4.黛力新 含有两种成分:美利曲新和氟哌塞吨,美利曲新属三环类抗抑郁药,能增加突触间隙的 5-HT 和 NE,氟哌塞吨是 DA 阻滞剂,但因每片含量很小,不起抗精神病作用,却能作用于突触前 DA 自身受体,增加 DA 释放。每片含美利曲新 10mg,氟哌塞吨 0.5mg,对焦虑、轻度抑郁、失眠、神经衰弱样症状与某些心身障碍有效,起效较快,耐受性好,每日 1～2 片,早或中饭后服。不宜使用过高剂量或合用抗精神病药,因为可能会出现锥体外系障碍。一般在症状消失后巩固 3～4 个月,然后缓慢减量,以避免突然停药引起症状复燃或出现停药症状。

总起来看,三环类(包含四环类)抗抑郁药治疗抑郁症疗效肯定,但仍存在以下问题:①仍有约 30% 左右的抑郁症患者药物治疗无效,这些患者为什么对药物治疗不敏感对我们还是一个谜;②TCA 有较多的不良副作用,如抗胆碱、抗组胺的副作用,而且常在疗效显现之前出现,使患者依从性差;③TCA 能阻滞心脏与脑的钠离子通道,在剂量高时或同时嗜酒的患者可引起致死性心律失常或心脏停搏以及抽搐;也因为这个原因,有自杀企图的抑郁患者大量吞服 TCA 很难救治,故对严重抑郁患者处方时须控制 TCA 药物总量;④TCA 使用时常有逐步加量的过程,患者及家属不易掌握;⑤TCA 起效约有 2 周左右的延迟,对急于要求好转的重症抑郁患者易引起失望,常导致中断治疗。

## 二、选择性 5-羟色胺再摄取抑制剂

20 世纪 80 年代,根据抑郁症的 5-羟色胺理论开发出了一类新型抗抑郁药,被称为选择性 5-羟色胺再摄取抑制剂(SSRI),有氟西汀、帕罗西汀、舍曲林、氟伏沙明与西酞普兰。这 5 种抗抑郁药对 5-HT 的再摄取都有很强的抑制作用,远强于对去甲肾上腺素、组胺和胆碱受体的作用,因此认为它们对抑制 5-HT 的转运体有高度的选择性,由于突触前膜 5-HT 再摄取被抑制,突触间隙 5-HT 增加,提高了5-HT 神经回路活动水平,突触后受体下调,发挥其抗抑郁作用。由于 SSRI 对其他受体影响很小,因此副作用比 TCA 明显减少。特别是 SSRI 不会阻滞心脏和脑的钠离子通道,即使过量时也很安全,这对有吞服药物自杀倾向的严重抑郁症和心、脑疾病伴发抑郁障碍的患者有极重要的临床意义。服药方法也较为简便,常常起始量即为治疗量。总之,SSRI 比 TCA 更安全、更易耐受而疗效相同,所以已取代 TCA 成为抗抑郁的一线治疗药物。西酞普兰含有 R 和 S 两种异构体,而 R-西

酞普兰对 S-西酞普兰的抗抑郁作用有拮抗作用,而 S-西酞普兰可作用于 5-羟色胺转运体的基本位点与异构位点,即对 5-HT 形成双作用机制,可使 5-HT 的释放更快更稳定。近年来,只含有 S-西酞普兰成分的抗抑郁药艾司西酞普兰被用于临床,已证实起效迅速,常在一周内显示核心症状改善,有两项研究显示艾司西酞普兰(20mg)疗效优于西酞普兰(40mg)和帕罗西汀(40mg)。鉴于其也是作用于 5-羟色胺系统,所以,将艾司西酞普兰和 5 种 SSRI 一起讨论。

### (一)SSRI 之间的相似性

SSRI 都有选择性抑制 5-羟色胺再摄取的作用,其相似性有:

1.剂量效应关系　SSRI 剂量与其对 5-HT 再摄取泵的作用符合剂量效应曲线,多数患者用低剂量 SSRI 治疗就能使 70%～80%的 5-HT 再摄取受阻,应用更大剂量并不继续增加药物的抗抑郁效应,相反可能使激动、腹泻、厌食等副作用增加。

2.安全性　由于 SSRI 没有阻滞快速钠通道的作用,因此不会引起心脏传导阻滞,很多报告表明,即使应用过量也没有明显心律失常、血压改变、抽搐、昏迷和呼吸抑制。因此,SSRI 具有很高的安全性。由于应用安全,有利于对心脑疾病伴发抑郁障碍和有自杀倾向的抑郁症之治疗。SSRI 不可和 MAOI 联用,已在前面提及,因为可引起 5-羟色胺综合征。如欲换用 MAOI 必须间隔 2 周,氟西汀需间隔 5周以上才能改用 MAOI,因其半衰期较长。

3.副作用与耐受性　由于 SSRI 对特殊神经位点的作用具有高度选择性,故药物副作用少而轻。在治疗最初 1～2 周内常见不同程度的胃肠道副作用,如恶心、厌食、胃疼、腹泻等,有些患者可能难以耐受。可嘱患者减量服用,或与舒必利 0.05～0.1g 同服。据我们的经验,舒必利对恶心、呕吐、厌食等胃肠道症状有良好效果,还能缓和疑病观念,但青年女性服后可能引起泌乳素明显升高,应注意避免使用。SSRI 都有不同程度抑制性功能的作用,有报告称都在 50%以上。曲唑酮能有效解决这个问题,而且还能帮助睡眠,和 SSRI 有协同的抗抑郁焦虑的作用。一般可在每晚睡前 1～2 小时服 50～100mg,由于曲唑酮可引起血压降低,患者可有头晕申诉,故血压偏低者使用时应从更小剂量开始,如每晚 25mg,再视情况调整剂量。SSRI 如氟西汀、帕罗西汀和舍曲林在治疗初期可能出现失眠激越的不良作用,故对伴睡眠障碍的抑郁或焦虑治疗时通常采取以下措施帮助睡眠:①睡前服用安定类药物(BZ),如氯硝西泮、阿普唑仑或艾司唑仑等,当睡眠达到 7 小时以上且稳定持续 2 周以上,则可缓慢递减 BZ;②睡前服曲唑酮 25～50mg;③睡前服米氮平 15mg。

4.疗效    SSRI 现已广泛用于治疗各种类型和程度的抑郁障碍、惊恐障碍、强迫症、广泛性焦虑症、社交焦虑症、创伤后应激障碍、躯体形式障碍以及冲动控制障碍等(包括各种躯体疾病伴发的抑郁和焦虑障碍)。SSRI 对抑郁症急性发作已有大量报告,有效率约为 60%～70%,用于维持治疗预防复发的疗效也相似。虽然 SSRI 有共同的治疗作用机制和相近的疗效,但研究发现,一种 SSRI 治疗一个半月无效时,换用另一种 SSRI 仍可有效,如 2001 年 Thase ME 报告,58 例抑郁症患者用氟西汀(平均剂量 30.2mg)治疗 6 周无效改用西酞普兰 20mg/d(最高剂量 80mg/d)治疗 12 周,仍能取得良好疗效,按 CGI 达到临床缓解(1 或 2 分)者约为 75%,其中的缘由仍无法解答。除了对 5-HT 有双作用机制的艾司西酞普兰起效迅速(1 周内)以外,SSRI 的起效时间也要 2 周左右,这一点要向患者说明,以防患者在未起效时过早停药。

### (二)SSRI 与 TCA 之间的差异

1.安全性和耐受性    由于 SSRI 药理作用机制较为单纯,故毒副作用比 TCA 少而轻,TCA 的药理机制很复杂,阻滞组胺受体产生类似抗组胺药物的副作用(困倦、嗜睡);阻滞胆碱受体产生抗胆碱的副作用(口干、便秘、视力模糊、尿潴留等);阻滞 NE 受体产生体位性低血压、头晕、震颤。TCA 抑制快速钠通道,对心脏有毒性作用,能增强抗心律失常药、钙通道阻滞药、β 受体阻滞药的心内传导阻滞作用。老年患者如果正并用降压药、β 受体阻滞药或利尿药,TCA 可引起明显体位性低血压,导致严重后果,如突然跌倒后引起颅脑外伤和骨折。SSRI 因其高度选择性,也没有这些严重的不良药物相互作用。

尽管 SSRI 的副作用比 TCA 少且程度轻,但 5 种 SSRI 药物的副作用除了恶心、胃肠道症状、性功能障碍和失眠等之外,也各有一些比较特有的副作用

2.疗效    SSRI 治疗门诊抑郁症患者的疗效与 TCA 相似。

3.应用的方便性    临床上使用 TCA 通常从小剂量开始,在医师的指导下逐步加至有效的治疗量,使患者能耐受 TCA 的副作用。SSRI 常常开始量就是有效的治疗量,患者每天只要服药一次,因此十分方便。当然,由于个体差异,部分患者可能后来需要加量,但无蓄积中毒之虞,也不会引起心脏传导阻滞等问题。

4.药物的价格效益比    SSRI 的价格比 TCA 贵,但是如果考虑药物应用后的副作用、不良的药物相互作用、患者的依从性、复发风险等因素,SSRI 的价格效益比是良好的。TCA 使用时常要医师指导,有时需要作心电图监测,对毒副作用要进行处理,而且由于患者对 TCA 服药的依从性较差,擅自停服较多,常导致病情恶化或复发,因此从多方面看,SSRI 的价格效益比是比较好的。

### （三）SSRI 类 5 种药物的特性

SSRI 的 5 种药物都能选择性提高 5-HT 的传递，解释了它们可能的抗抑郁治疗作用，而对其他神经递质系统直接作用的缺乏，看来是它们同 TCA 比较有良好安全性和较少副作用的主要原因。文拉法辛是 5-HT 和 NE 双重再摄取抑制剂，也有部分类似 SSRI 的副作用。已知 SSRI 阻断 5-羟色胺转运体（5-HTT），抑制 5-HT 的再摄取是它们的共同特点。但是，它们的作用并不局限于阻断 5-HTTs，例如帕罗西汀有很强的 5-HTT 阻断作用，但对去甲肾上腺素转运体（NAT）也有一定程度的结合。虽然总体而言 SSRI 阻断其他神经递质受体比 TCA 弱，但是，它们对某些神经递质受体的作用表现了不同的强度，临床上可以见到各个药物有不同的特性。认识这些不同特性，对临床医师合理选择用药有一定的价值。现在我们从药效动力学和药代动力学方面对 SSRI 的 5 种药物之间的差异与特性进行讨论（艾司西酞普兰放在西酞普兰之后一起讨论），由于药酶 CYP450 对临床用药有重要意义，又是药代动力学的重要进展，我将专门进行讨论。

1.氟西汀　其特点是有 5-HT$_{2c}$ 受体的激活作用，还有较弱的去甲肾上腺素再摄取抑制作用（NRI）。由于 5-HT$_{2c}$ 受体激活，可引起食欲抑制，也使此药缺乏抑制焦虑作用。这既是优点，也是弱点。正因为如此，氟西汀能显著改善抑郁症的精神运动性抑制和无力、疲乏，减少患者动力缺乏的症状，但也可能导致患者的焦虑、激动（约 7%）和失眠。如果这些不良反应发生于抑郁症患者治疗初期，患者的抑郁情绪尚未改善，这些不良反应就可能加剧患者的不适感觉及自杀倾向，医师应予注意并及时处理。学者们虽然一致同意 SSRI 都具有抗焦虑作用，但部分学者却不推荐氟西汀用于治疗焦虑。氟西汀抑制食欲，使它能用来治疗神经性贪食与暴食发作。据笔者经验，有些年轻的抑郁症患者伴有贪食，使用氟西汀治疗效果甚好。

但是，氟西汀抑制食欲可能引起体重减轻，尤以某些患者体重已低于正常者为甚。治疗抑郁症的临床研究中，服用氟西汀的患者约 9% 会出现厌食，比安慰剂对照组高 6 倍。有时患者的食欲几乎丧失，体重显著减轻，患者难以忍受，可能导致中断治疗或不得不改用其他药物。在治疗强迫症的临床研究中，服用氟西汀的患者出现厌食者约有 17%，幸而很少出现停药。

氟西汀半衰期较长，约 2～4 天，其活性代谢物去甲氟西汀半衰期长达 7～15 天，经测定氟西汀需 2 周才能达到稳态血药浓度，去甲氟西汀达到稳态浓度则要 2 月，因此，停用此药时体内药物 95% 清除时间也要 2 月。故停药时出现停药症状者较少，维持期偶尔 1～2 天没有用药也不会引起病情恶化，有利于防止复发。氟西汀起效较慢，常需 2～3 周，故医生要告诉患者不要过早停服。

2.帕罗西汀　同其他 SSRI 比较,帕罗西汀阻断毒蕈碱样胆碱能受体作用最强。因此,在高剂量或慢代谢患者使用低剂量都会出现抗胆碱副作用,如口干、便秘、头昏、心动过速、视力模糊、尿潴留及疲乏。抗胆碱副作用还包括:记忆受损、意识模糊、注意力不集中和性功能障碍,其中记忆受损、警觉性下降对老年患者是一个特别重要的问题,幸而这些副作用在帕罗西汀的通常较低剂量下很少出现。同其他 SSRI 比较,帕罗西汀还抑制去甲肾上腺素转运体,使突触间隙 NE 增加。有少数患者用药初期可能出现行为激越、失眠。帕罗西汀对焦虑、惊恐有良好的作用,对抑郁症伴焦虑或抑郁与焦虑共病有显著疗效。临床经验表明,对惊恐障碍、社交焦虑症、广泛性焦虑症均有良好疗效。由于帕罗西汀抑制氧化氮合成酶,因而能抑制勃起功能,在 SSRI 中,帕罗西汀引起性功能障碍较多。服用帕罗西汀的患者突然停药易出现"停药综合征",在 SSRI 中以帕罗西汀最多,因此医生要告诫患者不要突然停药,在完成维持治疗后停服时也应先逐渐减量,缓慢停药。此外,临床研究报告显示,帕罗西汀连服 6～12 个月后体重有显著增加,也是一个应注意的问题。

3.舍曲林　在 SSRI 中,舍曲林具有一定程度的多巴胺再摄取抑制作用,增加多巴胺的神经传递,还有较弱的去甲肾上腺素再摄取抑制作用,因此舍曲林能改善患者的认知功能和注意力,同其他 SSRI 不同,它一般不会引起泌乳素增加,不引起疲乏和体重增加,不降低警觉性。对抑郁症和强迫症有肯定疗效,尤其是研究证据表明,舍曲林安全性好,甚至应用于心脏病患者、同时联用多种心血管病治疗药物也是安全的(关于联合用药涉及 CYP450 酶问题后面再述),因此,适用于不同年龄、性别和职业群体的抑郁症和强迫症,对惊恐障碍(建议从 25mg/d 开始,视情况调节剂量)和广泛性焦虑症也有效。因其安全性高,可用于躯体疾病伴发抑郁等心理疾病的患者,这对综合医院各科患者伴发心理疾病时的治疗具有重要意义。从增强多巴胺传递角度上看,用于帕金森病伴发抑郁的患者十分合理。虽然孕期通常应避免用药,但有时仍会碰到抑郁症女患者意外怀孕的问题,舍曲林对孕妇伴有抑郁症的治疗被认为其风险为 B 级,故如果应用它利大于弊时仍可应用。2009 年 A.Cipriani 等发表于 Lancet 上面的一篇关于 12 种第二代抗抑郁药疗效与可接受性的荟萃分析,系统分析了 1991～2007 年为期 8 周的 117 个随机对照试验、涉及 25928 例成人抑郁症患者的研究报告后,认为从疗效与可接受性方面看,舍曲林与艾司西酞普兰是治疗中度至重度抑郁症的最佳选择,由于费用低于艾司西酞普兰,该文作者认为舍曲林更值得推荐。有研究显示,舍曲林对精神病性抑郁症有效,但由于它使多巴胺释放增加,可能会增强妄想或幻觉症状,故我建议联用小剂量舒必利(注意:舒必利对青年女性可引起泌乳或月经失调)或奋乃静以防妄想症状恶化。在治疗初期,偶有患者用舍曲林后引起行为激活,患者表现行为不安或激动,应予注意并及时调整治疗方案。虽然舍曲林有最强的抑制 5-HT 再摄取的作用,50mg就能抑制 5-羟色胺再摄取 80%,但也有临床研究表明,每天 50mg 舍曲林对缓解一些严重抑郁症的症状可能是不够的,部分患者需要增加剂量,认为每天 50mg 并非十分理想的治疗剂量。舍曲林的副作用和其他 SSRI 相似,但出现腹泻者比其他 SSRI 更为多见。

4.氟伏沙明　在 SSRI 中,氟伏沙明对许多神经递质受体没有直接作用,却具有对 Sigma-1 受体最强的激活作用,这是它的一个特点。现在知道,Sigma-1 受体通过脑内 NMDA 受体调节谷氨酸系统,并与脑内多种神经递质系统具有相互作用。虽然激活 Sigma-1 受体的临床意义还未完全清楚,但相信这一特点在减轻精神病性症状、减少攻击性、改善认知功能方面起着一定的作用,有助于解释氟伏沙明对精神病性抑郁症良好的疗效。临床研究表明,氟伏沙明用于有自杀观念的抑郁症患者时能显著减少自杀倾向。并且证实,氟伏沙明 100～300mg/d(青少年50～200mg/d)对强迫症和强迫谱系障碍有肯定疗效,长期治疗安全,对惊恐、焦虑及创伤后应激障碍也同样有效。此药对抑郁症的睡眠障碍有益,故剂量不高时通常放在晚上服。氟伏沙明对心血管病患者、老年患者的安全性较好,对性功能和体重影响小,对精神运动性活动和认知功能没有影响。故虽然有胃肠道(恶心、呕吐、便秘、腹泻等)和神经系统(嗜睡、头痛、眩晕、失眠、神经质、激惹等)的不良反应报告,但在使用通常剂量时总体上看是安全的。如果在儿童、青少年中用氟伏沙明,则应注意辨别是药物的神经系统不良反应,还是原有的焦虑、冲动、情绪波动? 如果把药物不良反应误认为原先疾病症状加重而增加药物,则问题将进一步加重。

5.西酞普兰和艾司西酞普兰　西酞普兰在 5 种 SSRI 中对 5-HT 再摄取抑制的选择性最高,它对 NE 和 DA 再摄取的作用小到可以忽略不计,但在所有 SSRI中,它结合组胺受体的强度最高,这种特性可以导致困倦、镇静、性功能失调、体重增加、记忆受损、注意缺陷和精神运动性变化,不过在通常低剂量时这些副作用没有或仅有较小的临床重要性。在 Rush 领导的抑郁症序贯治疗(STAR＊D)为期 7年(2001～2006)的研究中证实了西酞普兰对抑郁症的疗效,4041 例非精神病性重度抑郁症患者采用西酞普兰治疗者,第 1 阶段 12～14 周缓解率达 33%,研究终点西酞普兰的完全缓解率达 46.8%,整个 STAR＊D 四阶段完成后抑郁症的缓解率达 67%,增效药物组中安非他酮优于丁螺环酮。研究者采用西酞普兰为第一阶段治疗原因在于它无停药综合征;每天服药 1 次,很方便;药物调节剂量容易;和其他抗抑郁药联用没有不良相互作用等优点。有对照研究报告,对抑郁症伴焦虑症状者,西酞普兰对其焦虑症状的疗效优于舍曲林,提示对焦虑性抑郁症可优先选用西酞普兰和帕罗西汀。临床上西酞普兰也适用于惊恐障碍、强迫症的治疗,对强迫症治疗的剂量为 40~60mg/d。西酞普兰的副作用少,安全性与耐受性良好。较多的不良反应是:恶心、口干、嗜睡、出汗增加,也可见震颤、腹泻和性功能障碍。对心血管副作用经过仔细评估被认为是安全的,有时心电图显示轻微减慢(每分钟 4~8次),这种情况也见于其他 SSRI 药物。我曾用西酞普兰治疗一位有轻度心动过缓的抑郁患者,用后即诉说胸闷难过,心率进一步变慢,遂即停用。Westenberg 和 Sandner 认为,SSRI 过量是相对安全的,但西酞普兰可能是个例外,因为它的活性代谢产物之一双去甲西酞普兰(其血浓度为母药的 1/10)可引起 QT 时间延长,在几个出现心脏毒性的病例报告中可能起着重要作用。

西酞普兰是 R-西酞普兰和 S-西酞普兰对映异构体 1∶1 的混合物,研究发现,R-西酞普兰不但效价极低(只有 S-西酞普兰的 1/150),而且对 S-西酞普兰有抑制作用,对 5-HT 的再摄取抑制作用基本上都是由 S-西酞普兰产生的。艾司西酞普兰(S-西酞普兰)可以结合 5-HTT 的基本位点和异构位点,进而发挥双重作用,成为最具选择性的强效 5-HT 再摄取抑制剂。临床研究显示,艾司西酞普兰比西酞普兰的疗效更好,改善更为持久,尤其是它能快速起效。通常一周内抑郁症的核心症状(包括明显的抑郁情绪、抑郁诉述、内心紧张、注意集中困难、悲观情绪和自杀观念)即有改善,这对抑郁症的治疗意义重大。对抑郁症的治疗,其疗效被认为优于 SSRI 和 SNRI,缓解率高于文拉法辛、帕罗西汀、西酞普兰;对广泛性焦虑症、社交焦虑障碍、惊恐障碍有效,安全,更易耐受;对强迫症有长时间的缓解率并能预防病情复燃。2009 年,Cipriani 等人对 12 种抗抑郁药、25928 成人抑郁症病例、为期 8 周的 117 个随机对照试验所做的荟萃分析显示,按疗效排序以米氮平、艾司西酞普兰、文拉法辛和舍曲林疗效最佳;按可接受性排序以艾司西酞普兰、舍曲林、安非他酮和西酞普兰的可接受性最佳。从疗效和可接受性两方面来看,艾司西酞普兰和舍曲林治疗抑郁症的有效性和可接受性最好。艾司西酞普兰副作用与西酞普兰相似,但更为少见,大多轻微且短暂,耐受性和安全性良好。对体重没有明显影响,同帕罗西汀、文拉法辛缓释剂等抗抑郁药相比停药反应更少。但应再次强调,将艾司西酞普兰和其他 5-羟色胺能抗抑郁药联用仍应谨慎。

### (四)SSRI 与 CYP 酶

近 10 多年来,我们对抗抑郁药代谢和药物间相互作用的知识迅速增加,体内的药酶系统对药物代谢有重要作用,细胞色素 CYP 酶(也称 P450,因其吸收的光波频率为 450nm 而被命名)的功能影响药物的血浓度,对药物的疗效有至关重要甚至是决定性的作用。因为患者的剂量效应是由血药浓度决定的,如果药酶活性增高,药物在体内作用部位被快速清除,可能导致治疗效果不佳;如果药酶活性降低,药物在体内清除减慢,则导致药物积蓄,引起毒性反应。临床上由于心理疾病常有多种不同的症状组合(如抑郁症伴有严重失眠,或伴有精神病性症状),以及心身共病和老年体弱患者,同时应用多种药物是常见的。如不注意药物相互作用,有时可能引起严重不良反应,甚至可能是致命的。

经过某种特定的 P450 代谢的药物,称为该酶的底物,如 TCA 是 P450 2D6 的底物。能增强酶的活性因而显著降低该酶底物浓度的药物,称为该酶的诱导剂,如吸烟是 P450 1A2 的诱导剂,能显著降低经过 P4501A2 代谢的药物浓度,从而影响药效。抑制特定酶活性的药物,称为该酶的抑制剂,能显著增加该酶底物的浓度,如 TCA 和氟西汀或帕罗西汀同用或 TCA 与这两种 SSRI 互相替换时,由于氟西汀或帕罗西汀抑制 P450 2D6 可显著阻滞 TCA 的代谢和清除,导致 TCA 血浓度数倍增加,无异于增加了 TCA 的剂量。这种药代动力学的相互作用可能引起致命的不良反应,如心律失常、抽搐,而不是抗抑郁作用。

下面就 5 种 CYP 酶作进一步讨论:

1.CYP450 1A2　某些 TCA 是此酶的底物,如氯米帕明和米帕明,经过 1A2 酶去甲基化后代谢产物仍具活性。氟伏沙明抑制 CYP450 1A2,如果同时使用经过 1A2 代谢的药物和氟伏沙明,那么这些药物就不能有效地代谢,如果氟伏沙明与氯米帕明合用时,可导致氯米帕明血浓度升高。如果在使用氟伏沙明同时使用氨茶碱,那么氨茶碱必须减量,不然氨茶碱的血浓度上升,可能引起不良反应甚至出现抽搐。同样的相互作用可见于咖啡因。氟伏沙明也能使非典型抗精神病药氯氮平、奥氮平的浓度升高。对华法林的相互作用有些复杂,华法林有对映异构体,右旋华法林没有抗凝活性,经过 1A2 酶代谢,氟伏沙明通过抑制 1A2 的活性,使右旋华法林血浓度升高,而右旋华法林又抑制 CYP2C9/10,使有抗凝作用的左旋华法林代谢受阻而在体内蓄积,血浓度升高,抗凝作用增强。吸烟对 CYP1A2 有诱导作用,增强 1A2 酶的活性,可使经过此酶代谢的药物快速清除,血浓度下降而影响药效。临床上原先能耐受的药物剂量,由于加入第二种药物,可能改变了药物清除情况导致血浓度升高或降低,患者变得不能耐受或不出现疗效,医师可能误判为患者特殊的反应性,导致不适当加量或治疗失败,可能就是忽略了药物相互作用的缘故。

2.CYP450 2C9/10　氟西汀对 2C9/10 有很强的抑制作用,减慢其底物的代谢。氟西汀合用苯妥因时,在氟西汀使用两周后,该药能提高苯妥因的血浓度,导致出现共济失调、嗜睡及眼球震颤等不良反应。同理,氟西汀用后也使左旋华法林、甲苯磺丁脲等血浓度增加。

3.CYP450 2C19　地西泮(安定)通过 2C19 去甲基代谢,生成去甲安定,浓度较高时这种去甲基作用还可由 3A3/4 介导。应用氟伏沙明可使地西泮的清除率显著降低,氟西汀延缓地西泮清除弱于氟伏沙明。

4.CYP450 2D6　这是对抗抑郁药代谢很重要的 CYP 酶,TCA 是 2D6 的底物,羟基化后成为无活性的产物。在 5 种 SSRI 中两种是 2D6 的强抑制剂,帕罗西汀与氟西汀,以帕罗西汀最强。艾司西酞普兰对 2D6 也有中等抑制作用。如果TCA 和帕罗西汀或氟西汀合用,或者在 TCA 和这两种 SSRI 替换时,由于 2D6 被抑制而导致 TCA 浓度升高 3～4 倍,达到中毒浓度,引起危险的药物相互作用。氟西汀代谢后产生的去甲氟西汀仍有很强活性,且半衰期很长(2 周),这意味着去甲氟西汀介导的药物相互作用的风险,在停用氟西汀后还要持续数周,故氟西汀抑制2D6 的强度及其相互作用的风险可能被低估。如果需要将 SSRI 和 TCA 联用或替换,应注意从低剂量开始,缓慢加量,并测定 TCA 的药物浓度。CYP450 2D6 与非典型抗精神病药也有相互作用。对躯体疾病与抑郁、焦虑等心理疾病共病的患者,医师要注意 CYP 2D6 是一些抗心律失常药、β 受体阻滞剂和鸦片类药物代谢酶,帕罗西汀和氟西汀对 2D6 的抑制能升高这些药物的血浓度,故应注意减少剂量,避免可能的药物相互作用。

5.CYP450 3A3/4　CYP450 3A3/4 酶是人体药物代谢最重要的细胞色素酶,很多药物经过此酶代谢,如阿普唑仑、三唑仑、咪达唑仑、氯硝西泮和钙拮抗剂、抗心律失常药、降脂药、大环内酯类抗生素以及许多抗抑郁药、抗精神病药、催眠药都是它的底物。在 SSRI 中以氟伏沙明和去甲氟西汀对此酶的抑制作用最强,由于抑郁症治疗初期有时联用阿普唑仑、氯硝西泮,而氟伏沙明和氟西汀(去甲氟西汀)能降低这类药的清除率,导致阿普唑仑等药血浓度上升,需要减低药物剂量,以避免过度镇静、运动失调与跌倒。许多非精神科药物也是 3A3/4 的底物或抑制剂,例如 3A3/4 的底物西沙必利,特非那定,阿司咪唑和 3A3/4 抑制剂如氟伏沙明或氟西汀合用,可使底物血药浓度上升到中毒水平,导致心血管问题,如 QT 间期延长和突然死亡。所以,氟伏沙明和氟西汀应避免和 3A3/4 的底物合用。3A3/4 的抑制剂还有:西咪替丁,红霉素,伊曲康唑,酮康唑,氟康唑,葡萄柚汁等,也应注意避免与 3A3/4 的底物药物合用;而增强 3A3/4 酶活性的诱导剂主要是巴比妥、卡马西平、托吡脂和利福平,能使底物血药浓度降低而影响药效,包括许多抗精神病药的疗效。

药物之间的相互作用多数达不到临床的显著性,但有些相互作用却可能很重要,导致药物不良反应甚至严重毒性,或者导致治疗失败。有些不良反应的机制还不清楚,例如,氟西汀和碳酸锂合用,血锂浓度升高甚至出现锂中毒,其中的机制就不了解。临床医生对有潜在药物相互作用的药物联用时应注意几个原则:①避免已知的可能的相互作用;②从低剂量开始,缓慢加量;③测定底物的药物浓度。

## 三、选择性去甲肾上腺素再摄取抑制剂

SSRI 对抑郁症治疗的成功,使人们更多地注意到抑郁症与 5-HT 缺乏之间的关系,但抑郁症和 5-HT 缺乏的相关并不是唯一的,我们曾经说过,5-HT 只是情绪的神经化学调节复杂机制的一部分,NE 和 DA 都参与了情绪调节。TCA 中有些药物如马普替林有很好的抗抑郁作用,但它却是很强的去甲肾上腺素再摄取抑制剂,远强于抑制 5-HT 的再摄取,由于它还能阻滞 $\alpha_1$ 受体、组胺受体和胆碱受体,所以它对 NE 再摄取的抑制不能说是选择性的。第一个真正的选择性去甲肾上腺素再摄取抑制剂(Selective NRI)是瑞波西汀,它具有抗抑郁的作用,但没有 TCA 的那些不良反应。

尽管我们还不能确定怎样的患者对 5-羟色胺能药物有效和怎样的患者对去甲肾上腺素能药物有效,但下列看法或许会有帮助,即有 5-HT 缺乏综合征的患者(如抑郁伴有焦虑、惊恐、恐惧症、创伤后应激障碍、强迫症或进食障碍)可能对 5-羟色胺能抗抑郁药比较有效,这一点可以为临床事实所支持:5-羟色胺能抗抑郁药不但对抑郁症有效,也对强迫症、进食障碍、惊恐、社交恐惧症甚至创伤后应激障碍有效,而去甲肾上腺素能抗抑郁药对改善广泛性焦虑、惊恐、恐惧症、强迫症及进食障碍的疗效不佳。另一方面,有 NE 缺乏综合征的患者(如抑郁伴有疲乏、淡漠、精神运动性迟滞、明显的认知障碍特别是注意受损、信息过程缓慢和记忆缺陷)从理论上说可能对去甲肾上腺素能药物比较有效。由于选择性去甲肾上腺素再摄取抑制剂瑞波西汀问世时间不长,这一方法在临床实践中的价值仍有待进一步研究证实,而且由于很多抑郁症患者常伴有焦虑、强迫、恐惧或伴发躯体症状,"纯"NE 缺乏综合征相对少见,或者说,很多情绪障碍的患者既有 5-HT 缺乏又有 NE 缺乏综合征的表现,所以临床医师要深入考察、细致分析。L.Rampello 等人认为卒中后抑郁可以分为两亚型:迟滞型与焦虑型。迟滞型抑郁表现为无力、启动动作缓慢、嗜睡、言语与动作减少而语声低微;焦虑型抑郁则多见不安、恐惧、心悸、震颤、易激惹

等。作者假定焦虑型抑郁与 5-HT 功能失调有关,临床经验表明对 SSRI 比较有效;而迟滞型抑郁与 NE-DA 功能失调有关,故选择"迟滞型"卒中后抑郁的老年患者 31 例采用瑞波西汀进行双盲随机安慰剂对照研究(瑞波西汀组 16 例,安慰剂组 15 例),以评估其疗效和安全性。瑞波西汀 4mg 每天两次,共 16 周,采用汉密尔顿抑郁评定量表(HDRS)和 BDI 评估治疗前后的严重程度,结果显示,瑞波西汀对迟滞型卒中后抑郁疗效甚好,安全性与耐受性亦佳。有一种意见认为,瑞波西汀的治疗范围应当扩展,不应仅限于治疗抑郁症,也可用于其他情况,如临床前研究提示,针对精神运动性迟滞、疲乏和淡漠等症状,采用瑞波西汀增强去甲肾上腺素传递,可以改善社交功能和工作能力。去甲肾上腺素能增强可能改善一些精神障碍以注意和记忆缺陷为特征的认知功能,例如 Alzheimer 病、注意缺陷障碍和某些与精神分裂症相关的认知障碍。

对瑞波西汀临床应用早期研究显示,其疗效与 TCA 和 SSRI 相当,而瑞波西汀对社交功能有显著改善,且能使不完全好转的抑郁症患者获得完全缓解。进一步研究发现,瑞波西汀对其他抗抑郁药无效的严重抑郁症患者可能有效,并且它可和 SSRI 联用有效治疗难治的抑郁症患者,因为大多数难治患者采用双重神经递质机制的药物或药物联合常是必要的。由于难治性抑郁症或治疗阻抗抑郁症(TRD)的定义尚无一致意见,文献中更多使用对抗抑郁药治疗"无效"和"部分有效"的词语。对这样的患者,学者们提出了联合使用具有不同神经递质机制抗抑郁药物的策略(还有增效策略,即将锂盐、甲状腺素加入抗抑郁药的治疗中),如 SSRI 和 TCA、SSRI 和米氮平、SSRI 和安非他酮都已获得良好的临床证据。为了研究 SSRI 联用瑞波西汀对治疗阻抗抑郁症的有效性,G.Rubio 等人对 5 种 SSRI、文拉法辛及米氮平单药治疗"无效"或仅有"部分疗效"的 61 例抑郁症患者添加瑞波西汀 2~8mg/d,观察 6 周,并用汉密尔顿抑郁量表(HDRS)与临床大体评定量表(CGI)评估有效性,结果 HDRS 平均分降低 48.9%,CGI 降低 38.9%,治疗结束时 62.3% 的患者获得改善(CGI<4),54.1% 被认为有效,达到缓解者为 45.9%(HDRS≤10),两药联用没有见到严重不良反应,较多不良反应为出汗增多(8.2%)和口干(6.6%)。这些发现表明,对 SSRI、文拉法辛、米氮平单药治疗无效或疗效欠佳的抑郁症患者,添加瑞波西汀是有效而且能很好耐受的。

瑞波西汀对焦虑障碍的治疗试验不多见,但对惊恐障碍治疗的有效性已有临床研究报告,它能减少惊恐发作和使 SSRI 治疗无效的抑郁、焦虑及大体功能好转;在双盲研究中认为它能减少惊恐发作和恐惧症的严重程度。但对其治疗惊恐障碍的机制尚须研究。I.Pacchiaroti 等人报告一例有社交恐惧症、回避性人格障碍伴勃起功能失调的男性 25 岁患者,申诉抑郁、焦虑和失眠,口服文拉法辛缓释剂 75mg/d,经过 6 周仅"部分有效",加至 150mg/d 则有不良反应与症状恶化,出现持续失眠、更加焦虑,且性功能障碍加重。但对文拉法辛缓释剂 75mg/d 和瑞波西汀 4mg/d 的联合治疗有效,添加瑞波西汀一个月后整个临床表现好转,焦虑、害怕、害羞感觉减轻,人际关系、睡眠质量和性功能障碍都有改善,大部分症状好转并在随访时保持,没有明显的不良反应。

精神分裂症的治疗常常着重于阳性症状,对阴性和抑郁症状以及在其病程中并发抑郁症状的治疗关注较少,阴性和抑郁症状对非典型抗精神病药比较有效,但有效程度通常只有中等。瑞波西汀已证实治疗抑郁症有效且能较好耐受,并能降低与抗精神病药有关的体重增加,显著改善社交功能。T.Raedler 等人对一组急性期住院的精神分裂症患者 16 例在抗精神病药(4 例用传统抗精神病药,12 例用非典型抗精神病药)治疗过程中添加瑞波西汀 4~8mg/d,治疗前后采用量表评估:阳性与阴性症状量表(PANSS),大体评定量表严重性及进步程度量表(CGI-S,CGI-I),汉密尔顿抑郁量表(HAMD),卡尔加里精神分裂症抑郁评定量表(CDSS)。2 例因副作用或无效退出,2 例未获得治疗后量表评估资料,12 例分析发现,加入瑞波西汀治疗后全部临床评定都有显著进步。T.Raedler 认为,抗精神病药多巴胺阻断的特性对情绪和驱动力有负面作用,瑞波西汀是 NRI,对多巴胺传递并无直接作用,但它对腹侧被盖区多巴胺神经元有介导作用,引起前额叶皮质多巴胺选择性增加,可能逆转了抗精神病药对情绪和驱动力潜在的有害作用。

脑和身体内几条特殊去甲肾上腺素通路和不同受体介导了瑞波西汀的治疗作用与副作用,其抗抑郁作用与蓝斑到额叶皮质的去甲肾上腺素神经元投射可能有关,介导其抗抑郁作用的受体亚型是突触后 $\beta_1$ 受体;其对认知的治疗作用的介导尚未确定,可能与蓝斑到额叶其他区域 NE 通路有关,介导 NE 认知作用的可能是突触后 $\alpha_2$ 受体;其改善疲乏、淡漠和精神运动性迟滞理论上推测可能由蓝斑到边缘皮质的 NE 通路介导。瑞波西汀的副作用是由于对脑与身体中四种 NE 受体的刺激所引起,包括突触后 $\alpha_1$、突触前 $\alpha_2$、突触后 $\alpha_2$ 和突触后 $\beta_1$ 受体。一般在初期出现,其副作用不仅与 NE 受体亚型有关,也与身体特定部位 NE 受体的作用有关,包括脑、脊髓、心脏、胃肠道和膀胱。因此,对小脑和周围交感神经系统 $\beta_1$ 受体的急性刺激可引起运动激活与震颤,对边缘系统 NE 受体的急性刺激可引起激动,对脑干心血管中枢和下降到脊髓的 NE 受体的急性刺激可引起血压变化,刺激心脏 $\beta_1$ 受体可引起心率改变,而刺激交感神经系统的 NE 受体也可能使胆碱能降低而有类似抗胆碱作用,如口干、便秘和尿潴留,这是因为这些系统对外周器官和组织有相互作用之故。通常这种间接的抗胆碱样作用比直接的抗胆碱作用轻而短暂。瑞波西汀的副作用虽然讨厌但不危险,我曾遇到患者服瑞波西汀后心悸感到难受的患者,以致不得不停服。

瑞波西汀对 CYP450 酶的抑制微弱,所以它和其他药物相互作用的可能性较少。但由于它通过 CYP450 3A3/4 代谢,故抑制 CYP450 3A3/4 的药物如氟伏沙明、氟西汀(去甲氟西汀)与酮康唑、西咪替丁、红霉素乃至柚子汁等和它一同使用时,可使其代谢受阻,血药浓度升高而出现不良反应。应避免它和氟西汀或氟伏沙明联用,如需联用则应减低瑞波西汀剂量,严密观察,注意不良反应并及时处理。

# 四、5-羟色胺和去甲肾上腺素双重再摄取抑制剂

5-羟色胺和去甲肾上腺素双重再摄取抑制剂(SNRI)是一组既有选择性 5-HT 再摄取抑制又有选择性 NE 再摄取抑制的药物,包括文拉法辛及其缓释剂、度洛西丁等,常被称为"双重再摄取抑制剂",但这一名称令人迷惑,因为很多 TCA 也是对 NE 和 5-HT 再摄取抑制剂。那么,这里 SNRI 有什么独特性呢?它们与 TCA 都有 NE 和 5-HT 再摄取抑制的特性,在较小的程度上也能抑制 DA 再摄取,但是它们没有 $\alpha_1$、胆碱及组胺受体阻断作用,因此它们不仅是双重作用的药物,而且对这种双重作用是选择性的。这就像在同一个药物中同时具有了一种 SSRI 又加上了选择性 NRI,而没有 TCA 的许多不良作用。

双重抗抑郁机制是不是比单一机制更好? 前面我们说过,抑郁症和 5-羟色胺缺乏的相关不是唯一的,去甲肾上腺素和多巴胺也参与了情绪调节。虽然,药物对神经递质及其受体的选择性带来了一种优点,即不良反应和毒性减少,改善了患者的依从性,有利于长期治疗,但是也出现了可能治疗"无效"或仅"部分有效"的问题,这在理论上是合乎逻辑的,既然参与情绪调节的神经递质有几种,只选择其中一种当然是不充分的。如我们在前面提到大多数难治性抑郁症对 SSRI 治疗阻抗时常常需要联用选择性 NRI(瑞波西汀)或使用双重抗抑郁机制的药物。这是因为,双重乃至多重抗抑郁机制可能对神经递质系统产生了药理协同作用,增大了药物的效果。临床研究也有一些证据:①当 SSRI 无效时加上一种 TCA,能提高有效率,高达 80% 以上;②SSRI＋NRI 能获得迅速、强而有力的效应,对治疗阻抗的抑郁症有效;③有文献报告认为文拉法辛治疗抑郁症的缓解率比 SSRI 高。

## （一）文拉法辛

文拉法辛现有速释剂和缓释剂两种，依剂量高低对单胺类神经递质的再摄取抑制作用可有不同程度。它对 5-HT 再摄取抑制作用最强，故在低剂量时就表现为 5-HT 再摄取抑制作用，此时其作用与 SSRI 相当；对 NE 再摄取抑制作用中等，因而在较高剂量时才有表现；对 DA 再摄取抑制作用最弱，则仅在高剂量时才会表现。所以，我在使用文拉法辛缓释剂时常用到 150～225mg/d，以获取双重再摄取抑制作用。文拉法辛最高剂量 375mg/d，但通常很少用到 300mg/d 以上。它对其他神经递质受体（$M_1$，$H_1$，$\alpha$）没有明显作用，因此不良反应比 TCA 小。缓释剂可以每天服 1 次，减少了药物的副作用如恶心，药物血浓度的波动也小，增加了患者的耐受性。

文拉法辛适用于中重度抑郁症，尤其是对 SSRI 疗效不佳的难治性抑郁症，它还是第一个被确认能治疗广泛性焦虑症（GAD）的药物，表明此药可使抑郁和焦虑都缓解，因此它可用于社交焦虑障碍（SAD）、抑郁与焦虑共病、抑郁相关的焦虑症状以及抑郁相关的慢性疼痛或其他不明原因的某些躯体症状。

虽然文拉法辛的不良反应低于 TCA，但比 SSRI 的不良反应多见，临床上除了可见到较多的患者申诉恶心外，还能见到一些其他的不良反应，如出现性功能障碍，在剂量较高时能使血压升高。对于有高血压病家族史，或其他代谢疾病史（如糖尿病），或已有血压增高倾向者应避免使用。曾有一位中年抑郁症患者，因为先后用氟西汀、帕罗西汀治疗效果不满意而住院治疗。该患者身体稍胖，血压为 140/90mmHg，改用文拉法辛缓释剂怡诺思 75mg/d，无明显不适，一周后改为 150mg/d，又经一周左右患者诉说头痛，测血压竟达 180/110mmHg，因此，马上停服怡诺思，改用其他药物治疗。

美国食品药品管理局（FDA）2006 年 10 月曾发布文拉法辛过量使用风险警告（包括普通和缓释剂型），该药说明书也作了修改，指出该药过量使用最常见副作用包括：心动过速、意识水平从嗜睡到昏迷、瞳孔散大、癫痫发作和呕吐症状。也有 QT 间期延长、束支传导阻滞、QRS 延长和其他心电图改变……并有 5-HT 综合征和死亡的报告。流行病学研究还发现，文拉法辛治疗初期较服用 SSRI 的患者更易出现自杀意念，增加自杀行为的风险。所以，虽然文拉法辛的不良反应低于 TCA，但临床医师使用时不宜使用过高剂量，要注意评估使用的风险。

文拉法辛起效较快，一周就可见量表评分改善，有学者认为与它能使 B 受体快速脱敏有关。文拉法辛的半衰期短，仅为 4 小时，其活性代谢物 O-去甲基文拉法辛（ODV）的半衰期为 10 小时，因此，如果治疗过程中准备停服应逐渐递减，突然停服也可能产生停药综合征。尽管文拉法辛对 CYP450 酶的抑制作用较弱,但文拉法辛和其他 SSRI 联用时可出现 5-HT 过高的副作用,甚至出现 5-HT 综合征,这种情况可能被忽略。文拉法辛是 P450 2D6 和 3A3/4 的底物,主要通过 3A3/4 代谢,部分经 2D6 代谢,抑制 P450 3A3/4 的药物能阻断其代谢使其浓度增加,故抑制 3A3/4 的药物如前述的西咪替丁、红霉素、酮康唑等同服时要注意密切监测和调整药量。

### (二)度洛西丁

度洛西丁也是 SNRI,如果说 NE/5-HT 的比值越接近 1 表示药物作用越平衡的话,那么文拉法辛为 30,而度洛西丁为 9,可见度洛西丁是目前最为平衡的 SNRI。度洛西丁具有强大而快速的抗抑郁与抗焦虑作用,有学者研究认为它具有良好的抗疼痛作用,但也有人对此表示质疑。由于抑郁症伴疼痛者很多见(有报告称抑郁症中伴疼痛者高达 65%),且抑郁症伴躯体症状者常出现抑郁药治疗抵抗,往往留有残余躯体症状而不能完全缓解,故度洛西丁适宜用于伴有疼痛性躯体症状的抑郁症、各种焦虑性疾病如广泛性焦虑、社交焦虑症,还可能用于治疗糖尿病性周围神经痛。我曾治疗多例伴疼痛的抑郁症和伴有躯体症状的焦虑症患者,确有较好的疗效。

度洛西丁起效也较快,1~2 周可见临床症状改善,研究显示,一周后量表评分就同安慰剂组有显著差异。常用治疗剂量为 60mg/d,由于食物不影响其吸收,为避免恶心的副作用,宜在早餐时同服,常见副作用是恶心、口干和便秘。对血压影响较文拉法辛小,有研究显示对收缩压可有轻度升高,但没有临床意义,对舒张压的影响和安慰剂组没有差异。安全性良好,对老年患者无须减少剂量。

度洛西丁通过 CYP450 1A2 和 2D6 代谢,故这两种酶的诱导剂可使其浓度降低,而这两种酶的抑制剂可使其代谢受阻,浓度升高。由于氟伏沙明对 1A2 有强抑制作用,能降低度洛西丁的清除达 77%,故不可联用。和其他 SSRI 也不宜合用,因为仍有发生 5-HT 综合征的可能性。它是 CYP450 2D6 的中度抑制剂,故和 Ⅰc 类抗心律失常药同用要谨慎,也会加重 β 受体阻滞剂的作用,要注意调整剂量。吸烟和碳烤食品是 1A2 的诱导剂,能使其浓度降低,影响药效。因为曾发现此药可能使碱性磷酸酶、肌磷酸激酶、谷丙转氨酶出现轻度升高,故服药患者饮酒宜加限制。

## 五、去甲肾上腺素和特异性 5-羟色胺抗抑郁剂

### 米氮平

虽然也作用于 NE 和 5-HT 两种神经递质，但和所谓的双重再摄取抑制剂文拉法辛、度洛西丁并不相同，被称为去甲肾上腺素和特异性 5-羟色胺抗抑郁剂（NASSA），因此我将它单独列开叙述。米氮平不阻断任何单胺类神经递质的转运体而有很强的 $\alpha_2$ 受体的拮抗作用，并且对 $5-HT_{2A}$、$5-HT_{2C}$、$5-HT_3$ 和 $H_1$ 受体有拮抗作用。由于 NE 神经元突触前 $\alpha_2$ 自身受体被阻断，释放的 NE 作用于 5-HT 神经元胞体上的 $\alpha_1$ 受体，导致 5-HT 神经元内 5-HT 加速向轴突传输；同时由于 NE 神经元突触前 $\alpha_2$ 自身受体与 5-HT 神经元轴突上突触后 $\alpha_2$ 异位受体被阻断，导致 5-HT 向突触间隙的释放增加，但此时 5-HT 直接针对性地作用于 $5-HT_{1A}$ 受体，因为 $5-HT_{2A}$、$5-HT_{2C}$、$5-HT_3$ 受体被阻断，$5-HT_{1A}$ 受体兴奋导致抗抑郁与抗焦虑作用。而阻断 $5-HT_{2A}$、$5-HT_{2C}$、$5-HT_3$ 受体避免了这些受体兴奋的副作用，特别是焦虑、恶心和性功能障碍。阻断 $5-HT_{2A}$、$5-HT_{2C}$ 和 $H_1$ 使其具有抗焦虑和催眠镇静作用。

由此可见，米氮平药理作用机制主要在于 $\alpha_2$ 受体的阻断作用，通过 NE 神经元和 5-HT 神经元的相互作用导致 5-HT 的快速大量释放而发挥治疗作用。阻断 $5-HT_{2A}$、$5-HT_{2C}$ $5-HT_3$ 则避免了这些受体兴奋的副作用。其临床作用特点是：

1.起效迅速，通常一周可见部分症状改善。

2.显著的抗抑郁作用与抗焦虑作用，研究显示对抑郁伴焦虑症状或抑郁与焦虑共病有良好疗效；虽然此药能使 5-HT 快速增加，但对强迫症疗效不佳，对此尚未有明确合理的解释。

3.良好的改善睡眠作用，由于抑郁症和焦虑症常伴失眠，迅速改善失眠能提高患者的依从性，增加患者对治疗的信心。

4.较少的胃肠道反应，但有食欲增加与体重增加，早期可见困倦、嗜睡、白天精神不振。

5.性功能障碍少。

6.对 CYP450 酶没有明显影响（部分经过 P450 3/4 代谢，血药浓度受此酶的诱导剂或抑制剂影响），联合用药比较安全。由于其 5-HT 的快速释放，仍有发生 5-HT 综合征可能。

米氮平在临床上可用于治疗伴焦虑、失眠的抑郁症，推荐的起始剂量为 15mg/d，

睡前一次服用,剂量范围为 15～45mg/d。也常用较小剂量和 SSRI 或 SNRI 联用治疗严重抑郁症与难治性抑郁症。有研究显示,对卒中后抑郁症、老年抑郁症有确切疗效。此外,还可用于治疗震颤。

米氮平达峰时间 1～3 小时,半衰期为 20～40 小时。副作用常见嗜睡、过度镇静、食欲增加、体重增加、口干、恶心、呕吐、出汗增多、心悸、头痛、背痛、震颤等,对性功能影响比 SSRI 少见。虽然米氮平能使突触前 NE 神经元的 NE 释放增加,但主要作用于 5-HT 神经元使 5-HT 快速增加,故临床上见不到类似文拉法辛的血压升高反应。米氮平似乎对心血管系统无明显影响,也不影响癫痫阈值。由于迅速改善睡眠,又能抗焦虑,临床上选用于治疗伴失眠的抑郁症比较满意,但早期的嗜睡、白天精神不振常成为一个问题。我曾治疗一位 50 多岁的伴严重失眠的抑郁症患者,每晚开始服 15mg,三日后改服 30mg 米氮平,睡眠迅速改善,但白天思睡,没有精神,以致影响工作,虽然有种意见认为由于米氮平在低剂量时抗组胺作用占优势,为避免过度镇静,剂量不宜低于 15mg,剂量增加后脑内 NE 释放增加能减轻过度镇静的作用,但我仍然将剂量减为每晚 15mg,其后睡眠与情绪都迅速好转。

服用米氮平的一些患者曾见到某些实验室数值不正常,曾报告一过性谷丙转氨酶升高和总胆固醇增高,罕见中性粒细胞减少症。虽然罕见,但一旦发生易引起严重感染等问题,故建议白细胞计数低而有感染者均应停用米氮平,并且进行严密的临床监测。另外,偶有某些患者服后特别不适,诉说关节疼痛,浑身难过,其中缘由还不清楚。

米氮平通过 CYP 2D6、1A2 和 3A3/4 代谢,但不抑制 CYP 2D6,1A2 和 3A,所以对其他药物的代谢没有明显影响,但是如果与乙醇或安定类药物同用,对患者的认知和行为有不良影响,因此,建议患者在服用米氮平时应避免饮酒和服用安定类药物。

## 六、5-羟色胺 2A 拮抗和 5-羟色胺再摄取抑制剂

属于这一类(SARIs)有两个药,曲唑酮和尼法唑酮。由于发现尼法唑酮对肝有损害,后来退出临床应用,故现在只用曲唑酮。其实,凸唑酮早在临床使用,20世纪 80 年代曾是抗抑郁药主流药物之一,国内 1999 年进入临床应用。曲唑酮的药理机制主要是有强大的 5-HT$_{2A}$ 的拮抗和较弱的 5-HT 再摄取抑制作用,因此归为 5-羟色胺 2A 拮抗和 5-羟色胺再摄取抑制剂(SARI),此外它还有阻断组胺受体与 α$_1$ 受体拮抗作用,故其药理作用有以下特点:

1.由于 5-HT$_{2A}$ 被阻断，又有 5-HT 再摄取抑制，突触后 5-HT$_1$ 受体兴奋，发挥抗抑郁、抗焦虑作用。

2.5-HT$_{2A}$ 被阻断，有很好的抗焦虑和安眠作用、可能使 SSRI 的副作用减少、不引起男性性功能障碍。

3.阻断 H$_1$ 受体有镇静催眠作用。

4.阻断 α$_1$ 受体在中枢引起镇静，而在外周由于血管扩张血流下行导致生殖器血液充盈，改善性功能。

扼要地说，曲唑酮具有良好的抗焦虑作用、减轻抑郁情绪、良好的安眠作用，还有改善性功能的作用（男女性功能均可以改善）。

同安定类（BZ）药物比较，两者都能抗焦虑和安眠，虽然曲唑酮起效不及 BZ 快，但曲唑酮长服没有依赖性，不影响学习记忆能力，而且曲唑酮服后患者入睡时间缩短，睡眠加深，夜间觉醒次数减少，睡眠效率改善，总睡眠时间延长，全面改善睡眠，同时又减轻抑郁和焦虑，故特别适用于失眠伴抑郁或焦虑患者。曲唑酮不但没有依赖性，而且临床研究显示曲唑酮能治疗对 BZ 依赖患者的戒断症状。

同 TCA 相比，两者都能抗抑郁和抗焦虑，镇静安眠，但 TCA 剂量高时对心脏传导系统有抑制作用，有心血管不良反应的风险；曲唑酮对心脏无显著影响，除偶有体位性低血压外，安全性较好。TCA 胆碱能副作用强，也能抑制性功能，而盐唑酮胆碱能副作用弱，能增进性功能，是良好的治疗男性阳痿的口服药。

同 SSRI 相比，两者都有抗抑郁作用，SSRI 较强，但曲唑酮有更好的治疗失眠的作用；SSRI 常引起较多的性功能障碍，而曲唑酮能改善性功能，并能治疗 SSRI 所致的性功能障碍。

曲唑酮临床应用的适应证有：

1.减轻焦虑，治疗广泛性焦虑症。

2.慢性失眠伴抑郁或焦虑。已如前述。此外，有临床观察显示，对慢性创伤后应激障碍的失眠和梦魇有效。

3.同 SSRI 或 SNRI 合用以增强抗抑郁的疗效，减少 SSRI 或 SNRI 的副作用。如临床研究显示，氟西汀 20mg/d 联用曲唑酮 25～50mg，QN，疗效优于单用氟西汀，且能对抗氟西汀引发的激越、失眠和性功能障碍。

4.用于治疗男性勃起障碍。临床研究显示，曲唑酮能有效治疗男性勃起障碍，有效率约为 52%～78%，被认为是治疗阳痿的良好口服药物。

曲唑酮口服后吸收良好，与食物同服能降低血药浓度，减少药物副作用；蛋白结合率约为 85%～95%，经肝代谢，其活性代谢产物是 M-CPP；约 20% 经肝排泄，

75％经肾排泄；达峰时间约 1 小时，和食物同服达峰时间延迟为 2 小时，半衰期 5～9 小时。服药后一周起效，充分发挥药效需 2～4 周。慢性失眠患者从每晚 25mg 起，渐加至每晚 100mg，一周后睡眠恒有改善。研究显示，4～6 周后对睡眠的改善优于安定类药物（BZ）。

常见的副作用有头晕，口干，早期偶有体位性低血压，对原有血压偏低患者应避免使用，如使用应采取低剂量。一般患者从每晚 25mg 开始，根据临床观察调节剂量至 100-200mg/d，可根据需要增加到 300mg/d。文献报告称曲唑酮可有男性生殖器痛性勃起，幸而这种不良反应极少，约为两万分之一，一旦出现需迅速处理或停服。

曲唑酮主要通过 CYP 2D6 代谢，对 CYP 3A3/4 有抑制作用，不良药物相互作用不多见，但和酒同用则增强镇静作用，和吩噻嗪类抗精神病药同用更易出现低血压反应，与丁螺环酮合用曾报告一例有肝功能变化与 5-羟色胺综合征，与地高辛合用曾报告 2 例地高辛中毒，与文拉法辛合用曾报告 1 例 5-羟色胺综合征，与华法林合用曾有报告说凝血酶原时间缩短，停曲唑酮后升高，故两者合用要谨慎。

# 七、去甲肾上腺素和多巴胺再摄取抑制剂

安非他酮是一个作用独特的抗抑郁药，20 年前其抗抑郁作用已经确定，但其抗抑郁疗效的药理机制当时并不明了。动物试验表明，安非他酮及其代谢产物不改变突触前和突触后 5-羟色胺的神经传递，其抗抑郁作用机制与 TCA、MAOI、SSRI 不同。临床前和临床研究数据表明，安非他酮具有双重 NE 和 DA 再摄取抑制作用，能增强 NE 和 DA 的神经传递，被认为与其独特的临床作用有关，它是目前唯一的双重 NE 和 DA 再摄取抑制剂（NDRI），而无 5-羟色胺活性。这一事例说明，情绪的神经回路受多种单胺类神经递质的影响，增强不同的单胺类神经递质的传递最终可能都有抗抑郁的作用，但由于不同的神经递质可能在情绪调节方面承担不同的角色，从而不同机制的药物可能对不同类型的抑郁综合征和特殊的症状模式表现出疗效的差异。其他研究显示，安非他酮及其代谢产物对突触后的组胺受体，α、β 肾上腺素受体，5-羟色胺受体，多巴胺受体及胆碱受体都没有亲和力，使它有别于 TCA 和其他新一代抗抑郁药，它没有这些抗抑郁药相关的副作用，如性功能障碍，体重增加与镇静作用。研究表明，安非他酮不但对性功能影响小，事实上还可以矫正由其他抗抑郁药引起的性功能障碍。SSRI 长期服用可能引起体重增加，而安非他酮则对体重没有影响，还可能减轻体重，故它还可作为肥胖者的辅

助用药。同 SSRI 比较,安非他酮可以显著地降低镇静的发生率,在治疗抑郁症时安非他酮的嗜睡和疲劳症状明显小于 SSRI。

临床研究显示,安非他酮对抑郁症有良好疗效,有报告认为它的疗效优于氟西汀,优于文拉法辛。尽管当前抗抑郁药的总体疗效相近,但已证实在特殊症状和综合征的作用上药效却有所不同,这在一定程度上可能与不同的选择性药理作用有关。例如,SRI、SSRI 对严重的焦虑综合征和强迫症有很好的疗效,而安非他酮却可能缺乏疗效或无效;安非他酮对儿童或成人的注意缺陷障碍(儿童常伴多动症)的疗效则优于 SRI、SSRI;除口干、恶心、失眠等副作用相同外,安非他酮也表现了不同的副作用,如 SSRI 常见性功能障碍,安非他酮则没有,但大剂量(450mg/d)时可能诱发癫痫发作。

国内也有报告,安非他酮治疗抑郁症的疗效和阿米替林相同,而不良反应要少得多。目前临床上除单用安非他酮治疗抑郁症外,常对 SSRI 治疗无效的难治性抑郁患者换用安非他酮,且证实仍有疗效。在抑郁症序贯治疗研究(STAR * D)中,安非他酮作为西酞普兰的增效药物取得满意疗效。对 SSRI 治疗无效或部分有效的抑郁症患者加用安非他酮后不但疗效更好,而且在合理剂量和严格监控的情况下,两者合用是安全的,副作用与单药治疗相似。不过,文献报告中曾提到氟西汀与安非他酮联用出现严重不良反应(妄想、肌阵挛抽搐、躁狂、癫痫大发作等)的病例,故仍需谨慎对待这两药联用问题。

安非他酮对双相情感障碍的治疗有效而转躁率低,故被几个双相情感障碍治疗指南推荐为首选药。有几个小样本的研究显示转躁率较低。在使用锂盐作为基础治疗的情况下,双相情感障碍患者服用安非他酮的转躁率明显低于文拉法辛。

安非他酮还可用于治疗季节性情感障碍抑郁发作(SAD),注意缺陷多动障碍(ADHD)以及产后抑郁、疼痛、性功能障碍等。

安非他酮口服吸收迅速,食物对药物吸收无明显影响,血浆蛋白结合率85%,广泛分布于各种组织,可通过血脑、胎盘屏障,消除相半衰期约 14 小时,在肝脏经 P450 286 代谢。有三种主要代谢产物:①羟化安非他酮;②红细胞-氢-安非他酮;③苏氨-氢-安非他酮。均具有药理活性,其血浆浓度高于母药。经尿、粪便排泄,可分泌于乳汁,肝病延迟药物半衰期,肾病影响不详。

在用药方式上,宜从小剂量开始如 75mg,一日两次(早、中),三日后再缓慢加量,逐渐加至 300mg/d,分次服用,两次用药须间隔 6 小时。

安非他酮与 SSRI 比较,副作用小得多,患者依从性好。文献报告显示,常见不良反应有激越、口干、失眠、头痛、恶心、呕吐、便秘和震颤。需要注意的是,安非他酮的推荐剂量不超过300mg/d,如果剂量过高(>450mg/d)癫痫发作的机会显著增加。因此,安非他酮应避免用于有癫痫病史、脑外伤或有癫痫倾向者,避免用于嗜酒者,不宜和抗精神病药合用,因可增加癫痫发作机会,和BZ类药物联用要小心,因为BZ撤药增加癫痫风险,此外,联用茶碱类药也要谨慎。部分患者在服药初期出现躁动不安、易怒、失眠,可能需要镇定药或催眠药。有报告称,安非他酮服后出现幻觉、错觉、注意难以集中、偏执和精神错乱,停药后消失;也有出现过敏反应,如皮肤瘙痒、荨麻疹、血管性水肿、呼吸困难等。还可引起血压升高。对肝肾功能不全者应慎用。孕妇和哺乳期妇女不宜使用,因安全性未获得充分评估,如必须使用应充分权衡利弊。老年患者应注意选择合适剂量,并检测肾功能。

安非他酮经CYP450 286代谢,卡马西平、苯巴比妥、苯妥因可诱导其代谢,而西咪替丁能抑制其代谢,影响安非他酮及其活性代谢产物的药代动力学。临床医师要注意,安非他酮和其代谢产物羟化安非他酮是CYP450 2D6的抑制剂,与其他由CYP 2D6酶代谢的药物合用时应当慎重,这些药物包括:抗抑郁药米帕明、帕罗西汀、氟西汀;抗精神病药氟哌啶醇、利培酮;β受体阻滞剂;Ⅰc类抗心律失常药。如需合用开始时应使用小剂量,减少原先经CYP 2D6代谢的药物剂量,以减少药物不良相互作用的可能性。

# 八、其他新型抗抑郁药

## (一)噻奈普汀

和前述的各种抗抑郁药有着根本区别,在突触水平上,TCA和SSRI抑制5-羟色胺的再摄取,增强5-羟色胺的传递,被认为是抗抑郁作用的药理基础,但是噻奈普汀在突触水平的作用机制正相反,它增加突触前5-羟色胺的再摄取,使突触间隙的5-羟色胺减少,亦即减少了突触对5-羟色胺的利用。这种情况和当前的抑郁症5-羟色胺不足假说相矛盾,充分表明了抑郁症发生机制和药物治疗的复杂性。有人认为,也许某些抑郁症可能存在5-羟色胺功能亢进,或者存在5-羟色胺系统的不稳定。再次提示抑郁症可能由多种途径发生,即使在神经化学水平上也不能认为抑郁症唯一与单一的神经递质(如5-HT)缺乏相关。

研究显示,噻奈普汀增强突触前5-HT的再摄取外,并不对肾上腺素受体和组胺受体结合,故此药没有镇静作用。动物研究显示,噻奈普汀能减轻HPA轴对应激的反应,保护海马对应激的直接或累积的有害影响,阻止海马神经元的萎缩,且有益于学习与记忆。

临床前与临床研究证实它有抗抑郁和抗焦虑作用。国内报告了噻奈普汀治疗抑郁症的疗效研究结果，噻奈普汀组（33 例）6 周治疗有效率为 85%，显效率（HAMD 减分率≥50%）为 67%，和阿米替林组（28 例）相似。噻奈普汀能抗焦虑，对 BZ 戒断性焦虑症状可有逆转效果，因此本品也可用于治疗抑郁症伴随的焦虑症状。抑郁症经过此药长期治疗（一年）缓解者复发率较低，显示它能预防复发。噻奈普汀安全、副作用小，只有少数患者出现疲倦、口干、便秘、食欲不振、上腹部疼痛、失眠、嗜睡的副作用，没有心血管方面的副作用，故本品可安全地用于老年抑郁、心衰或高血压或卒中后抑郁患者。

本品吸收迅速完全，生物利用度高，不经过肝脏首过效应的代谢，主要由肾脏外途径代谢，清除半衰期较短（2.5 小时），故有肝病或胃肠病患者无须调整药量，肾衰患者服后其代谢产物清除下降，故建议应适当减量。由于此药对 CYP450 酶没有影响，药物相互作用少，由于本品蛋白结合率达 95%，水杨酸能降低其蛋白结合率，故同时服高剂量水杨酸时建议减少本品剂量。本品也不可与 MAOI 合用，不要用于孕妇或哺乳或儿童。

一般用法：抑郁患者，口服达体朗 12.5mg，每天 3 次。肾衰或老年患者可改服 12.5mg，每天 2 次，服用本品后不可突然停服，应在 7～14 天内逐渐减量停服。

### （二）阿戈美拉丁

2005 年问世，是第一个褪黑素类抗抑郁药，它能激动褪黑素受体 $M_1$ 和 $M_2$，对 5-HT$_{2c}$ 受体有阻断作用，由于它不影响体内 5-HT 的水平，使它不同于 SSRI 和 SNRI。动物研究显示，此药有良好的抗抑郁与抗焦虑作用。临床研究证实对抑郁症有良好疗效，且能促进睡眠，有优良的安全性与耐受性。在纳入 4000 名抑郁症患者的评价本品的短期及长期疗效的全球研究表明（就本品与安慰剂、5-羟色胺再摄取抑制剂及 5-羟色胺与去甲肾上腺再摄取抑制剂进行比较）：本品的疗效及耐受性均具有明显的优越性。服用本品的患者没有出现任何性功能障碍，而且在双盲研究中，本品与安慰剂组相比，患者的体重变化相似。在服用本品的第一周就明显改善了患者睡眠障碍的症状。有研究表明，阿戈美拉丁治疗抑郁症的疗效优于氟西汀，起效迅速，且治疗缓解后很少复燃或复发。

一般服用 25mg/d，可以增加至 50mg/d。主要副作用是头痛、鼻咽炎症、胃肠道不适。临床应用中曾观察到肝功能谷丙转氨酶增加，停药后消失，故需注意肝功能检测。对 CYP450 酶的影响如何，没有查到资料，故本品和其他药物联用有无不良相互作用尚不能作出评价。因本品对抑郁症疗效优良且促进睡眠，有优良的安全性与耐受性，又能预防复燃复发，被认为是对抑郁症治疗的重大创新，前景甚好。

# 第二节　心境稳定剂的临床应用

心境稳定剂用于双相情感障碍(包括原发或伴发于躯体疾病)、情感不稳的患者,包括:锂和抗癫痫药丙戊酸盐、卡马西平、拉莫三嗪、加巴喷丁、托吡酯及某些非典型抗精神病药。

## 一、锂盐的临床应用及可能的作用机制

### (一)锂

锂用于治疗双相情感障碍首先由 Cade 在 1949 年报告,现在广泛用于治疗和预防双相情感发作,小心使用是有效而且安全的。它对双相Ⅰ型(一次或多次典型躁狂或混合性发作,范围广泛的情绪不稳)与Ⅱ型(最常见,有一次或多次抑郁发作,至少有一次轻躁狂发作,但没有躁狂发作)被证实有效,对快速循环型(RCD)和混合性发作的疗效不佳(约 35％)。锂盐至今仍是治疗双相障碍的首选药物。

研究证实,锂盐显著减少双相障碍复燃的风险(安慰剂组复燃 61％,锂盐组 33％),特别是对躁狂发作。Bauer 对安慰剂随机双盲对照研究进行综述后认为锂盐降低情感发作复燃的风险,特别对躁狂发作,但对阻断抑郁发作复燃的证据较少。Grof 等发现对锂盐的应答反应具有家族特性,即家族中的一个患者对锂盐有效,同一家族的其他患者通常也有效。

锂盐如果规则地服用、监测、规则地回顾治疗过程和剂量、努力减少不良反应(特别是体重增加和认知不敏锐),那么用于预防性治疗似乎有很好的疗效。在最初 10 年内开始用锂盐者比其后才用者有更好的预防效果,减少躁狂和抑郁的复发。有证据显示,长期服锂盐显著降低复发性情感障碍的过高死亡率,可能部分是由于降低了自杀。锂盐长期规则的维持性治疗显著减少住院次数,但不规则使用预后不佳,而且锂盐的维持治疗应在 3 年以上,过早停服易导致躁狂复发。

研究证据表明,服用锂盐能显著降低双相患者的自杀率,比不用锂盐的患者自杀少得多。同丙戊酸比较,服锂盐自杀者也显著减少。但也有报告说服锂盐的患者有较高的死亡率。

### (二)锂盐作用机制

锂盐的治疗作用可能有多种机制,主要涉及改变第二信使系统。一种可能是锂盐改变了 G 蛋白及其转导细胞内神经递质结合其受体信号的能力;另一种可能

是锂盐抑制和第二信使系统相互作用的肌醇单磷酸酶;还有通过抑制蛋白激酶 C 活动改变基因表达。由于第二信使系统改变可对脑内各种神经递质发生影响,锂盐可增加对谷氨酸的摄取,又能提高 NE 和 5-HT 的功能,前者可能与其抗躁狂作用有关,后者可解释其抗抑郁作用。

### (三)临床应用注意点

锂盐的治疗窗较窄,过量易中毒,故要根据血锂浓度来调节剂量。由于不同患者服同一剂量时血锂浓度差异很大,故临床常用量只能参考。以前认为血锂的治疗浓度为 0.8～1.2mmol/L,如果＞1.5mmol/L 则易发生中毒。但研究发现预防性治疗时血锂 0.4～0.8mmol/L 是安全而有效的。在预防情感障碍复燃上,血锂浓度较高(0.8～1.0mmol/L)和较低(0.5～0.8mmol/L)没有显著差异。不过,坚持 2 年锂盐预防性治疗仅有约 1/3 的患者,饮酒和有其他药物滥用者效果不佳。老年患者因为清除率下降应予减量。儿童和青少年患者的血锂水平要稍高一些,因为脑与血浆的锂比值似乎与年龄呈正相关。

治疗开始前应对患者做周密的身体检查,特别是肾功能,因为锂盐要经过肾排泄。要告诉患者锂盐常见的不良反应,如恶心、呕吐、腹泻、多尿、多饮、手抖、镇静、无力等,通常为一过性的,不要轻率停服,如果不良反应较重,可向医生咨询;由于锂盐需要长时间服用,可能影响肾功能和甲状腺功能,建议在锂治疗过程中定期测肾功能(每 3 个月测血尿素氮和肌酐水平)与甲状腺功能(6～12 个月测一次)。40 岁以上的患者治疗前要做心电图。

碳酸锂口服吸收良好,1～2 小时血浓度到达峰值,半衰期约为 24 小时。服药 5～7 天可达到稳态。一般开始时服碳酸锂 250～500mg/d,分 2 次服。有研究认为每日服药一次能减少不良反应和肾损害。由于血锂浓度的个体差异很大,每经数日可增加 250mg/d,同时监测血锂,以防锂中毒,一般主张一天用量不宜超过 2000mg/d,超过 3000mg/d 锂中毒风险显著增大。

锂盐的不良反应在治疗初期多见胃肠道反应,如恶心、呕吐、腹泻等,也可有无力、多尿、手抖等申诉,此外还有体重增加、头发脱落、白细胞升高、认知下降和动作不协调的不良反应。长期服用锂盐的不良反应主要是甲状腺和肾功能损害。锂中毒的症状则较为严重,可有锂中毒性脑病,出现持久的神经系统损伤。治疗过程中出现的震颤手抖可视为锂盐作用存在的标志,其后出现的呕吐、腹泻常是锂中毒的预兆。血锂浓度＞1.5mmol/L 易出现锂中毒,锂中毒时可有持续的恶心呕吐、腹痛腹泻、食欲丧失、意识障碍、昏睡或昏迷、谵妄、共济失调、视力模糊、肌肉颤动、肢体阵挛、抽搐、腱反射亢进等,锂治疗过程中,部分患者可有心脏改变,如 T 波低平或倒置,多为良性,锂中毒时可有窦性心动过缓和窦房结功能障碍(原有这类问题的患者应避免使用)。依血锂水平可有不同程度,处理常需较长时间才能好转。临床医师应注意观察,及时测定血锂,预防锂中毒为要。

锂盐常和其他药物联用,使用时应注意不良药物相互作用的可能性。同氟西汀、帕罗西汀、氟伏沙明、文拉法辛联用曾有 5-羟色胺综合征的报告,和氟西汀联用不良反应增加,且有出现脑损害的报告。虽然和抗精神病药联用一般是安全的,但与氟哌啶醇合用曾发生恶性综合征(NMS)、脑损害,与氯氮平合用更增加脑损害和恶性综合征的风险。血管紧张素转换酶抑制剂如卡托普利(开搏通)、依那普利(怡那林)、贝那普利(洛汀新)等能增强锂毒性,特别是老年患者。对某些解热镇痛药也有药代动力学相互作用,如双氯芬酸钠(扶他林)、布洛芬(芬必得)、吲哚美辛(消炎痛)等能提高锂浓度,增加锂毒性,要特别小心。但阿司匹林没有或只有很弱的影响。

## 二、用作心境稳定剂的抗癫痫药

### (一)丙戊酸盐

其作用机制可能是通过阻滞钙通道和钠通道,提高 GABA 的抑制作用和降低谷氨酸的兴奋作用。研究证实对双相障碍急性期躁狂发作有效,对急性抑郁也有效,不过不及躁狂。可能在长期服用时预防性抗抑郁作用比治疗急性抑郁更好。现在丙戊酸盐已成为双相障碍常用的一线治疗药物,对快速循环型双相障碍(RCD)与混合性发作比锂盐更有效(有效率约 94%)。单用锂盐效果不佳的快速循环型双相发作和混合性发作可将丙戊酸盐与锂盐联用。德巴金系双丙戊酸钠,能减少胃肠道的副作用。一般用法:丙戊酸盐从小量开始,根据治疗作用和不良反应情况逐渐加量,每 1～3 天加 250～500mg/d,按 15mg/kg 计算目标剂量或成人患者可达到 600～1200mg/d,分次服。最大量按 30mg/kg 计算或 1800～2400mg/d。如果与锂盐联用,应注意剂量调整,并监测血锂。服丙戊酸盐的不良反应有:胃肠不适、头发脱落、体重增加和镇静,偶有肝酶升高,罕见严重肝毒性(故应注意检测肝功能)。某些问题限制了丙戊酸盐对哺乳妇女或孕妇的使用,因它可能致畸、月经失调,多囊卵巢或肥胖,此外胰岛素抵抗也可能与丙戊酸治疗有关。停用丙戊酸盐要缓慢,和一些能降低抽搐阈值的药物联用时(如氯丙嗪、氯氮平、TCA 等)尤需小心,以防抽搐发作;对联用 BZ 的患者停服本药和 BZ 两药时也要缓慢,如过快也会引发抽搐发作。

## （二）卡马西平

卡马西平用于治疗双相障碍、癫痫伴精神症状及神经痛。首先发现它对躁狂发作有效，对抑郁的疗效不如躁狂。由于服卡马西平后有约 11% 的患者出现皮疹，其中有的较严重，出现剥脱性皮炎和中毒性表皮坏死松解症，以及出现严重再生障碍性贫血的可能性，其临床使用受到一定限制，故卡马西平不是治疗双相障碍的一线用药。卡马西平对急性躁狂发作和快速循环型发作比较有效，对快速循环型双相障碍（RCD）的有效率与丙戊酸相似（约 94%）。有骨髓抑制与急性间歇性卟啉症者禁用，对心肝肾病者、妊娠和哺乳妇女须慎用。卡马西平的吸收缓慢，2～8 小时到达峰值，到达稳态血药浓度约 40 小时。卡马西平和丙戊酸盐通过 CYP450 3A3/4 代谢，可引起药物相互作用，应减少卡马西平用量；与氟西汀、氟伏沙明、苯巴比妥、苯妥因、地尔硫革（恬尔心）、维拉帕米（异搏定）合用时，卡马西平血药浓度升高，毒性增加。与乙醇同用可降低乙醇耐受性，与口服避孕药合用可能出现阴道出血或避孕失败。卡马西平还是 3A3/4 的强诱导剂，同多种药物可发生相互作用，可减弱其他药物如抗凝血药、抗精神病药、口服避孕药和茶碱的药效。卡马西平对自身代谢也有诱导作用，在用药 3～4 周后出现预期的血药浓度降低，因此在用药最初几周需要频繁地调整用量，其血药浓度真正稳定可能要在 3～4 周后。一般用法：成人 100～200mg，qd 或 bid，逐渐加至 400mg 每天 2 次或每天 3 次。儿童按 10～20mg/(kg·d)，分次服。卡马西平的不良反应有镇静、眩晕、复视、共济失调、肌无力、恶心呕吐、腹泻、体重增加、皮疹、白细胞减少、肝功能损害及致畸等。过量时可能出现嗜睡、恶心呕吐、步态不稳、眼球震颤、意识障碍和癫痫发作。最严重的问题是再生障碍性贫血，可引起死亡，故应监测血象。

## （三）拉莫三嗪

由于 20 世纪 90 年代发现拉莫三嗪治疗癫痫病时情绪改善，以后被移用于治疗双相障碍，发现对双相抑郁、轻躁狂和混合状态有显著疗效。研究表明对双相情感障碍似乎更为有效，可预防双相 I、II 型的抑郁发作。对快速循环型障碍也同样有效。用肝肾功能受损及孕妇要慎用。单药用法：12 岁以上患者，第 1～2 周 25mg，每天 1 次；第 3～4 周 25mg，每天 1 次；每 1～2 周增加 25～50mg/d，目标剂量 100～200mg/d。可与丙戊酸钠合用，如在丙戊酸钠服用的基础上加服本药后可引起丙戊酸钠浓度降低；而在服本药的基础上加服丙戊酸钠则使本药的浓度上升。服本药的不良反应与其他抗癫痫药相似，可有头痛、眩晕、嗜睡、共济失调、恶心呕吐等，发生率与剂量相关。偶有变态反应、光敏性皮炎，罕见严重的皮疹（剥脱性皮炎及中毒性表皮坏死）、血管神经性水肿。如果本药增加过快、过量、与丙戊酸或其他易引起皮疹的抗生素合用,或伴发病毒性感染,可增加发生严重皮疹的可能性。如果皮疹出现且伴有头面部水肿、全身症状、有出血或紫癜等情况,表明皮疹严重,应立即停药处理。还要注意,舍曲林能抑制本药的代谢,使毒性增强,引起困倦、疲乏与意识模糊。

### (四)加巴喷丁

研究提示本药可能对双相躁狂发作有效,有些报告称本药有抗焦虑作用,可用于广泛性焦虑、惊恐障碍及强迫症,还可治疗神经性疼痛,是否具有情感稳定剂的作用还需继续研究。治疗剂量 100~2400mg/d,分 3 次服。不良反应主要有镇静、嗜睡、眩晕、共济失调、攻击行为与体重增加。不经肝脏代谢,直接由肾脏排泄,药物相互作用少,但与锂盐要避免联用,以防肾损害。

### (五)托吡酯

商品名"妥泰",研究提示本药可能有情感稳定剂的作用,一些报告显示对快速循环型双相发作、混合性发作有较好疗效。对伴发的焦虑或进食障碍、冲动控制障碍、Tourette 综合征也可有改善。治疗从小剂量开始,每晚口服 25mg,此后每周增加 25~50mg/d,分次服。剂量据临床情况调整,一般为 50~400mg/d。肾功能损害者、妊娠及哺乳妇女慎用,不良反应有眩晕、嗜睡、疲劳、注意力下降、感觉异常、厌食、恶心、呕吐、腹泻、共济失调等。其所致体重减轻是抗癫痫药中唯一的,对暴食、肥胖可能有益。较少见的严重不良反应是肾结石和急性近视伴继发性闭角型青光眼。

## 第三节 抗精神病药的进展

抗精神病药具有控制精神病性障碍的作用,特别是精神分裂症的妄想、幻觉、兴奋躁动、行为紊乱等症状,所谓"精神病性障碍",最主要特点是患者失去现实检验能力,将妄想幻觉当成真实的事情,与此有关,患者通常对精神病性症状缺乏自知力。20 世纪 80 年代后,T.J.Crow 等人提出了阳性症状与阴性症状的概念,把正常精神活动没有的思维障碍、幻觉、妄想和奇特行为称为阳性症状,把认知和社交的减退、情感淡漠等缺损性症状称为阴性症状。传统抗精神病药对阳性症状非常有效,但对阴性症状缺乏效果,甚至还可能加重。1980 年后出现了一组非典型抗精神病药,既对阳性症状同样有效,又能显著改善阴性症状,这是精神病治疗领域一大进步。抗精神病药也常用于控制躁狂性兴奋发作以及控制谵妄。虽然要求帮助的心理疾病多数是非精神病性障碍,以抑郁症和焦虑性疾病多见,心理治疗尤其是认知行为治疗和抗抑郁药是最常用的,我们已详细讨论过了。但是由于部分患者可能伴发精神病性症状,如妄想性抑郁症,或其抑郁发作可能是双相障碍的一相;部分焦虑患者出现严重的行为激越;还有一些早期精神分裂症患者向咨询医师求助,都可能需要抗精神病药治疗。所以,掌握抗精神病药的基本知识是十分必要的。在这里将分为传统抗精神病药和非典型抗精神病药两类叙述,重点讨论非典型抗精神病药的特性和临床应用。

## 一、传统抗精神病药的利弊

1950 年氯丙嗪问世,标志着精神病治疗一大进步,其后陆续出现了多种抗精神病药,一般分为:①吩噻嗪类:常用氯丙嗪、奋乃静、氟奋乃静、三氟拉嗪等;②丁酰苯类:以氟哌啶醇为代表;③硫杂蒽类:有氯普噻吨(泰尔登)、氯哌噻吨、氟哌噻吨、替沃噻吨等。

传统抗精神病药能引起精神镇定,动作抑制,曾称为神经安定剂。20 世纪 60 年代后期到 70 年代,所有的传统抗精神病药阻断多巴胺 $D_2$ 受体已获得广泛认同,这不仅与其治疗作用有关,也与其不良反应有关。前面我们曾经讨论过中枢神经系统内 4 条多巴胺通路及其功能意义,传统抗精神病药的治疗作用是由于中脑边缘多巴胺通路 $D_2$ 受体被阻断所致。大量研究显示,所有传统抗精神病药都能降低精神分裂症的阳性症状,当然某个患者可能对某一种传统抗精神病药的效果比另一种药更好。而对其他 3 条多巴胺通路 $D_2$ 受体阻断则导致患者的药物不良反应。精神分裂症患者的中脑皮质多巴胺通路中 DA 通常是缺乏的,阻断 $D_2$ 受体将引起或加重阴性症状与认知缺陷。多巴胺纹状体通路 $D_2$ 受体阻断引起药源性帕金森征,因此通路为锥体外系的一部分,药物引起的这些运动副作用也被称为锥体外系症状(EPS)。如果多巴胺纹状体通路的 $D_2$ 受体长时间阻断,则导致突触后 $D_2$ 受体上调,临床上可出现一种运动障碍,表现为面部、口舌和肢体部分多动,称为迟发性运动障碍(TD)。第 4 条 DA 通路下丘脑结节漏斗通路 $D_2$ 受体阻断引起泌乳素分泌增加,导致高泌乳素血症,青中年女性出现乳房泌乳和月经失调,绝经后女性较快出现骨质疏松症,另一问题是性功能失调与体重增加。由此可见,传统抗精神病药阻断中脑边缘通路多巴胺神经元过度活动对阳性症状十分有效,但阻断另外 3 条通路却是有害的。

传统抗精神病药除了阻断 $D_2$ 受体外,还有其他一些重要的药理特性,各药之间有所不同。有些药能阻断毒蕈碱样胆碱能受体,引起一些不良的副作用,如口干、视力模糊、便秘和认知减弱等。抗胆碱作用强的药物引起 EPS 较少,而抗胆碱作用弱的药物引起 EPS 较多,其原因在于多巴胺和乙酰胆碱在黑质纹状体通路中存在交互抑制关系,多巴胺抑制突触后胆碱能神经元的乙酰胆碱释放,从而抑制胆碱能活动。如果多巴胺受体被抑制,则胆碱能活动增强。由于这个交互作用,临床上在用传统抗精神病药时同服抗胆碱药,降低过度的胆碱能活动,从而能减少 EPS。但是,这一策略并不能减弱传统抗精神病药引发迟发性运动障碍的可能性。传统抗精神病药还有阻断 $\alpha_1$ 受体和阻断组胺受体($H_1$)的作用,阻断 $\alpha_1$ 受体能引起心血管副作用如体位性低血压与昏睡;阻断组胺受体能引起体重增加和嗜睡。由于传统抗精神病药有不同的药理特性,各药在副作用方面有些不同,如氟哌啶醇作用较强却缺乏抗胆碱和抗组胺的作用。有些药的镇静作用较强,而另一些药较多引起心血管的副作用。

综上所述,我对精神病患者使用传统精神病药是不满意的。虽然它有治疗阳性症状的疗效,但对阴性症状和认知缺陷效果不好,甚至加重,而且还有许多不良的副作用与毒性,除上述诸项外还有肝损害、血象变化、皮疹、药源性癫痫、药源性抑郁、代谢与内分泌紊乱以及恶性综合征(NMS)等。

## 二、非典型抗精神病药的临床应用

### (一)概述

非典型抗精神病药,又称为第二代抗精神病药(SGA),这组药物的出现部分回答了我们在前面提出的问题。这组药物不但能治疗阳性症状,也能改善阴性症状和认知,EPS 发生较少。从药理方面看,这组药物和传统抗精神病药只阻断 $D_2$ 受体不同,它们是 5-羟色胺与多巴胺的拮抗剂(SDA),既能阻断 5-$HT_{2A}$ 受体,又能阻断 $D_2$ 受体。因此,非典型抗精神病药有以下三项特点:①非典型抗精神病药具有拮抗 5-$HT_{2A}$ 和 $D_2$ 的药理性质,而传统抗精神病药只拮抗 $D_2$ 受体;②非典型抗精神病药引起 EPS 比传统抗精神病药少;③非典型抗精神病药改善阳性症状和传统抗精神病药相似。具有这三项特点的药物现有 5 种:氯氮平、利培酮、奥氮平、喹硫平和齐拉西酮。阿立哌唑的药理性质很独特,它是多巴胺的部分激动剂,也有 SDA 的药理性质,不但具有上述三项特点,而且没有体重变化、EPS、QTc 改变以及泌乳素升高。我放在本节后面部分讨论。阿密舒必利不是 SDA,而是选择性作用于 $D_2/D_3$ 受体的抗精神病药,低剂量时阻断突触前 $D_2/D_3$ 受体,增加多巴胺的传递,改善阴性症状;高剂量时阻断突触后 $D_2/D_3$ 受体,抑制多巴胺传递,改善阳性症状。而对边缘系统的选择性作用，使其 EPS 的发生率较少。故也归入 SGA 一起讨论。

为什么非典型抗精神病药的 EPS 较少又有改善阴性症状的作用？这是因为 5-HT 抑制 DA 的释放。在黑质纹状体 DA 通路中 5-HT 和 DA 有相互作用，在 DA 神经元的胞体树突和轴突上有 5-HT$_{2A}$ 受体，脑干中缝核的 5-HT 神经元有神经分布于黑质 DA 神经元的胞体，并有神经投射到基底节 DA 神经元的轴突上，5-HT 对 DA 神经元上 5-HT$_{2A}$ 受体相互作用后则抑制 DA 释放。非典型抗精神病药由于阻断黑质纹状体 DA 通路的 5-HT$_{2A}$ 受体，导致 DA 释放增加而逆转纹状体 D$_2$ 受体的阻断或者说"脱抑制"，使 D$_2$ 受体的阻断低于 $70\% \sim 80\%$，故出现 EPS 明显减少。在中脑皮质 DA 通路中非典型抗精神病药的 5-HT$_{2A}$ 拮抗不仅逆转 D$_2$ 拮抗剂的作用，而且增强 DA 的活动，这是由于脑皮质 D$_2$ 受体较少，D$_2$ 拮抗作用较弱所致，脑皮质多巴胺释放增加则可改善阴性症状和认知功能。但在中脑边缘 DA 通路中非典型抗精神病药的 5-HT$_{2A}$ 拮抗却不能逆转 D$_2$ 受体的拮抗作用，系因这条通路中 5-HT 对 DA 的抑制不强之故，所以非典型抗精神病药仍具有改善阳性症状的作用。同样，在结节漏斗 DA 通路中，5-HT$_{2A}$ 的拮抗作用能逆转 D$_2$ 的拮抗作用，理论上应减少高泌乳素血症，临床实践中或许有某种程度减少，但仍有些药并不减少。虽然采用 SDA 的概念有助于理解非典型抗精神病药的作用，但似乎并不够。因为有些药如洛沙平也是 SDA，但没有"非典型"的临床性能，被认为是一种传统抗精神病药。而有些药（阿密舒必利）不是 SDA，却能改善阴性与阳性症状而较少 EPS。有些 SDA（如利培酮）在剂量较高时就失去"非典型"的药物性能。因此，用 SDA 界定非典型抗精神病药可能过于简单化了，还要考虑其他药理与临床因素。

非典型抗精神病药还比较新，临床观察证实，非典型抗精神病药有四方面优点：一是引起 EPS 比传统抗精神病药少，常常没有 EPS；二是减轻精神分裂症患者的阴性症状比传统抗精神病药好，这是因为它们确有减轻阴性症状的作用还是它们不像传统抗精神病药能恶化阴性症状，尚未辨明，所以解决阴性症状仍将是一个任务，但至少有了一个好的开始；三是非典型抗精神病药减轻精神分裂症和双相障碍的情感症状，包括躁狂和难治性抑郁，疗效相当明显；四是这组药物可能减轻精神分裂症以及有关障碍如 Alzheimer 病的认知症状。由于这四方面优点，非典型抗精神病药利培酮、奥氮平、喹硫平、齐拉西酮已成为精神病治疗的一线药物，传统抗精神病药与氯氮平被视为二线药物。临床实践方面也有四项需要说明：①各种非典型抗精神病药对不同患者可能有特异的作用，因此临床试验的平均疗效可能不是预测具体患者疗效的最佳指标;②临床试验采用的剂量与临床实践采用的最佳剂量常不一致,试验时有些药剂量过高,有些药却又过低;③对需要镇静的急性精神病发作、攻击、激动的患者,非典型抗精神病药不像传统抗精神病药起效快,对某些患者可联用或换用传统抗精神病药,或加用镇静作用强的BZ;④虽然很多研究是单药或与安慰剂进行比较,但临床工作中常常两药或多药合用,其中有些可能是合理的,但很多联用是不合理的。现在我们对非典型抗精神病药逐一讨论。

### (二)氯氮平

这是第一个被认识的非典型抗精神病药,虽然此药具有拮抗 5-HT$_{2A}$ 和 D$_2$ 受体作用,但其受体药理学性质却是最复杂的药物之一。它对 D$_2$ 受体占有率较低,约 $30\% \sim 60\%$,也作用于 D$_1$、D$_3$、D$_4$、5-HT$_{2C}$、Ach、5-HT$_6$、5-HT$_7$ 等受体,还抑制突触前 $\alpha_2$ 自身受体。氯氮平被认为对传统抗精神病药治疗失败的患者特别有效,除了显著改善阳性症状外,认知功能、人际交往和职业功能也有改善。因此,此药适用于难治精神分裂症和其他抗精神病药疗效不好的帕金森病伴发的精神病性障碍,对难治患者的冲动、攻击行为特别有用,还能降低精神分裂症患者的自杀率。简明精神症状量表(BPRS)在第一周末已有改善者似乎预示疗效较好。如果经过有效剂量治疗 8 周没有改善,则继续使用也可能不会有效。同其他传统药物比较,对难治性精神分裂症氯氮平疗效较好;同其他非典型药物比较,meta 分析研究结论不一致。有研究显示,对阳性症状、EPS 和泌乳素升高方面优于利培酮,但不包括阴性症状。氯氮平严重的不良作用较多,有些可能威胁生命。约有 $0.5\% \sim 2\%$ 的患者出现可能致死的粒细胞缺乏症,因此在治疗前半年内要严密监测血象,开始时每周或每两周检查一次,半年后间隔可适当延长。用量较高时可引起药源性癫痫发作。此药能引起顽固的便秘,甚至肠麻痹。它有很强镇静作用,引起嗜睡、流涎(可能导致吸入性肺炎)和体位性低血压。氯氮平对心脏的毒性近年来已经引起临床重视,它引起的心肌损害可能致命,虽然发生率极低,但易被忽视。猝死尤应高度关注,其原因可能与剂量突然增加导致室性心律失常有关。由于其逐步出现显著的体重增加,导致代谢障碍,进而可能引起糖尿病和心脑血管病。还有引起恶性综合征(NMS)的报告。近年来还发现氯氮平可加重或引起类强迫行为。因此,氯氮平是抗精神病药物中不良反应最多的一种药。从风险效益比来看,氯氮平列为二线甚至三线用药是合理的。用药前应全面检查身体,排除心脏病或其他严重疾病,一般从低剂量开始,渐渐加至 $200 \sim 400 \mathrm{mg/d}$。

### （三）利培酮

此药具有阻断 $D_2$ 和 5-$HT_{2A}$ 的作用,被广泛用于急性和慢性精神病性障碍,对精神分裂症的阳性和阴性症状都有效而副反应较少。一般在低剂量时(2～3mg/d)就可有改善阴性症状的作用,高剂量时(6～8mg/d)可改善阳性症状,并常出现EPS。通常从低量开始,缓慢加至 2～4mg/d,特别适用于初次发病的精神分裂症和老年患者(包括痴呆患者的心理和行为症状,BPSD)。缓慢加量能显著减少最后的有效治疗剂量,减少 EPS 和改善患者的依从性。约 60％的精神分裂症患者对3～4mg/d(低于 6mg/d)有良好效果并能很好耐受,另外的 40％患者可能需要更高的剂量。对首次发病和前驱期精神分裂症患者甚至很低剂量(1～2mg/d)也可能取得戏剧性改善。研究显示本品能改善患者的认知功能,不仅在精神分裂症,也可在某些痴呆患者。本品有口服液制剂(30ml/瓶),1ml 内含 1mg,无臭无味,可加入饮料、饭菜中服用,对不合作的患者尤为合用,且似乎更快起效,而副作用也更少。由于研究发现,非典型抗精神病药可预防或逆转精神分裂症前额叶皮质的进行性萎缩,促进神经营养因了分泌和神经元再生,比传统抗精神病药有更明显的神经保护作用,适合长期维持治疗的需要。本品有第一个非典型抗精神病药长效针剂,为水溶性微球注射剂,极少引起注射部位疼痛,比口服利培酮治疗效果更好,且 EPS更少,有 25mg 和 35mg 两种,通常 2 周注射一次,对于不依从治疗的精神病患者或维持治疗很有帮助,能降低复发,改善依从性,增进患者生活质量。近年来本品也用于治疗双相障碍。虽然本品不阻断 $H_1$ 受体,体重增加比其他一些非典型药少,但仍有一些患者体重增加。还有少数女性患者出现泌乳问题。

### （四）奥氮平

其分子结构和氯氮平相似,药理作用也近似,它属于 SDA,能阻断很多不同的受体,包括 5-$HT_{2A}$/C,5-$HT_3$,5-$HT_6$,$D_{1-5}$,$M_{1-5}$,$\alpha_1$ 和 $H_1$,对中脑边缘多巴胺有一定的选择性,和氯氮平有相近的疗效,但至今未发现粒细胞缺乏症,安全性比氯氮平有明显改善。奥氮平具有较强的镇静作用,较轻的抗胆碱作用,对泌乳素影响较小,EPS 的发生率较低,但其较长时间使用就会出现显著的体重增加,常有食欲增强,其引发的脂质代谢和糖代谢异常与氯氮平相似。奥氮平适用于治疗精神分裂症,对阳性和阴性症状都有效,且可改善情绪,长时间服药治疗可预防复燃。治疗剂量范围 5～20mg/d,很多研究证实其对精神分裂症的疗效,同氟哌啶醇(10～20mg/d)比较,奥氮平(平均 15mg/d)对阴性症状疗效更好,EPS 和泌乳素升高副作用较少;同利培酮比较,奥氮平对原发性阴性症状的疗效优于利培酮,而 EPS 与泌乳素升高等副作用较少,主要副作用是嗜睡与体重增加。有研究报告称,长期治疗发生迟发性运动障碍也很少见。虽然副作用主要在代谢方面,但治疗初期还是有体位性低血压、一过性泌乳素升高、肝功能变化,故心脑血管病、肥胖、糖尿病、癫痫患者应慎用。本品也能改善双相障碍的躁狂或抑郁,提示本品可成为双相障碍的一线用药,本品也用于分裂情感性障碍,和氟西汀联用治疗双相情感障碍或快速循环性障碍,本品不仅改善精神分裂症患者的认知功能,也能用于老年的 BPSD,并可能改善某些痴呆的认知功能(但只是老年期痴呆症状的辅助治疗药物,并不治疗老年期痴呆)。

### (五)喹硫平

其分子结构也与氯氮平相似,但有一些和氯氮平、奥氮平、利培酮不同的药理与临床特点。本品明显是非典型的,在任何剂量都没有 EPS,也不引起泌乳素升高,因此,本品适用于帕金森病伴发的精神障碍。本品也用于治疗精神分裂症、双相障碍和其他类型的精神病性障碍,而无锥体外系的副作用。本品阻断 $H_1$ 受体,也可能会引起一定的体重增加和血糖增高,但明显低于氯氮平与奥氮平。有些患者用传统抗精神病药无效时改用本品可获得改善,而且耐受性更好。研究证实,喹硫平对阳性症状十分有效,也能改善精神分裂症患者的阴性症状。本品也能改善精神分裂症和双相障碍躁狂与抑郁发作患者的情绪,还可改善精神分裂症及痴呆患者的认知功能。本品在 $300\sim450\mathrm{mg/d}$ 最有效(剂量范围 $150\sim750\mathrm{mg/d}$),一般从低剂量开始,逐步增加剂量。喹硫平似乎选择性阻断边缘区域的 $D_2$ 和 $D_3$,而且对 $D_2$ 占有较高的时间很短,经 $12\sim14$ 小时就迅速下降,由此可以解释本品不产生 EPS、不引起泌乳素升高及相关副作用的原因。常见的不良反应是头痛、嗜睡与头昏,初期可有体位性低血压,也可有一过性肝酶升高。

### (六)齐拉西酮

本品具有新的化学结构,其药理和其他非典型抗精神病药也有相当的区别。本品看来是非典型的,也属于 SDA 类药物,EPS 出现较少,也很少出现或不出现泌乳素升高。

本品阻断 $5\text{-}HT_{2A}$,$5\text{-}HT_{2C}$,是唯一拮抗 $5\text{-}HT_{1D}$,激动 $5\text{-}HT_{1A}$,并且具有 $5\text{-}HT$ 和 NE 双重再摄取抑制作用的非典型抗精神病药。由于它的 SRI 和 NRI 的特性,可以预期它有抗抑郁和抗焦虑作用。研究证实本品对精神分裂症与分裂情感性障碍的阳性、阴性症状和抑郁症状都有效,其起效迅速,阳性、阴性、抑郁症状一周即有改善,也能改善认知功能,长期服用可减少复发,近年来也被用于治疗双相障碍躁狂发作。本品服后达最大血药浓度约 6.8 小时,半衰期约 6 小时,到达稳态 $1\sim3$ 天,蛋白结合率 $99\%$,生物利用度 $60\%$,治疗精神分裂症时每天 $80\mathrm{mg/d}$ 开始,分次同食物同服,治疗剂量 $80\sim160mg/d$,治疗剂量达到 $120mg/d$ 时对 $D_2$ 的占有率为 $60\%$,即有抗精神病作用。本品有良好的耐受性与安全性,常见不良反应是嗜睡、头痛、恶心、呕吐、头晕、便秘、消化不良,EPS 的发生率与安慰剂相似。皮疹和体位性低血压为少见的不良反应。虽然服用本品时发现有 Q-Tc 延长,但迄今没有严重心脏不良事件的报告。最大血药浓度时仅有 20ms 左右的延长(如果 Q-Tc 延长超过 500ms,可能诱发心律失常,故如果 Q-Tc 超过 450ms 时,应当停药),没有明显临床相关性。因为本品较新,临床应用时间不长,故仍应避免用于有新近心肌梗死、有过 Q-Tc 延长的患者,不可与其他能延长 Q-Tc 的药物同用(如奎尼丁、硫利达嗪等)。

### (七)阿立哌唑

本品是第一个多巴胺部分激动剂,也被称为第一个多巴胺系统稳定剂(DSS)。本品对 $D_2$ 和 5-HT$_{1A}$ 有部分激动作用,同时对 5-HT$_{2A}$ 受体有阻断作用。当它阻断 $D_2$ 时又有较低水平的多巴胺激动作用(约 $30\%$)。因此,当多巴胺活性过高时它能使其降低,即有抗精神病性症状的作用;如果多巴胺活性过低,它能使其轻度增加,因而改善阴性症状,即使在高剂量时 EPS 也少见。对其他受体如 $\alpha_1$、$H_1$ 和 5-HT$_{2C}$ 的影响很小,有效剂量为 $10\sim30mg/d$。在第一个主要的随机双盲对照试验报告中,阿立哌唑 $15\sim30mg/d$ 与氟哌啶醇 $10mg/d$ 治疗精神病的疗效相等,优于安慰剂,没有体重变化、EPS、QTc 延长以及泌乳素升高。其后一项随机双盲对照研究显示,阿立哌唑 $20\sim30mg/d$ 对精神分裂症的疗效和利培酮 $6mg/d$ 相同,优于安慰剂,两组都没有见到体重增加;阿立哌唑组和利培酮组比较,EPS 较少,泌乳素水平实际上有轻度下降。

从风险效益比来看,本品较好。因此,2007 年关于精神分裂症急性期(体重正常,血糖、血脂正常)药物治疗,专家认为前三位选择是:利培酮、阿立哌唑、齐拉西酮,其后是奥氮平、喹硫平及传统抗精神病药。本品也能用于治疗双相障碍的躁狂发作与混合发作,还有报告表明,本品可用于治疗 GillesdeIaTourette 综合征。笔者曾用阿立哌唑治疗有妄想幻觉的年轻精神分裂症,疗效确切,由于没有 EPS,没有泌乳素升高,没有体重与血糖血脂增加,患者愿意长时间坚持治疗,有利于患者的完全康复。个别患者在较高剂量时出现激动不安或攻击行为,需要注意并及时处理。已知强迫症发病机制以 5-羟色胺功能低下为主,但其中也有多巴胺系统的参与,笔者曾对一例难治之强迫性怀疑(不是妄想)患者在氟伏沙明 $300mg/d$ 的基础上加用阿立哌唑,从 $5mg/d$ 渐加至 $20mg/d$,症状完全缓解,两年后恢复工作,与健康人无异。

### （八）阿密舒必利

亦称氨磺必利,本品是选择性作用于 $D_2/D_3$ 的抗精神病药,低剂量时,本品阻断中脑—皮质多巴胺通路突触前 $D_2$ 和 $D_3$ 的自身受体,增加皮质的多巴胺传递,改善阴性症状与认知缺陷;高剂量时,阻断中脑—边缘通路突触后 $D_2$ 和 $D_3$ 受体,抑制边缘系统的多巴胺传递,控制妄想幻觉等阳性症状。本品也常归入非典型抗精神病药。本品 $50\sim100mg/d$ 即可改善阴性症状,对 18 项随机对照研究的荟萃分析(2214 例)显示,本品低剂量对阴性症状有效,也少用抗胆碱药。较高剂量 $200\sim800mg/d$ 对阳性症状有效,而体重较少增加。本品 $400\sim800mg/d$ 能改善精神分裂症的抑郁症状,优于氟哌啶醇。EPS 和泌乳素升高是其副作用,与剂量有关。总体来看,本品能有效改善精神分裂症的一般病理症状和阴性症状,比传统抗精神病药更易被患者接受,有更好的耐受性。

### （九）抗精神病药与 CYP450 酶

CYP450 酶在抗精神病药的药代动力学方面有重要意义,在此扼要说明可能是必要的。其基本概念已在抗抑郁药部分作过解释,主要涉及下述三种CYP450 酶:

1.CYP450 1A2 酶　有 2 个非典型抗精神病药经由 1A2 代谢,即奥氮平与氯氮平。这就是说,如果在使用这两个非典型药物同时服用 CYP 1A2 抑制剂如氟伏沙明(还有去甲氟西汀等药),那么这两个非典型药物的血浓度将升高。奥氮平浓度升高可能增强镇静,而氯氮平浓度升高则有引起抽搐(药源性癫痫)的风险,因此,如果服用氟伏沙明,氯氮平应减量或改用其他抗抑郁药。另一方面,如果同时服用 1A2 酶诱导剂,例如嗜好吸烟者,那么这两种非典型药物的血浓度将会降低,如果降得很低,可能引起复燃。所以,对吸烟的精神病患者使用这两种抗精神病药的剂量要高于非吸烟的患者。

2.CYP450 2D6 酶　吩噻嗪类抗精神病药(氯丙嗪、奋乃静等)、利培酮、氯氮平、奥氮平和阿立哌唑经由 2D6 酶代谢,有几种抗抑郁药是 CYP450 2D6 酶抑制剂,主要是帕罗西汀、氟西汀和高剂量的舍曲林,如果同时服用则将阻滞这些抗精神病药的代谢,可导致抗精神病药血浓度升高,故同时服用这些抗抑郁药时,抗精神病药的剂量可能需要调整。

3.CYP450 3A4 酶　CYP450 3A4 酶是重要的代谢酶,几种非典型抗精神病药如氯氮平、喹硫平、齐拉西酮、利培酮与阿立哌唑经由此酶代谢。有些非精神性药物是 3A4 酶的强抑制剂,包括酮康唑、蛋白酶抑制剂、红霉素,如果同时使用这些药物,几种非典型抗精神病药代谢受阻,血药浓度升高,故需要减少剂量。氟西汀对 3A4 酶也有抑制作用,也可能需要调整剂量。抗癫痫药与心境稳定剂卡马西平是 3A4 酶的强诱导剂,同用时可降低这些抗精神病药的血浓度,需要增加剂量,但如果停用卡马西平,则抗精神病药就需要减量。

# 第四节　抗焦虑药与镇静催眠药

这一节我们将简短回顾药物治疗焦虑的发展,探讨被称为"抗焦虑药"的作用机制,对这些抗焦虑药的临床使用提供一些原则性建议;然后我们将讨论失眠与催眠药的应用方法,对失眠治疗的常见问题进行分析,提供治疗失眠的一些基本原则。

## 一、抗焦虑药的作用机制和临床应用

### (一)药物治疗焦虑的进展

上世纪 60 年代,药物分类时强调将抗抑郁药(TCA)和抗焦虑药(BZ)截然分开,这反映了当时的诊断概念,即认为抑郁症和广泛性焦虑症是截然不同的两种心理疾病。现在我们认识到,事实上焦虑和抑郁常以不同的形式结合在一起,现在称为共病(以下 A 表示符合焦虑症标准;a 表示焦虑症状,未满足焦虑症标准;D 表示符合抑郁症标准;d 表示抑郁症状,未达到抑郁症标准),如广泛性焦虑症(A)和抑郁症(D)共病,患者的临床表现符合焦虑症与抑郁症两者的标准(AD);抑郁症(D)和焦虑症状(a)共存(aD),常称为焦虑性抑郁症;广泛性焦虑症(A)和抑郁症状(d)共存,形成具有抑郁色调的广泛性焦虑症(Ad);抑郁症状(d)与焦虑症状(a)共存(ad),按照 ICD-10 的分类概念,患者的临床表现既达不到抑郁症标准,又达不到焦虑症标准,而有日常功能障碍者,则称为混合性焦虑抑郁障碍,这种情况在初级医疗机构与综合医院内普遍存在。如果考虑到焦虑或抑郁的过程还有持续性与阵发性加重的变化,那么情况还要复杂得多。

20 世纪 70 年代后,人们认识到某些抗抑郁药(TCA 和 MAOI)对惊恐障碍有效,其中氯米帕明还对强迫症有效。因此,某些抗抑郁药实际上兼有抗焦虑性能,可用于治疗焦虑障碍的亚型或抑郁焦虑共病,此时抗焦虑药(BZ 或丁螺环酮)与抗抑郁药(TCA & MAOI)都成为治疗某些焦虑障碍亚型的一线药物。20 世纪 90 年代,SSRI 被认为是治疗焦虑障碍亚型更好的一线药物,既可用于治疗惊恐障碍与强迫症,也可用于治疗社交焦虑症与创伤后应激障碍。其后文拉法辛、米氮平也被证实有抗焦虑作用。BZ 在 20 世纪 90 年代成为治疗焦虑障碍亚型的二线药物或作为增效剂使用。但并非所有抗抑郁药都有抗焦虑性能,如安非他酮对焦虑障碍亚型就很少有效,而且,这些新型抗抑郁药对广泛性焦虑症是否为一线药物也尚未被确认。在 20 世纪 90 年代后期,文拉法辛缓释剂(怡诺思)第一个被证实对广泛性焦虑症的焦虑和抑郁两者都有效,且优于 BZ,接着其他抗抑郁药如帕罗西汀等都证实了治疗广泛性焦虑症的有效性,所以,现在抗抑郁药已成为抑郁症和焦虑障碍的一线治疗药物。从临床实践来看,由于抑郁症与广泛性焦虑症及其他焦虑障碍亚型共病情形十分多见,医师用抗抑郁药治疗患者时要兼顾两者,不然尽管抑郁获得好转,但对焦虑无效,患者的疾病没有完全缓解,治疗不算成功,因此,有时需要更换药物或选择两种药物联用(如氟西汀与曲唑酮联用,SSRI 和丁螺环酮或安非他酮联用)。BZ 具有起效快的特点,临床上常与抗抑郁药短期联用,以取得互补之效。

**（二）抗焦虑药的作用机制**

我们按照作用于神经递质的不同,分述如下:

1.5-羟色胺能抗焦虑药　近 20 年来,人们认识 5-HT 在焦虑中扮演了重要角色,我们在前面已论及 5-羟色胺缺乏综合征在抑郁症和焦虑症中的意义,虽然是过于简化的,但有助于说明某些抗抑郁药为什么可以同时治疗抑郁与焦虑。我们也论述了 5-羟色胺神经通路的不同部位和不同的 5-HT 受体具有不同的功能,如 5-HT$_{1A}$ 激活表现为抗抑郁与抗焦虑作用,拮抗 5-HT$_{2A}$ 有抗焦虑和治失眠的作用,拮抗 5-HT$_{2C}$ 也有抗焦虑作用。丁螺环酮是 5-HT$_{1A}$ 的激动剂,被证实具有治疗焦虑的作用。同 BZ 比较,其优点在于它与乙醇、BZ 和镇静催眠药没有相互作用,长时间使用不产生药物依赖与戒断症状,且有抗抑郁作用;其不足在于起效较慢,和抗抑郁药起效时间相同,所以它可能是通过 5-HT 受体的适应性调节而发挥其治疗作用。临床上,丁螺环酮适用于治疗慢性持续性焦虑、有物质滥用和老年的焦虑患者,也能作为增效剂用于阻抗治疗的抑郁症(如 STAR * D 研究中将丁螺环酮作为西酞普兰的增效剂)。起始剂量 15mg/d,分次服,渐增至 30～60mg/d。但有报告称,钙通道阻滞剂、红霉素和伊曲康唑、葡萄柚汁、氟伏沙明能升高丁螺环酮的血浓度,可能与 CYP450 3A4 被抑制有关,需要调整剂量;和氟西汀合用可降低其抗焦虑作用,有一例报告出现肌张力障碍与静坐不能。坦度螺酮也是选择性 5-HT$_{1A}$ 的激动剂,具有抗焦虑与抗抑郁作用,研究显示,其对广泛性焦虑症的疗效与丁螺环酮相同,副作用也与丁螺环酮相似,安全性与耐受性好,没有依赖或成瘾,没有疲乏,能用于老年、青少年和司机。在心身疾病患者中,很多患者伴焦虑,本品也有很好的治疗作用。SSRI 与本品联用可治疗难治抑郁症,且能减少恶心、呕吐和性功能障碍的不良反应。一般用量为 10～20mg,1 日 3 次。

2.去甲肾上腺素能抗焦虑药　临床观察与动物实验显示,焦虑症状与去甲肾上腺素神经元过度活动有关,包括心动过速、震颤与出汗等。去甲肾上腺素神经元过度活动在突触后 NE 受体特别是 β 受体处产生过多的 NE,使 β 受体活动过度。因此,采用 β 受体阻滞剂(如普萘洛尔 Propranolol,心得安)阻断 β 受体活动可能减轻一些焦虑症状。对于社交恐惧症患者而言,这一治疗策略尤为有用。心得安用量为 20～60mg/d,对焦虑的身体症状如心动过速、出汗与震颤十分有效,故常用于有心悸、气短、多汗、震颤等自主神经功能失调申诉的患者。

3.苯二氮䓬类抗焦虑药　欲理解苯二氮䓬类药物(BZ)的作用,需要有 γ-氨基丁酸(GABA)神经传递的药理知识。在中枢神经系统(CNS)里,GABA 代表了一类抑制性神经递质,GABA 通过活化和受体联动的 Cl 离子通道,提高 Cl⁻ 的通透性,从而导致突触后膜发生过极化,发挥其抑制性神经递质的功能。实际上,关于 GABA 的生理功能以及它与特定疾病的关系还有许多问题尚无答案,但对 BZ 的研究获得了一些有趣的结果。早期研究结果已经显示,BZ 主要作用于 CNS,它特别具有增强脑内 GABA 传递的功能。其后发现 GABA 有两种受体:GABAA 和 GABA B,能调节 GABA 的传递,GABAA 受体具有神经生物学的重要性,在 CNS 中也发现有 BZ 受体,其部位与 GABA 受体靠近,并且两者有相互作用。这两种受体和 Cl 离子通道共同形成一个复合体,BZ 通过统一复合体上的自身受体增强 GABA 的功能。GABA B 的生理功能尚不清楚,似乎与焦虑障碍和抗焦虑药没有紧密关联。或许人们要问,在 GABA-BZ-C1 离子复合体中怎么会有人体内本来没有的 BZ 一类物质的特异性受体呢? 一个可能的答案是脑内有某些内源性物质可能与 BZ 受体结合而发挥某种生理功能。研究证实了确有一种内源性多肽物质存在,其脑内分布和 GABA 非常相似,它与 BZ 受体结合后能阻碍 BZ 与该受体结合,这种多肽能降低 GABA 对 CI 离子通道的活化效果,研究人员从这种内源性多肽降解时分离出一个 18 个氨基酸组成的小片段多肽,能引发动物的焦虑不安,被称为焦虑肽。脑内可能还存在其他有不同功能的内源性多肽,但这方面有待进一步的研究,目前还不明了。BZ 受体有 5 种,其中 3 种具有明显不同的药理性质,例如,$BZ_1$(有时也称为 $\omega_1$)受体主要与 BZ 的抗焦虑和镇静催眠药的作用有关,$BZ_2$(有时也称为 $\omega_2$)受体主要介导 BZ 的肌肉松弛作用,$BZ_3$ 受体在 CNS 之外,肾脏中大量存在,它在抗焦虑作用中的意义还不明了。BZ 受体的作用是理解 BZ 药理作用的基础,BZ 的治疗作用为抗焦虑、镇静催眠以及抗痉挛与肌肉松弛作用,其不良反应为学习记忆受损,长期服用被认为可引起依赖和戒断反应。

### （三）BZ 的临床应用问题

前面提到，BZ 曾广泛用于治疗焦虑障碍，研究显示，三种强效 BZ 即阿普唑仑、氯硝西泮、劳拉西泮对惊恐障碍有效，而其他 BZ 则不行。虽然现在治疗焦虑的一线用药已为 SSRI 和 SNRI 所取代，但由于 BZ 起效迅速，对焦虑疗效显著，现在使用仍很广泛，同时也导致一些问题。

第一是未作全面评估，误将 BZ 用于治疗抑郁症，却不用抗抑郁药，因为抑郁症常伴有焦虑症状，或抑郁焦虑共病，焦虑症状通常比抑郁更为显著，患者诉说焦虑症状也更多，结果当然不能使抑郁症获得真正好转。我曾在门诊时见到抑郁症患者服用地西泮达 12 片之多，还在晚上服氯硝西泮 2 片，但抑郁不见好转，反而更加严重。须知 BZ 并无抗抑郁作用，过去的确曾有文献称阿普唑仑具有抗抑郁作用，后来认为其研究设计不当，所以单用 BZ 治疗抑郁症是不适当的。这样说并不是否定临床医生常常采用的 SSRI 短期联用某种 BZ 治疗抑郁症的方法。

第二个问题是，BZ 对学习和记忆有不良影响，加上还会影响运动功能，对 65 岁以上的老年人应避免使用，如果使用务必要谨慎，注意掌握剂量。因为使用 BZ 不但可能加重记忆损害，还可能由于肌肉松弛而跌倒，造成骨折等不良后果。曾有老年患者服氯硝西泮每晚一粒，夜间起床小便，不能站立而跌倒，导致股骨颈骨折的事例。由于镇静导致患者警觉性降低、共济失调的不良反应，可能增加患者驾车引起交通意外的风险。如果患者从事精细操作，也可能引起操作失误。

第三，BZ 长期应用能形成依赖，停药时会出现戒断综合征。虽然 BZ 的依赖性比过去的巴比妥类或成瘾物质低，但确实存在，不应忽视。1999 年，73 位药物治疗专家接受 BZ 应用调查，66 位完成问卷。专家意见认为 BZ 依赖和滥用危险高于大多数可能的替代药，低于旧的镇静剂和已知的滥用药品。BZ 各药作用时间不同戒断症状也有差异，这些差异在逐渐减量时不像突然停服那么明显。药物性能可能是戒断症状最重要的因素，患者的临床特征则是停药失败最重要的因素由于 BZ 的依赖、戒断症状和滥用的危险，治疗专家们认为，使用 BZ 应有严格的指南，对使用 BZ 的利弊作仔细权衡。我曾见一例患者每天服阿普唑仑 24 片而不肯减量。还有的患者服用数种 BZ 以求安眠而不能撤药。同这一问题有关的是所谓"轮替服药法"，即一种 BZ 服用一段时间后停服，改用另一种 BZ，反复交替，据说这是延续过去巴比妥类使用的方法，其实这是不合理的，因为 BZ 各药之间不但抗焦虑强度不同，而且药代动力学也不一样，不能互相取代。而且，由于停服一种 BZ 后很快出现症状"反跳"（反跳性失眠、焦虑、头痛等），而后一种 BZ 还没有达到有效血药浓度，病情恶化，这也是有些患者 BZ 越用越多，病情却越来越坏的一个原因。

第四,由于 BZ 对胎儿有严重不良影响,应注意避免用于孕妇,前 3 个月应禁用,由于有些 BZ 能从乳汁排出,产后哺乳的女性也不宜服用。

### (四)BZ 类药物的停药策略

BZ 服用较长时大部分患者会有依赖,停药时症状常会再现。撤药症状的严重程度与剂量、疗程、半衰期、作用强度、减药速度可能有关,此外,还与患者的人格特征有关。突然停药者撤药症状较重,特别是半衰期短的 BZ 出现症状早而且重,缓慢减量可缓和撤药症状。一般而言,如果每周 BZ 减少日量 25%,仍有 51%的患者不能耐受,需要更慢地减量。有些 BZ 如氯硝西泮,停药不易,通常在患者症状消失 2 周以上,我建议患者每周(或更长时间)减去 0.25mg(每片 2mg 的 1/8),在病情稳定的情况下继续减量,直到完全停用,撤药症状多见于每次减药后的第 5~7 天。如果有戒断症状出现,如失眠、颤抖、出汗、心悸、口干、焦虑、抑郁等,高剂量大幅撤药或突然停药时可出现癫痫发作,此时的处理方法是恢复前次药量,待戒断症状消失后再重新缓慢减药。对已有 BZ 依赖的患者,可用曲唑酮取代,已为临床经验所证实。一般宜先加曲唑酮 25~50mg/d,视临床情况在减少 BZ 的同时可增加曲唑酮剂量,直到停用 BZ。

### (五)BZ 与其他药物的相互作用

很多 BZ 类药物通过 CYP 3A4 酶代谢,故当 BZ 和此酶抑制剂合用时可引起 BZ 类药物浓度升高,如与氟西汀(主要是其代谢产物去甲氟西汀)、氟伏沙明、乙醇、异烟肼、西咪替丁联用,BZ 类药物浓度升高,镇静作用增强。相反,CYP 3A4 诱导剂如吸烟和利福平可降低其血浓度,减弱其镇静作用。BZ 类药物能延缓地高辛的半衰期,应予注意。饮酒者同服 BZ 可能出现肝功能异常,与其他 BZ 不同,劳拉西泮、奥沙西泮、替马西泮主要经肾脏排泄,因此它们可用于肝脏损害患者。

## 二、镇静催眠药的机制和临床应用

### (一)失眠及其原因

失眠是许多心理疾病的常见症状,事实上,心理疾病是失眠最多见的原因,其中尤以焦虑和抑郁障碍为主。由于当今社会人们普遍承受着很大的精神压力,各种生活事件引起的应激反应对人们的心理健康构成了重大的挑战,心理障碍和心身疾病高发,成为当今世界的流行病,而失眠常是这些心理障碍和心身疾病患者就医的主诉。流行病学调查显示,我国失眠人口普遍高达 40%以上。另一方面,睡眠需要不能满足也常常引起情绪障碍,有些患者的抑郁与焦虑似乎与失眠的关系特别密切,睡眠改善则情绪随之好转,如果失眠不见好转则情绪更坏。对这样的患者解决失眠问题尤为重要。虽然失眠问题如此普遍、如此重要,但治疗失眠并非易事,这是因为对失眠的治疗存在一些错误的似是而非的观念,人们对睡眠卫生不大关注,对如何获得良好睡眠以及如何使用镇静催眠药缺乏基本的知识。因此,在这里有必要对失眠进行扼要的探讨,在论述催眠药之后我将对失眠的治疗提供一些建议,以供参考。

### (二)常用镇静催眠药

失眠是如此多见,治疗失眠的需要是如此强烈,因此镇静催眠药在临床上常常频繁使用。导致失眠的原因可能一时找不出,或导致失眠的相关疾病治疗困难,或在治疗相关疾病取得好转之前需要先解决失眠问题,在这些情况下使用镇静催眠药就有必要了。目前,临床常用的镇静催眠药以往使用最多的是 BZ,有时也用 TCA,如多塞平、米安舍林、小剂量阿米替林,近年来镇静催眠药出现了几种新型非 BZ 类催眠药,也有某些较新的抗抑郁药,失眠的药物治疗已经显著改进了。

1.新型非 BZ 类镇静催眠药　现有三种:扎来普隆、佐匹克隆和唑吡坦。这三种新型镇静催眠药很快成为治疗失眠的一线药物,因为它们不仅在药物作用机制上与 BZ 类药物不同而有某些有利方面,或许更为重要的是在药代动力学也有一些优点。扎来普隆和唑吡坦选择性地作用于 $\omega_1$(与镇静催眠有关)受体,但对调节认知、记忆和运动功能的 $\omega_2$ 受体没有作用,因此这些药物理论上没有 BZ 类药物对认知、记忆和运动方面的副作用。而且,这三种药具有较理想的镇静催眠药的特性,起效快而作用时间短,不会造成次日的困倦、疲乏,不会出现药物积蓄造成的镇静嗜睡过度。还有一个优点是由于这三种非 BZ 类药物和 BZ 受体结合与 BZ 不同,它们可能有部分激动剂性质,因此由 BZ 类药物撤药引起的"反跳性失眠"、依赖、戒断症状以及用药经过一些时间后疗效下降的问题是不常见的。这三种药的安全性和耐受性均好。

(1)扎来普隆:本品已知是选择性激动 $\omega_1$ 受体的催眠药,起效很快,1 小时达血浓度峰值,作用时间很短,半衰期仅 1 小时,没有活性代谢产物,这使此药更适合用于入睡困难的患者,次日起床前体内药物已经消失。临床实践显示,此药也能促进半夜后的持续睡眠。常用剂量成人 10mg/d,老年人 5mg/d,睡前服,能显著减少入睡潜伏期,服用 4 周后没有反跳性失眠,也无戒断症状。甚至在醒前 2 小时服 10mg,次日也没有残余作用,而唑比坦在服后 5 小时还可见残余作用。表明此药没有长期服用的耐受性与反跳性失眠。老年患者服用也是安全和有效的。

(2)唑吡坦(思诺思):这是第一个 $\omega_1$ 选择性非 BZ 类镇静催眠药,能减少入睡时间,增加睡眠总时间和效率,但不影响睡眠结构。血药浓度达峰时间稍晚,约2~3 小时,半衰期也稍长,约 1.5~3 小时,作用时间约为 4~8 小时。同佐匹克隆相比,停服时较少出现反跳现象,耐受性较好,没有金属味,为很多失眠患者所乐用。在老年患者服用后,出现认知、记忆和平衡方面的不良反应远比佐匹克隆少,因此本品适合老年人使用。本品为强而速效的催眠药,常在 15 分钟内就能入睡,常用剂量 5~10mg/d,睡前服。

(3)佐匹克隆(忆梦返):其治疗失眠的效果与 BZ 类药物相等,安全性也与 BZ 类药相同,达峰时间比扎来普隆稍晚,但快于唑比坦,不过其半衰期约为 3.5~6 小时,比扎来普隆和唑比坦都长。常用剂量 7.5~15mg/d,睡前服。佐匹克隆可损害睡眠期间的记忆储存,有滥用和依赖的报告,但比 BZ 少,这种情况在依赖性人格者较为多见。

2.BZ 类镇静催眠药　已在前面提及,不再一一说明。曲唑酮与米氮平也已经在抗抑郁药部分详细讨论过了。

### (三)失眠的治疗原则

1.查找失眠原因　治疗失眠首先是进行细致的普通医学和精神医学检查,必要时进行睡眠实验室检查,失眠绝大多数都有原因,查明与失眠相关的疾病十分重要,大多数病例可以找到有效的治疗。忽视寻找失眠的原因,可能导致治疗失败,甚至导致治疗错误。

诉说失眠的患者有时甚至不可以使用 BZ 类催眠药,例如"睡眠呼吸暂停综合征"患者白天嗜睡,夜间却因数十或数百次呼吸暂停而惊醒,睡眠时极强的鼾音提示有阻塞性睡眠呼吸暂停发作,常有醒后不清新感、夜间出汗、记忆减退、早晨头痛等申诉。呼吸暂停发作时有血氧饱和度明显下降,有些患者伴发右心室扩大、高血压或心律失常。除非睡眠窒息得到治疗,否则这些并发症将逐渐进展加重。如果有这种疾病的患者由于夜间多次感觉窒息而惊醒,向医生诉说失眠时,临床医师必须注意,此时使用抑制呼吸的 BZ 类催眠药可能是致命的,故 BZ 禁用于睡眠呼吸暂停综合征。这种患者的失眠由于脑干异常引起者,即所谓"中枢型",中枢兴奋剂是唯一需要的治疗。

失眠可能与药物有关,有些药物具有中枢兴奋性副作用,引起失眠容易理解,但服用镇静催眠药者停药所引起的"反跳性失眠"常为患者和医生忽视。酗酒者突然中断饮酒也会出现失眠、焦虑,甚至出现谵妄。抗抑郁药也会出现停药反应(不称为戒断综合征),出现失眠、焦虑、头痛等症状。有些人对催眠药的应用知识缺乏了解,不规则地轮番用药,由于不断发生"反跳性失眠",失眠不但不见好转,反而越治越坏了,安眠药也越用越多,患者对失眠的忧虑也与日俱增。

2.关注睡眠卫生,矫正不健康的睡眠行为模式　如果医生重视睡眠卫生,会发现很多失眠患者有不良的睡眠习惯,睡眠行为模式常是不健康的。如果他们不健康睡眠行为模式不予矫正,治疗失眠的效果仍然可能不满意,甚至失败。其实,人类的睡眠能力是数十亿年进化的结果,其功能足够强大,只要人们不去干扰、破坏其自然过程,睡眠应是良好的。问题是现代人的社会生活充满了各种压力,人们追求丰富物质生活的欲望越来越高,竞争激烈,信息爆炸,很多人忽略了良好睡眠的需要。有些人通宵达旦地打牌、上网;有些人嗜酒、嗜烟;有些人从来睡眠不规则,白天思睡或迟迟不肯起床,夜晚却精神奋发,毫无倦意;有些人家庭失和,睡前生气或浮想联翩;有些人偏好半夜起来服药,养成半夜苏醒习惯等等。因此,医生应注意对失眠患者的睡眠卫生教育,说明良好睡眠的重要意义。

睡眠卫生有以下原则:

(1)上床前3~4小时内应避免喝咖啡,也不要饮多量的酒或大量吸烟。上床前喝一杯热牛奶可能有助于睡眠。

(2)如果不是睡眠时间,不要长时间待在床上。

(3)一定要避免白天多睡或长时间不活动。

(4)上床前洗个温水澡或进行1~2小时体育运动能促进睡眠。

(5)临睡前要避免激烈的运动或精神活动(用脑或想心事)。

(6)床和卧室要舒适,避免声音吵闹、太热或太冷、湿度过高或太干燥。

(7)建立有规律的睡眠习惯非常重要。即每晚定时上床与每天早晨定时起床,而不管睡了多长时间。

(8)注意饮食有节,面食等碳水化合物有助睡眠,但不要在上床前2小时内进食过多。糖和某些维生素添加剂可能有碍睡眠。

良好的睡眠习惯是长期坚持、自觉培养的结果,因此始终全面遵守上述睡眠卫生原则并不容易,医生要反复对患者进行教育。

3.尝试采用非药物疗法　睡眠是一种心理生理过程,人的心理和行为能影响睡眠。较轻的睡眠不良不一定马上用药,采用非药物方法也能促进睡眠,如适度劳动、身体运动或放松训练都可能改善睡眠,问题是非药物疗法常为人们所忽视。这些非药物疗法还包括生物反馈训练、催眠暗示、舒尔茨(J.H.Schultz)自生训练、森田疗法等,都已显示对改善睡眠的良好效果,应注意使用。这些方法的要点在于减少身体各部位的神经传入冲动、抑制杂念或思绪。因此,要保持身体各部位的放松舒适,不采取使大脑兴奋的活动或没有多思多虑是重要的。有些人采用在床上看书或念数字以求达到疲倦的方法,但如果增加了大脑兴奋,可能适得其反。

4.中医中药辨证施治　我国的中医药有丰富的治疗失眠的理论和方药,不但有效,而且能与患者的整体情况相适应。关键在于要有整体观,学会阴阳八纲辨证与脏腑辨证,然后组方用药,以达到"心肾相交"、整体平衡与和谐。也有镇静宁心安神的方药或成药可以采用。

5.认知行为治疗与抗抑郁药的应用　由于失眠多数是心理疾病的症状,尤其在焦虑障碍和抑郁性疾病多见。认知行为治疗对焦虑与抑郁性疾病的疗效已经获得很多证据支持,甚至一般性心理治疗采取的接受、支持和保证的方法也可以显著减轻焦虑,改善睡眠。当然,要不断总结临床经验,改善认知行为治疗的技术,才能达到熟练地运用认知行为治疗的目标。结合应用进行性肌肉放松训练或自生训练,对失眠有很好的帮助。如果考虑用药,应首先考虑有改善睡眠作用的抗抑郁药。这是因为许多抗抑郁药不但能抗抑郁,也有抗焦虑作用,并且适合长期服用。有些患者对治疗失眠的要求特别迫切,如果失眠未见改善常常更加抑郁或焦虑,因此在确定治疗目标时应将改善失眠作为一个重要目标。抗抑郁药对睡眠的影响并不相同,有些抗抑郁药可能引起失眠,故医生应了解药物的性能,权衡利弊,选好药物。曲唑酮和米氮平有良好的治疗焦虑、抑郁伴失眠的效果,也可用小剂量与SSRI 或 SNRI 联用。三环类抗抑郁药如多塞平、阿米替林等能改善失眠已为众所周知,若为治疗失眠应取小剂量为宜。

6.使用非 BZ 类和 BZ 类药物　已如前述,应在失眠找不到原因或迫切要求先解决失眠时采用镇静催眠药。假定睡眠卫生做得好,催眠药只在必要时短期应用,大约 2~3 周就会有耐受性,特别是对 BZ 类药物。为了短期的理由短期使用催眠药通常没有问题,但较长时间使用就要小心权衡利弊。在开出催眠药处方前,睡眠卫生原则应和患者讨论,并矫正其不良睡眠模式问题。22 个 BZ 和唑吡坦随机对照试验显示,5 周内这些催眠药优于安慰剂,但超过 5 周则没有确切证据。唑吡坦与替马西泮两药都能改善起效和总睡眠时间,但反跳性失眠则相同。非 BZ 类催眠药对患者的记忆、认知、运动功能影响比 BZ 小,为催眠的目的可选择先用。BZ 对失眠的短期处理很有效,不过副作用比较多见,包括学习记忆减退和运动失调。使用 BZ 和左匹克隆的患者有较大发生交通意外的风险,在用药自杀的患者中 BZ 使问题增加了复杂性。BZ 长时间使用会产生一定的依赖性,有时撤药会比较困难。

7.失眠与精神病有关或老年期 BPSD 可选用非典型抗精神病药　非典型抗精神病药如奥氮平、利培酮、喹硫平,都有较好的镇静安眠效果,比传统抗精神病药安全,可选用于精神病或采用小剂量治疗老年期 BPSD。

# 第十一章　心理治疗

　　心理治疗是指应用心理学理论与方法治疗患者的心理、情绪、认知与行为有关的问题。其目的在于帮助患者解决所面对的心理困难,减轻焦虑,抑郁、恐慌等精神症状,改善患者的非适应性行为,并促进人格的成熟。心理治疗按其理论流派分为支持性心理治疗、行为治疗、认知治疗、精神分析治疗等。按其实施的对象分为个别治疗、小组治疗和家庭治疗。按治疗时间分为长程心理治疗(3 个月以上)和短程心理治疗(不足 3 个月)。

## 第一节　心理治疗对象和形式

### 一、心理治疗的对象

　　广义上讲,任何患者都应该得到心理治疗,所有的医师都应当给患者提供心理治疗。只要与患者能够建立治疗关系,那么心理治疗就可以提供。可以说,支持性心理治疗是适应证最广的心理治疗。具体到不同流派的心理治疗会有不同的治疗对象,需要慎重地筛选患者。一般来说,神经症性障碍、分离(转换)性障碍、应激相关障碍、人格障碍、心理生理障碍患者均可接受心理治疗。目前甚至重性精神病也可是心理治疗的对象。

　　从治疗关系建立的角度讲,不能建立治疗关系的患者是不能提供心理治疗的。如精神发育迟滞、痴呆、意识障碍、严重幻觉、妄想、行为紊乱等精神病性症状、严重躯体疾病患者。另外,没有求治愿望的患者也不是心理治疗的理想选择。具体到特殊心理治疗也会有不同的要求,如精神病急性期不能进行精神分析治疗。

## 二、心理治疗形式

1.个别心理治疗是以单个患者为对象的心理治疗。治疗的重心放在与个人有关的心理问题上,主要目的是提高患者对疾病和心理障碍的认识,减轻或消除症状,更好地适应社会。特殊的心理治疗多采用个别心理治疗的形式。

2.小组心理治疗,又叫集体心理治疗或集体治疗,是指治疗者同时对疾病相类似的,或有共同心理需要的一组患者进行心理治疗,利用集体的力量产生积极效应。在不同心理治疗理论指导下可以开展不同形式的小组心理治疗。如支持性小组治疗、小组认知行为治疗等。

# 第二节　心理治疗提供者应具备的条件

心理治疗提供者需要具备如下的条件。

## 一、知识

临床精神病学知识、专业心理治疗的理论和技术(认知理论、行为理论、精神分析的相关理论与技术)、相关心理学知识(普通心理学、发展心理学、人格心理学、社会心理学等)。

## 二、技能

治疗关系建立的能力、心理健康教育的能力、资料收集与评估能力、案例概念化能力、制定治疗计划、治疗设置、行为记录和实验、认知矫正、复发预防干预等技能。

## 三、态度

心理治疗人员具有共情的能力,能够投入情感,尊重患者,具有协作精神,对人文、社会文化具有一定的敏感性。同时,愿意接受督导。

# 第三节　常用的个体心理治疗方法

## 一、暗示——催眠技术

本条限于专业人员针对特定临床问题,诱导意识状态改变而系统使用的暗示及催眠技术。

### (一)适应证

1.直接暗示　用于对症处理各科临床上常见的焦虑、急性心因性反应,转换性癔症患者的急性躯体功能性障碍、睡眠障碍。

2.系统的催眠治疗

(1)心身性障碍及躯体问题:慢性疼痛、偏头痛、紧张性头痛、急性疼痛;克罗恩病、消化性溃疡;哮喘、花粉热;原发性高血压;血管运动性疾病;性功能障碍;恶心、呕吐;继发性及医源性焦虑、恐惧、抑郁等情绪反应;外科术前准备、睡眠障碍。

(2)神经症性障碍:恐惧症、强迫症、抑郁反应、创伤后应激障碍、躯体形式障碍(如转换性障碍、躯体化障碍、疑病症、身体变形障碍及疼痛障碍)。

(3)行为障碍:咬指甲、遗尿症、吸烟、肥胖、学习困难及体育竞技压力。

### (二)禁忌证

1.对早期精神病、急性期精神病、边缘型及偏执性人格障碍、中重度抑郁症不做催眠治疗;对分离性障碍患者及癔症性人格障碍者慎用。

2.在滥用的情况下,群体性催眠可使具有依赖、社会不成熟、暗示性过高等人格特征的参与者发生明显的退化、幼稚化。

### (三)操作方法及程序

1.前期准备　通过预备性会谈、暗示性实验或量表检验受试的个体性反应方式,评测接受暗示的程度及负性情绪或态度。

2.直接暗示　利用医患关系及医师的权威角色,营造合适氛围,直接使用言语,或借助适当媒介,实施直接针对症状的暗示。

(1)告知诊断和解释。

(2)用坚定的口吻进行安慰、鼓励,做出有信心的承诺。

(3)针对突出症状或体征,将患者注意力集中于患部的运动、感觉,或某种心理体验,或治疗师声称能产生特殊躯体效应的媒介,并预示变化。

（4）让患者体验预期的躯体变化,用仪式性的操作强化变化体验,如:服用安慰剂;皮下注射能产生疼痛但对身体无害的注射用水（>1ml）、静脉推注能产生短暂热感但对身体无显著影响的 20% 葡萄糖酸钙 10~20ml;进行某种器械或设备的操作等。操作过程中持续暗示变化,直至症状或体征消失或减轻。

3.催眠诱导

（1）关系:建立信任的关系,可以在坐位或卧位进行,多采用闭眼减少分心。

（2）注意集中:盯视墙面某点或距眼 20~40cm 的物体尖部;讲故事,诱导内向性注意集中。故意强调促进性的感知觉;预先整合一些不协调的感知觉。

（3）调整语音模式:同步——与患者呼吸达到节律性同步;重复——频繁重复词汇或整句话;标记——通过改变说话的方向、声音,强调、突出暗示内容;困惑——通过杂乱信息,使妨碍催眠的惯常思维模式失去效力;分离——将患者从一种意识状态引向另一种;批准——用肯定语式对显出个性特点的行为进行强化,或者可以把它们当作已经出现的催眠表现的标记加以肯定、默许,使之加深。

（4）判断催眠程度:催眠状态中经暗示出现的变化涉及感觉、认知、记忆、时间知觉、行为意志等方面,并伴有可观察、记录的生理现象。可以据此判断催眠深度。

4.治疗阶段　入静达到合适的深度后,接着进一步做催眠性治疗。

（1）催眠后暗示:把在治疗阶段已经由暗示而引起的变化与将来出现的诱发因素联系。

（2）遗忘:暗示患者对入静状态中加工过的内容发生遗忘。

（3）重新定向:重新收回所有使入静状态不同于日常意识状态的暗示,并将患者的注意力重新导向现实情境。最后让患者睁开眼,活动肢体。须与其交谈,休息20min,确保已完全解除催眠。

**（四）注意事项**

1.催眠术易被滥用　治疗师必须具相应资质,接受过规范、系统的催眠技术培训,且在督导师指导下治疗过患者。

2.不是对于器质性疾病的对因治疗方法　对于转换性癔症症状、体征,仅作为对症、缓解方法。

3.不推荐集体形式的催眠治疗　禁止非专业人员在医疗机构外以疗病健身术名义,使用群体性暗示技术有意或无意地诱导意识改变状态。

## 二、解释性心理治疗

对心理、行为及人际情境中的关系或意义提出假设,使患者用新的参照系来看待、描述心理和行为现象,澄清自己的思想和情感,以新观点理解病理性问题与各种内外因素的关系,获得领悟,学习自己解决问题。

### (一)适应证

适用于各种疾病,用于增加患者对自身人格发展、当前临床病理问题及其处理策略的认识,改变功能不良的信念、态度和思维方式。

### (二)禁忌证

1.无绝对禁忌证　对有意识障碍、明显精神病性症状和中重度精神发育迟滞、痴呆的患者不适用。

2.对有偏执倾向者慎用对质、阐释。

### (三)操作方法及程序

1.直接解释　按引发感受、干预力度和发挥作用的时间不同,分为以下 4 个层次。

(1)反映:治疗师给患者的解释信息不超过公开表达出来的内容。

(2)澄清:稍微点明患者的表达中所暗含、暗示的,但自己未必意识到的内容,帮助患者将以往只是模糊感受到的心理体验言语化。

(3)对质:利用患者呈现出来的情感和思想作为材料,提醒患者注意暗含的,但没有意识到或不愿承认的情感和思想。

(4)主动阐释:直接导入全新的概念、意义联系或联想。

2.隐喻性阐释技术　通过类比语言、象征性思维进行的交流活动,利用比喻、象征的方法来促进患者形成自己对问题的理解。可用故事、阅读、看录像等传达治疗师自己的阐释,也可由此用间接的方式增加体验、促进领悟,促成患者产生自己的阐释。

### (四)注意事项

1.掌握好时机和内容,访谈早期多做反映和澄清,访谈深入后增加对质和阐释。接近访谈结束时,让患者有机会做出自己的阐释。

2.在"因果关系"阐释中包含可控制的原因,尽量不用不可控制原因,提供积极的阐释。

# 三、精神分析及分析性心理治疗

以精神分析理论为基础的心理治疗,统称为分析性心理治疗。经典精神分析旨在对患者的人格结构进行改造、重建,已不太常用;而短程治疗重在通过处理无意识冲突来解决现实生活情境中的问题,尤其是当前的人际关系问题。

## (一)适应证

1.神经症　有高度完美主义特征的抑郁症;部分性功能障碍及性心理障碍;部分人格障碍,如强迫性、癔症性、回避性、自恋性、自我挫败性人格障碍,以及经选择的边缘性人格障碍、混合性人格障碍。

2.其他心理卫生问题　如难以与别人建立亲密关系;缺乏决断;回避倾向;自我挫败行为;与权威、上司的关系问题;害羞;迁延持久的悲伤;与分离或被拒绝有关的问题。

## (二)禁忌证

1.存在妨害建立稳定、有效的移情关系的因素。

2.病理性撒谎、罪犯,超我发展欠成熟者。

3.智力及言语能力不足以充分表达内心体验者。

## (三)操作方法及程序

1.经典精神分析

(1)设置:每周3~4次、每次50~60min,历时3~4年;患者躺在沙发上,看不见治疗师,而治疗师可以观察到患者,让患者自由联想。

(2)建立治疗联盟:患者与治疗师之间构成非神经症性的、合理的、可以理解的和谐关系。

(3)治疗采取移情、反移情、阻抗处理、梦的解析、自由联想、解释和重建、修通等技术。

(4)修通:由领悟导致行为、态度和结构的改变。

2.分析性心理治疗　在不同程度上使用经典精神分析的基本概念和技术,但有以下特点:

(1)短程治疗每周1~2次,一般全程治疗不多于50次,每次45~50min。

(2)方法较为灵活。处理移情不再是中心任务;不太强调治疗师保持中立;治疗过程中更关心现在、现实,鼓励、赞扬患者,减少挫折,幻想和对过去的关注;少用或不用自由联想;对问题的解释少用引向"不可改变"结论的说法。

### （四）注意事项

1.以追求领悟为主要目标的疗法,对患者智力、人格、动机要求高。要克服过度智力化在患者方面引起的失代偿,促进认知与情感、行为实践的整合。

2.防止治疗师过分操纵、以自我为中心。注意经典原则与现实性、灵活性的统一。

## 四、行为治疗

环境中反复出现的刺激,包括人自己行为的结果,通过奖赏或惩罚的体验,分别"强化"或"弱化"某一种行为。行为治疗的任务是设计新的学习情景,使合适的行为得到强化、塑型,使不合适的行为得到弱化、消退。

### （一）适应证

1.各型神经症性障碍。

2.发育障碍。

3.康复治疗,慢性精神疾病患者的日常生活技能训练,社会行为的矫正。减少慢性疾病的消极影响。

### （二）禁忌证

1.存在复杂内心冲突的神经症,以及明显的人格障碍,属于相对禁忌证。

2.冲击疗法引起强烈的心理不适,厌恶疗法的负性痛苦刺激可能有严重不良反应,部分患者不能耐受,须在征得患者、家属的知情同意后慎用;尤其对于有心血管疾病的患者和心理适应能力脆弱者,要避免使用。

### （三）操作方法及程序

1.行为的观测与记录 定义目标行为:辨认并客观和明确地描述行为过度或行为不足的具体内容。

2.行为功能分析 对来自环境和行为者本身的,影响或控制问题行为的因素做系统分析。包括行为问题是否属于习得的;属于行为缺陷或不足,还是行为过剩;周围环境怎样影响问题行为,问题行为所导致的后果;与患者的动机及引起问题行为的先行刺激有何关系。

以分析为基础,确定靶行为——在整个治疗过程中或各个治疗阶段中需要加以改变的具体问题行为。

3.放松训练

(1)渐进性放松:采取舒适的坐位或卧位,从上到下,渐次对各部位的肌肉先收缩 5～10s,同时深吸气和体验紧张的感觉;再迅速地完全松弛 30～40s,同时深呼气和体验松弛的感觉,如此反复进行。练习时间从几分钟到 30min。

(2)自主训练:自主训练有 6 种标准程式,即沉重感(伴随肌肉放松);温暖感(伴随血管扩张);缓慢的呼吸;心脏慢而有规律的跳动;腹部温暖感;额部清凉舒适感。在指导语的暗示下,缓慢地呼吸,由头到足的逐部位体验沉重、温暖的感觉,即可达到全身放松。

4.系统脱敏疗法

(1)评定主观不适单位(SUD)。通常以 5 分、10 分或 100 分制评定。让患者学会按标准衡量自己的主观感觉。

(2)松弛训练:按前述方法训练 6～8 次训练,并且布置家庭作业。要求能在日常生活环境中可以随意放松,达到运用自如的程度。

(3)设计不适层次表:让患者根据自己的实际感受,对每一种刺激因素引起的主观不适进行评分(SUD),然后按其分数高低将各种刺激因素排列成表。

(4)系统脱敏:由最低层次(或合适的较低层次)开始脱敛,进行针对该层次刺激的松弛训练,直至暴露于刺激因素时不再产生紧张焦虑,然后转入针对上一个层次的松弛训练。在脱敏之间或脱敏之后,将新建立的反应迁移到现实生活中,即现场脱敏,不断练习,巩固疗效。脱敏过程需要 8～10 次,1/d 或隔日 1 次,每次30～40min。

5.冲击疗法　冲击疗法又称为满灌疗法。让患者直接面对大量引起焦虑、恐惧的情况,甚至过分地与惧怕的情况接触,使恐怖反应逐渐减轻、消失。治疗前应向患者介绍原理与过程,告诉患者在治疗中须付出痛苦的代价。

6.厌恶疗法　通过轻微的惩罚来消除适应不良行为。当某种适应不良行为即将出现或正在出现时,当即给予一定的痛苦刺激,如轻微的电击、针刺或催吐药,使其产生厌恶的主观体验。对酒依赖的患者的治疗可使用阿扑吗啡(去水吗啡)催吐药。

7.自信训练　运用人际关系的情景,帮助患者正确地和适当地与他人交往,表达自己的情绪、情感。

(1)情景分析:了解来访者对某类事情的态度和看法。

(2)寻找适当行为:治疗师与患者共同找出问题领域中的适宜行为,观察他人有效的行为,使患者认识到同一种问题还可能有另一种解决或应对方法。

(3)实际练习:采用角色扮演的方法,使患者在这一过程中通过主动模仿而学习新的行为方式。

（4）迁移巩固：每次自信训练进行完后，给对方反馈，布置家庭作业或鼓励来访者把学习到的新的行为运用到实际生活中去。

8.模仿与角色扮演    帮助患者确定和分析所需的反应，提供榜样行为和随时给予指导、强化。

9.塑造法    用于培养一个人目前尚未做出的目标行为。步骤：

（1）定义目标行为。

（2）确认初始行为。

（3）选择塑造步骤，循序渐进。

（4）提供强化刺激。

（5）对各个连续的趋近行为实施差别强化。

### （四）注意事项

对于精神病理现象从条件化作用的角度做出过分简单化的理解和处理，可能对于存在复杂内心冲突的神经症患者产生"症状替代"的效应，在消除一些症状的同时导致出现新的症状。

## 五、认知治疗

认知技术旨在冲击患者的非理性信念，让患者意识到当前困难与抱持非理性观念有关；教会他们更有逻辑性和自助性的信念，而且鼓励他们身体力行，验证这些新信念的有效性。与行为治疗联系紧密，是应用得最多的心理治疗方式之一。

### （一）适应证

用于治疗抑郁症、焦虑障碍（包括惊恐发作、恐惧症、广泛性焦虑症、创伤后应激障碍）、自杀及自杀企图、强迫症、成瘾行为、非急性期精神分裂症、睡眠障碍、心身疾病、进食障碍、人格障碍、婚姻冲突及家庭矛盾、儿童的品行及情绪障碍、性功能障碍及性变态等。

### （二）禁忌证

无绝对禁忌证。对存在精神病性思维障碍、偏执人格特征的对象慎用。

### （三）操作方法及程序

1.识别与临床问题相关的认知歪曲，如"全或无"认知模式；以偏概全，过度泛化；对积极事物视而不见；对事物做灾难性推想，或者过度缩小化；人格牵连，将事件往人（包括自己）的主观原因上联系；情绪化推理，宁可相信直觉，不愿接受事实。

2.识别各种心理障碍具有特征性的认知偏见或模式，为将要采用的特异性认知行为干预提供基本的努力方向。

3.建立求助动机。患者和治疗师对靶问题在认知解释上达成意见统一,对不良表现给予解释并且估计矫正所能达到的预期结果。

4.计划治疗步骤

(1)通过交谈和每天记录想法来确定其不恰当的思维方式。

(2)通过提问,使患者检查其不恰当思维的逻辑基础。

(3)让患者考虑换一种思考问题的方式。

(4)鼓励患者真实性检验,验证这些替代的新解释结果如何。

(5)指导自我监测思维、情感和行为,说明和示范替代性的认知内容和认知模式。

5.指导患者发展并应用新的认知和行为,代替适应不良性认知行为。

6.改变有关自我的认知。作为新认知和训练的结果,患者重新评价自我效能。治疗师通过指导性说明来强化患者自我处理问题的能力。

**(四)注意事项**

使认知和行为两者达到"知行统一"最关键。应避免说教或清谈。在真实性检验的实施阶段,患者易出现畏难情绪和抵抗,要注意在治疗初期奠定好医患关系的基础。

## 六、家庭治疗

家庭治疗是以家庭为干预单位,通过会谈、行为作业及其他非言语技术消除心理病理现象,促进个体和家庭系统功能的一类心理治疗方法。

**(一)适应证**

适应证较广,适用于儿童、青少年期的各种心理障碍,各种心身障碍,夫妻与婚姻冲突,躯体疾病的调适,精神病性障碍恢复期等。

家庭治疗主要用于核心家庭中。符合下列方面的情况均可进行家庭治疗:

1.家庭成员有冲突,经过其他治疗无效。

2."症状"在某人身上,但反映家庭系统有问题。

3.在个别治疗中不能处理的个人的冲突。

4.家庭对于患病成员的忽视或过分焦虑。

5.家庭对个体治疗起到了阻碍作用。

6.家庭成员必须参与某个患者的治疗。

7.个别心理治疗没有达到预期在家庭中应有的效果。

8.家庭中某人与他人交往有问题。

9.家庭中有一个反复复发、慢性化的精神疾病患者。

## （二）禁忌证

禁忌证是相对的，重性精神病发作期、偏执性人格障碍、性虐待等患者，不首选家庭治疗。

## （三）操作方法及程序

1.一般治疗程序

（1）澄清家庭背景

1）观察、诊断家庭动力学特征，了解家庭的交互作用模式，如：相互交流的方式与倾向；等级结构及代际界限；子系统的结盟关系；与外部世界的关系。

2）家庭的社会文化背景。

3）家庭在其生活周期中的位置。

4）家庭的代际结构：夫妻源家庭的结构，在各自原来家庭中的地位与体验；目前家庭的结构与交流受源家庭代际关系影响的程度及其对子女的影响。

5）家庭对"问题"起到的作用。

6）家庭解决当前问题的方法和技术：家庭成员针对问题或矛盾冲突时采用的方法、策略及其效能；是否存在不适当的防御机制或投射过程。

7）绘制家谱图：常采用家庭中三代的关系系统的结构示意图，既可从生物、心理和社会几方面提供信息，也可用于建立治疗关系、规划治疗方法、评价效果等。

（2）规划治疗目标与任务：引起家庭系统的变化，创造新的交互作用方式，促进个人与家庭的成长。

1）打破不适当的、使问题或症状维持的动态平衡环路，建立适应良好的反馈联系，以使症状消除。

2）重建家庭结构系统，消除家庭中回避冲突的惯常机制，引入良好的应付方式，改善代际关系与家庭成员间的相互交流。

3）引发家庭中可见的行为变化，优先于对问题的领悟。

4）提高解决问题、应付挑战的能力。给"问题"家庭提供新的思路和选择，发掘和扩展家庭的内在资源。

（3）治疗的实施：治疗师每隔一段时间，与来诊家庭中的成员一起座谈。每次历时 1～2h。两次座谈中间间隔时间开始较短，一般 4～6 天，以后可逐步延长至 1 个月或数月。总访谈次数一般在 6～12 次，亦有单次治疗后即好转而结束的情况。

超过12次仍未见效时,应检查治疗计划并重新确定该家庭是否适合此种形式的治疗。

(4)终止治疗:通过一系列的家庭访谈和治疗性作业,如果家庭已经建立起合适的结构,成员间的交流已趋明晰而直接,发展了新的有效的应付机制或解决问题的技术,代际间的等级结构、家庭内的凝聚力、成员中独立自主的能力得到了完善和发展,或是维持问题(症状)的动态平衡已被打破,即可结束家庭治疗。

(5)疗程:家庭治疗的时间长度一般在6~8个月内。仅仅以解决症状为主,治疗需时较短;而希望重新塑造家庭系统,则需要加长疗程。

2.言语性干预技术　常取循环提问、差异性提问、前馈提问、假设提问和积极赋义和改释等。

3.非言语性干预技术　主要通过家庭作业如症状处方和角色互换练习等。

### (四)注意事项

1.治疗师须同时处理多重的人际关系,保持中立位置或多边结盟。

2.干预对象和靶问题不一定是被认定为患者的家庭成员及其症状。首次访谈时要在澄清来诊背景基础上,合理使用关系技术中的"结构"和"引导"。

3.部分干预技术有较强的扰动作用,应在治疗关系良好的基础上使用,否则易于激起阻抗,甚至导致治疗关系中断。

# 七、危机干预

危机是个体面临严重、紧迫的处境时产生的伴随着强烈痛苦体验的应激反应状态。危机干预是对处于困境或遭受挫折的人予以关怀和短程帮助的一种治疗方式。

### (一)适应证

当事人新近处于有特定原因的紧急情况之下,伴有严重的焦虑、恐慌、悲哀、抑郁反应,心理功能失衡或受抑制。常用于个人和群体性灾难的受害者、重大事件目击者,尤其是自杀患者和自杀企图者。

### (二)禁忌证

精神病性障碍的兴奋躁动、激越,较显著的意识障碍。

### (三)操作方法及程序

1.危机干预的一般目标

(1)疏泄被压抑的情感。

（2）帮助认识和理解危机发展的过程及与诱因的关系。

（3）教会问题解决技巧和应对方式。

（4）帮助患者建立新的社交网络,鼓励人际交往。

（5）强化患者新习得的应对技巧及问题解决技术,鼓励患者积极面对现实和注意社会支持系统的作用。

2.危机干预的步骤

（1）第一阶段——评估问题或危机:初期,全面了解和评价危机的诱因或事件、寻求心理帮助的动机,建立起良好的治疗关系,取得对方的信任。尤其须评价自杀或自伤的危险性,如有严重的自杀倾向时,可考虑转至精神科门诊、急诊,必要时住院治疗。

（2）第二阶段——制订治疗性干预计划:针对即刻的具体问题,考虑社会文化背景、家庭环境等因素,制定适合当事者功能水平和心理需要的干预计划。

（3）第三阶段——治疗性干预:按干预计划实施,因人制宜地采用下述心理治疗技术,对有自杀危险的当事者首要任务为避免自杀的实施。

（4）第四阶段——危机的解决和随访:4～6周后多数危机当事人会渡过危机,情绪症状得以缓和,此时应及时中断干预性治疗,以减少依赖性。在结束阶段,应该注意强化新习得的应对技巧,鼓励当事者在今后面临或遭遇类似应激或挫折时,应用解决问题的方式和原理来自己处理危机,自己调整心理失衡状态,提高自我的心理适应和承受能力。

3.特殊心理治疗技术　根据患者情况和治疗师特长,采用相应的治疗技术,包括综合性地运用关系技术、短程心理动力性治疗、认知治疗、行为治疗、家庭治疗、催眠、放松训练;对有严重症状,心理反应强烈者,应配合使用抗焦虑、抗抑郁甚至抗精神病药物,建议休养,等等。主要分为3类技术:

（1）沟通和建立良好关系的技术。

（2）支持技术:主要是给予精神支持,而不是支持当事者的错误观点或行为。可以应用暗示、保证、疏泄、环境改变、镇静药物等方法。如果有必要,可考虑短期的住院治疗。

（3）解决问题技术:①解释危机的发展过程,使当事者理解目前的境遇、理解他人的情感,树立自信,循序渐进地引导设计有建设性的问题解决方案,用以替代目前破坏性的、"钻牛角尖"式的信念与行为;②注意社会支持系统的作用,培养兴趣、鼓励积极参与有关的社交活动,多与家人、亲友、同事接触和联系,减少孤独和隔离。

## （四）注意事项

在治疗初期注意保持较高的干预力度与频度，以保证干预效果逐步巩固。特别要防范已实施过自杀行为的人再次自杀；非精神科医师在处理自杀行为的躯体后果（如中毒、外伤、窒息）等情况后应酌情提供力所能及的心理性帮助，或申请精神科会诊。

# 八、团体心理治疗

团体心理治疗是在团体情境中提供心理帮助的一种心理治疗的形式。通过团体内人际交互作用，促使个体在互动中通过观察、学习、体验，认识自我、探讨自我、接纳自我，调整和改善与他人的关系，学习新的态度与行为方式，以发展良好的生活适应的过程。

## （一）适应证

现代集体工作主要有 3 种：心理治疗、人际关系训练和成长小组。心理治疗的重点是补救性、康复性的，组员可以是患者，也可以是有心理问题的正常人。社交行为障碍明显者，以及治疗师担心个别治疗会加剧患者依恋的情况，比较适合集体治疗。后两种集体是成长和发展性的，参加者是普通人，目的是为了改善关系，发挥潜能，自我实现。

## （二）禁忌证

有以下情况者不宜纳入：有精神病性症状；有攻击行为；社交退缩但本人缺乏改善动机；自我中心倾向过分明显、操纵欲强烈者。

## （三）操作方法及程序

1.形式　由 1～2 名组长主持，通过共同商讨、训练、引导，解决组员共有的发展课题或相似的心理障碍。集体的规模 3～10 人，活动几次或十余次。间隔为每周 1～2 次，每次时间 1.5～2h。

2.治疗目标

（1）一般目标：减轻症状、培养与他人相处及合作的能力、加深自我了解、提高自信心、加强集体的归属感和凝聚力等。

（2）特定目标：每个治疗集体要达到的具体目标。

（3）每次会面目标：相识、增加信任、自我认识、价值探索、提供信息、问题解决等。

3.治疗过程　集体心理治疗经历起始、过渡、成熟、终结的发展过程。集体的互动过程会出现一些独特的治疗因素,产生积极的影响机制。

4.组长的职责　注意调动集体组员参与积极性;适度参与并引导;提供恰当的解释;创造融洽的气氛。

5.具体操作程序

(1)确定集体的性质。

(2)确定集体的规模。

(3)确定集体活动的时间、频率及场所。

(4)招募集体心理治疗的组员。

(5)协助组员投入集体。

(6)促进集体互动。

6.集体讨论的技术　集体讨论的技术:脑力激荡法,耳语聚会,菲力普六六讨论法,揭示法,其他常用技术,如媒体运用、身体表达、角色扮演、绘画运用。

### (四)注意事项

团体心理治疗对于人际关系适应不佳的人有特殊用途。但其局限性在于:

1.个人深层次的问题不易暴露。

2.个体差异难以照顾周全。

3.有的组员可能会受到伤害。

4.在集体过程中获得的关于某个人的隐私事后可能无意中泄露,给当事人带来不便。

5.不称职的组长带领集体会给组员带来负面影响。因此,集体心理治疗不适合于所有的人。

### (五)森田疗法

森田疗法是20世纪20年代日本的森田正马创立的一种心理治疗方法。主要适用于神经症患者。该理论认为,神经症的症状是患者因情绪的变化而将正常的心理、生理现象均视为病态所致。情绪难以自行控制,而行动可受个人的意志支配。森田疗法试图通过改变行为来促使情绪的恢复,并以"顺其自然","照健康人那样做,便成为健康人"等原则指导治疗。

此外,森田疗法也注重患者性格的修养,注重治疗者的身教或示范作用。森田疗法强调现实生活对人的影响,不追溯过去,启发患者"从现在开始",在现实生活中接受治疗,鼓励并指导患者像健康人一样生活,由此使患者从症状中解放出来。

1.基本理论

(1)神经质症:这是森田关于神经症的理论,简单地说是一种素质论,他认为神经质的倾向任何人都有,而这种倾向强烈者称为神经质。森田的神经质包括普遍神经质(神经衰弱)、强迫观念(恐怖症)、发作性神经症(焦虑症)。

(2)疑病性素质:森田把神经质发生的基础称为疑病性素质,具有这种素质的人对自己的身心过分地担心,在某种情况下,把任何人都常有的感受、情绪、想法过分地认为是病态,并将注意力集中于此种感觉上,使之对此感觉更加敏感,进一步导致注意力的更加集中。

(3)生的欲望和死的恐怖:森田认为神经质的人"生的欲望"过分强烈,他所指的生的欲望包括从自我保存、食欲等本能的,到想获得被人们承认、向上发展的那种社会心理的欲望。而死的恐怖中包含了在对欲望追求的同时,怕引起失败,对死及疾病的恐怖,怕种种具有心理价值的东西失去等。

(4)精神交互作用和思想矛盾:森田认为神经质发病最重要的是疑病性素质,对症状发展起重要作用的是精神交互作用,所谓精神交互作用是指在疑病基础上所产生的某种感觉,由于注意力的集中使此种感觉更加敏感,过敏的感觉进一步使注意力更加集中并逐渐固定,从而形成症状,形成疾病。而人的主观、客观、情感与理智、理解与体验之间常有矛盾,森田称之为思想矛盾,如试图用理智去解决这些矛盾就会导致精神交互作用。

2.森田疗法的主要技术　　森田疗法可在住院条件下进行(住院式),也可在门诊中进行(门诊式)。治疗前要向患者说明治疗过程,告知患者要严格按要求去做。整个治疗过程以"接受症状、忍受痛苦、顺其自然、为所当为"十六字方针为指导原则。

(1)住院治疗的 4 期

1)卧床期:将患者独自隔离起来,绝对卧床,此期持续约 1 周,主要目的是解除患者的精神痛苦,消除烦恼和焦虑情绪,其次是使身心疲劳得到调整。

2)轻作业期:持续 1 周,仍禁止患者与他人交往,卧床时间缩短为 7~8h,白天可到户外呼吸新鲜空气,自本期开始要求患者写日记。此期目的是激发患者自发活动的欲望。当患者出现比较强的参加体力劳动的愿望时,可转入第 3 期——重作业期。

3)重作业期:持续 1~2 周,患者可自行选择体力劳动,如庭院劳动、田间劳动等,同时让患者多读书。培养患者的毅力、自信,使患者体验到成功的喜悦,增加工作的兴趣。

4)社会实践期:为返回现实生活做准备,进行一些适应外界环境变化的训练。

（2）森田疗法的特点

1）不问过去：即不追溯过去，而是重视现实生活。通过现实生活去获得体验性认识，启发患者"从现在开始"，"让现实生活充满活力"，"像健康人一样生活就会变得健康"，回到现实中去追求健康人的生活态度。

2）不问情绪只重视行动：森田理论认为人的情绪不可能由自己的力量所左右，而行为可由自己的意志所支配，强调通过改变患者的行动，促使情绪的恢复，用"顺其自然"、"事实唯真"以及"照健康人那样做，便成为健康人"等原则来指导治疗。

3）在现实生活中接受治疗：森田疗法不用特殊设施，在现实环境中，一方面让患者作为正常人过普通人的生活，另一方面给他们以生活指导似的治疗，通过现实生活中的活动，使患者从症状的束缚中解放出来。

4）森田日记：在治疗中要求患者记日记，对日记内容进行要求，要做到"不问症状"，只记录每天生活内容和体验，鼓励患者在生活中发现意义。医生会以森田疗法的原则对日记进行批改，作为指导治疗的一部分。

# 第十二章　心理障碍患者的危急情况的紧急处理

心理障碍患者由于病态心理的作用,可能会出现自杀、自伤、自缢或其他冲动行为,从而引起各种紧急危险情况,或者由于自知力的不完整而遭遇各种意外伤害,这时必须采取紧急措施进行抢救,降低伤害程度,减少死亡。

## 第一节　心跳、呼吸骤停

### 【诊断要点】

1.突然意识丧失。

2.大动脉(颈动脉和股动脉)搏动消失。

3.心音消失,呼吸停止。

4.瞳孔散大。

### 【治疗原则】

1.初期心肺复苏　建立有效的人工循环和呼吸。

(1)立即将患者置于硬板床或平地上,平卧位。对心跳停止1分半钟以内者,用中等力拳击心前区(胸骨中段)1～2次,有时可使心脏复跳。

(2)迅速解开患者的衣领、裤带,清除口腔内的异物。

(3)开放气道:一手抬起患者颈部,另一手置于患者额部使头部后仰,保持气道通畅。

(4)人工呼吸:即口对口或口对鼻吹气,口对口吹气时捏住鼻,口对鼻吹气时则压住口。深吸气后吹气,见到胸廓起伏方有效。人工呼吸的频率为12～16次/分。

(5)胸外心脏按压:患者仰卧于硬板上,头低脚高位。术者两手掌重叠,置于胸骨中下1/3交界处,直肘下压,使胸骨下陷约4～5cm,约维持0.6秒;然后放松0.4秒,但手掌不能离开胸壁。胸外心脏按压的频率为60～80次/分。一人抢救时,心脏按压15次,吹气2次,两人抢救时,心脏按压5次,吹气1次。

按压有效的指标是:患者面色、口唇、甲床及皮肤颜色逐渐转红,能够扪及大动脉搏动,收缩压上升至 60mmHg 以上,瞳孔缩小,自主呼吸出现,下颌、四肢等处的肌张力恢复。

2.二期复苏　建立自主循环和呼吸。

(1)尽快行气管插管或面罩给氧。

(2)补充碱剂:5％碳酸氢钠 50～100ml 静脉注射。如心跳未恢复,则每 10 分钟静脉注射 40～50ml。

(3)心电监护或描记心电图,确定心搏骤停的类型,并针对具体情况采取有效措施使心脏复跳。

1)心室颤动:电除颤,立即用 200～300J、非同步直流电除颤,若无效可增大50～100J,重复进行。静脉注射肾上腺素 1mg 有利除颤,必要时每隔 5 分钟重复使用。若不具备电除颤条件可用利多卡因 1～1.5mg/kg 静脉注射,必要时每 3～5 分钟重复一次,半小时内总量低于 300mg。然后用 500～1000mg 加入 500ml 10％的葡萄糖中持续静脉滴注,速度为 1～4mg/min,恢复窦性节律后,利多卡因维持静脉滴注 48～72 小时。

2)心室扑动:电复律,选择同步放电,操作同电除颤。无电复律条件可缓慢静脉注射普鲁卡因胺 100mg,每 5～10 分钟重复 1 次,总量达 1000mg 而无效时应换用其他药物。

3)心室静止:电起搏,对严重心动过缓和高度房室传导阻滞可能有效,对心室停顿无效。无电起搏条件可用以下药物:

①肾上腺素 1mg,静脉注射,必要时 3～5 分钟重复 1 次;

②异丙肾上腺素,先用 0.2mg 静脉推注,可与肾上腺素同时使用。然后 0.5～1mg 加入 250～500ml 10％的葡萄糖中静脉滴注,速度为 1～4mg/min;

③阿托品 0.5～1mg,静脉注射;

④10％氯化钙 10ml,静脉注射。

注意:忌用利多卡因、钾盐等对心脏有抑制作用的药物。

4)心肌电-机械分离:电起搏效果不佳,可用如下药物:

①肾上腺素 1mg,静脉注射,必要时 3～5 分钟重复 1 次;

②阿托品 1mg,静脉注射,必要时重复;

③10％氯化钙 10ml,静脉注射;

④升压药:用多巴胺 20mg,间羟胺 10～20mg 加入 100ml10％的葡萄糖中静脉滴注;

⑤静脉滴注液体或扩容剂。

注意:忌用利多卡因。

（4）心跳恢复之后,自主呼吸也有可能恢复,如自主呼吸未恢复,可适当使用呼吸中枢兴奋剂,并根据病情做对症处理。

3.第三期复苏　维持有效的循环和呼吸,治疗并发症。

（1）维持有效循环:选择适当的药物纠正复苏后的心律失常,并注意稳定血压。常规监测中心静脉压、桡动脉压,必要时通过飘浮导管测量肺动脉压及肺动脉楔嵌压,进一步了解心排血量。

（2）维持有效呼吸

1）复苏早期为了增加动脉血氧分压可吸入纯氧。如气管插管应用 2～3 天仍不能拔除,且呼吸道分泌物多,应考虑气管切开。

2）如心跳恢复但自主呼吸未出现,常提示存在严重的脑缺氧,应防治脑缺氧和脑水肿。

3）如自主呼吸恢复但尚不健全,可用洛贝林 3～9mg、二甲弗林 4～8mg 或尼可刹米 0.375～0.75g 肌内注射或静脉注射,或用呼吸机维持。

4）定期做血气测定,监测动脉血氧饱和度（$SaO_2$）或呼气末二氧化碳分压（$PetCO_2$）。

5）定期吸引咽部及气管内痰液,保持呼吸道畅通,防止感染。

（3）防治脑缺氧、脑水肿及急性肾衰竭

1）冬眠降温

①头部放冰帽,体表大血管处放置冰袋。

②异丙嗪 50mg,双氯麦角碱 0.6mg,每 6 小时肌内注射,或加入 100ml 5％的葡萄糖中静脉注射。

2）脱水利尿

①快速静脉滴注 20％甘露醇 250ml,2～4 次/日。

②静脉滴注复方甘油注射液 500ml,2～4 次/日。

③静脉滴注呋塞米 20mg,可用至 100～200mg。

④静脉滴注 25％白蛋白 20～40ml。

⑤地塞米松 40～80mg,分 4 次静脉滴注。

3）解痉:安定 10～20mg 静脉推注,或苯妥英钠 0.25g 静脉或肌内注射。

4）纠正酸中毒,维持水电解质平衡。

5）防治继发感染:最常见的是肺炎,其次是败血症和尿路感染,有感染迹象者可选用适当的抗生素。及时做细菌学检查和药敏试验,选择有效抗生素。

# 第二节　噎食窒息

噎食是指在进食时食物堵在咽喉部或卡在食管的狭窄处从而压迫气道,或食物误入气管而引起呼吸困难,甚至窒息死亡。心理障碍患者因噎食而窒息者较正常人多,患者服用大剂量抗精神病药物易引发帕金森综合征,从而出现吞咽肌运动不协调,食物误入气管。心理障碍患者在进食过程中突然发生严重呛咳、呼吸困难、面色苍白、口唇青紫、烦躁不安、双手乱抓、抽搐甚至大小便失禁时,应首先考虑噎食可能。噎食窒息是一种十分危急的情况,必须立即组织抢救。

## 【诊断要点】

1.起病急骤,患者正在进食过程中。

2.既往有心理障碍、癫痫发作、帕金森病或其他脑器质性疾病史,或正在使用抗精神病药物。

3.主要临床表现为呛咳、呼吸困难、面色苍白、发绀、烦躁不安、抽搐甚至大小便失禁等。

4.肺部听诊可闻及肺泡呼吸音减弱或消失。

5.喉镜、气管镜或食管镜等内镜检查可见食物团块堵塞食管或气管。

## 【治疗原则】

1.如果食物堵塞在咽喉部,应立即刺激患者的咽喉,轻拍背部,使其将食物呕吐出来;如无好转,应立即将患者抱起倒立,采取头低脚高俯卧位,腹部抵在床边或椅背,用力拍打患者胸背部,借助重力作用将食物排除。

2.若食物已进入气管,患者出现呛咳、面色苍白、口唇青紫或严重呼吸困难,可采取以下措施:

(1)将患者就地平卧,垫高肩部,头部后仰,用 18 号粗针头在环状软骨下方1cm 处刺入气管,使呼吸道暂时保持通畅,缓解缺氧状态。

(2)紧急气管切开:左手拇指和示指固定甲状软骨下缘,右手持刀在环甲膜处做一横切口,深达喉腔,撑开切口后插入气管套管或代用的空心管。

(3)如果心跳呼吸停止,应立即气管插管或行加压呼吸和胸外心脏按压,肌内注射呼吸兴奋剂和强心剂,直至恢复正常的呼吸和心跳。

经上述处理后,呼吸困难可暂时得到缓解,如食物仍滞留在气管,可请五官科医生会诊,采用气管镜、气管插管或气管切开取出食物。

(4)取出食物后须注意防治吸入性肺炎的发生。

3.针对不同的原发疾病给予相应的病因治疗,预防再次发生噎食窒息的可能。如有抗精神病药物所致锥体外系副反应者应予以拮抗剂,如东莨菪碱 0.3mg,肌内注射 1 次。必要时可减少药物剂量或停药,或改用其他反应较轻的药物。

# 第三节　吞食异物

心理障碍患者经常会出现吞食异物的情况,他们会出于各种原因而吞食异物。精神分裂症患者会因思维障碍而吞食异物,或者出于一种冲动行为或想以此来结束自己的生命;抑郁症患者也会通过吞食异物来达到自杀的目的,比如吞金(吞食金制首饰)就是一种比较常见的自杀手段;人格障碍患者则会把吞食异物作为一种自杀姿态。

心理障碍患者吞服的异物种类各异,小到戒指、铁钉、刀片、线头、打火机,大到笔、筷子、牙刷、钢锯条、剪刀等;材质也各不相同,如金属、塑料、布片、泥巴等。吞食异物的危险性视吞服异物的大小、数量、性质而定。吞食尖锐的金属或玻璃片可损伤重要脏器或血管,引起胃肠穿孔或大出血;吞食塑料等化学产品可引起中毒;吞下较多的布片、棉絮等不易消化物品可引发肠梗阻。吞食异物属临床急症,可产生十分严重的后果,需及时发现,并给予相应处理。

**【诊断要点】**

1.既往有心理障碍,患者本人或家属证实有吞服异物史。

2.曾有过轻生的念头或采取过其他的自杀行为。

3.主要临床表现为恶心、呕吐、腹胀、腹痛、便血、呕血、肛门停止排便排气以及感染症状甚至休克等。

4.腹部体检可见气腹、板状腹、腹膜刺激征、移动性浊音等阳性体征。

5.胸腹部 X 线检查可见胃肠道内金属等异物或膈下游离气体、肠腔积气、液平面等。

6.早期可能出现失血性休克,如血压下降、脉搏细速、四肢湿冷等。

7.须排除躯体疾病。

**【治疗原则】**

1.如吞食的异物长度短、体积小、无尖锐棱角,可采取保守治疗,嘱其多食富含粗纤维的食物如韭菜、芹菜等,这类食物既可包裹异物,又可加速胃肠道的蠕动,并给予缓泻剂如口服液状石蜡等,促进异物随粪便从肠道排出。同时必须进行严密的观察,尤其注意患者腹部症状和生命体征的变化,并用 X 线检查异物在体内位置的变化情况。一旦患者出现急腹症、内出血甚至休克等症状时,应立即行剖腹手术取出异物。

2.如异物梗阻在食管的 3 个生理狭窄处,可采用不同的处理方式:异物梗阻在环咽肌以上可直接用喉镜取出;梗阻在环咽肌以下可用硬质食管镜或纤维食管镜取出;对于圆滑、无棱角的异物,内镜无法取出时,可以将其先推入胃内再行取出。

3.如吞食的异物较长、较大、有锐利的刀口或尖锋等,内镜无法取出,经 X 线跟踪检查发现异物 3 天未向前移动者,应尽早实行手术治疗。

4.如老年人因牙齿脱落而将整片肉块吞下造成嵌顿,可口服 α-糜蛋白酶溶解肉块。

5.如患者咬碎了体温计并吞咽了水银,应立即让患者吞食鸡蛋清或牛奶。

6.积极处理吞食异物引起的并发症,如全身感染、休克等。

# 第四节　有机磷农药中毒

有机磷农药中毒是心理科常见急诊之一。有机磷农药是农业上广泛使用的杀虫剂,我国生产和使用的有机磷农药大多数属于高毒性及中等毒性。有些心理障碍患者常以吞服大量有机磷农药为手段达到自杀的目的。

本药进入机体后能与乙酰胆碱酯酶结合,形成磷酰化乙酰胆碱酯酶,使之失去分解乙酰胆碱的活性,导致乙酰胆碱在组织中大量积聚,引起胆碱能受体活性紊乱,而使有胆碱能受体的器官功能发生障碍,出现一系列先兴奋后抑制的症状,严重者可因昏迷和呼吸衰竭而死亡。

**【诊断要点】**

1.有明确的有机磷农药接触或口服史,应了解为哪种有机磷农药。

2.患者的衣服、体表、呕吐物、排泄物或呼出的气体可闻到特异性的大蒜气味(敌百虫除外)。

3.临床表现:经皮肤急性中毒者多在接触 2～6 小时后出现症状,口服中毒则潜伏期更短,在 10 分钟至 2 小时内发病,且病情发展迅速。主要症状和体征有:①毒蕈碱样症状:如恶心、呕吐、腹痛、腹泻、流涎、多汗、瞳孔缩小、视物模糊、大小便失禁、呼吸困难、呼吸道分泌物明显增多、咳嗽,严重者出现肺水肿,甚至呼吸、心力衰竭或休克;②烟碱样症状:如肌力减退、肌肉震颤、痉挛或麻痹,呼吸肌麻痹可引起周围性呼吸衰竭;③中枢神经症状:如头痛、头晕、疲乏、共济失调、注意力不集中、记忆力下降、嗜睡、震颤、言语障碍、烦躁不安、哭笑无常、谵妄或昏迷,有脑水肿时可发生癫痫发作。

4.实验室检查:全血胆碱酯酶活力的测定是诊断有机磷农药中毒,判断中毒程度、疗效和预后的重要实验指标。轻度中毒时,全血胆碱酯酶活力下降至50%～70%,中度中毒时下降至30%～50%,重度中毒时则下降至30%以下。患者呼吸道分泌物和呕吐物中可以检测到有机磷化合物,尿液中可以检测到有机磷代谢产物,如敌百虫中毒时,尿中三氯乙醇含量增加,含对硝基苯的有机磷农药中毒时,尿中可以检测到对硝基酚。

**【治疗原则】**

1.一般措施　立即将中毒患者撤离现场,脱去污染衣服鞋袜,用清水或肥皂水彻底清洗污染部位,禁用热水及酒精擦拭。眼部污染者用2%碳酸氢钠或生理盐水冲洗至少10分钟。敌百虫中毒忌用碱性液体清洗。

口服中毒者,应尽快清除胃内残留毒物,清醒者先服用大量1%生理盐水催吐,再根据不同中毒药物使用相应的洗胃液反复多次洗胃,每次约400～500ml,直至洗出液无农药味为止。洗胃后用20～40g硫酸钠溶于20ml水中灌入导泻,观察30分钟如无导泻作用则再追加清水500ml口服。昏迷者须保持呼吸道通畅,清除唾液及呼吸道分泌物,及时给氧,必要时予以气管插管、人工呼吸。

2.胆碱酯酶复活剂的应用　常用的胆碱酯酶复活剂有氯解磷定(PAM-CI)、碘解磷定(PAM,解磷定)、双复磷(DMO₄)、双解磷(TMB₄)、甲磺磷定(P₄S)等。

胆碱酯酶复活剂对减轻烟碱样症状较为有效,对各种有机磷农药的疗效并不完全相同。比如,氯解磷定和解磷定对内吸磷、对硫磷、甲胺磷、甲拌磷中毒的疗效较好,对敌百虫、敌敌畏的疗效差,对乐果和马拉硫磷中毒几无疗效;双复磷对敌敌畏及敌百虫中毒的效果较解磷定好。胆碱酯酶复活剂对已老化的胆碱酯酶无复活作用,因此对慢性胆碱酯酶抑制的疗效并不理想。胆碱酯酶复活剂应用疗效欠佳的患者,应以阿托品治疗为主。

胆碱酯酶复活剂的不良反应主要包括血压升高、视物模糊、复视、眩晕等,使用剂量过大,可抑制胆碱酯酶活力,引起癫痫样发作。较大剂量的碘解磷定会产生口苦、咽干、恶心等不良反应,注射速度过快可导致暂时性呼吸抑制。双复磷的不良反应尤为明显,有口周、四肢及全身麻木和灼热感,恶心,呕吐,颜面潮红,剂量过大可引起室性期前收缩和传导阻滞。个别患者发生中毒性肝病。

3.抗胆碱药阿托品的应用　抗胆碱药可以与乙酰胆碱竞争胆碱受体,起到阻断乙酰胆碱的作用。阿托品具有阻断乙酰胆碱对副交感神经和中枢神经系统毒蕈碱受体的作用,有效缓解毒蕈碱样症状,对抗呼吸中枢的抑制,但对烟碱样症状和恢复胆碱酯酶活力无效。阿托品的剂量可根据轻、中、重 3 种不同的病情而选用，待毒蕈碱样症状明显缓解或患者达到阿托品化后，再酌情减少药量或延长用药间隔时间。阿托品化的临床表现有口干、瞳孔扩大、心率加快、皮肤干燥、颜面潮红、肺部湿啰音消失。若患者出现意识模糊、烦躁不安、瞳孔散大、抽搐、昏迷和尿潴留等，提示阿托品中毒，应立即停用阿托品。在阿托品应用过程中，应严密观察患者的全身反应和瞳孔大小，并据此调整剂量。

胆碱酯酶复活剂与阿托品两药合用是有机磷农药中毒最理想的治疗。轻度中毒者可单独使用胆碱酯酶复活剂。两种解毒药合用时，应减少阿托品的剂量，防止阿托品中毒的发生。

4.对症和支持治疗

(1)抽搐者可肌内注射安定，禁用巴比妥类及吩噻嗪药物，但可小剂量使用氟哌啶醇。

(2)维持水、电解质和酸碱平衡，输液不宜过多，以免加重肺水肿。

(3)严重中毒者可用氢化可的松 100～300mg 或地塞米松 10～30mg 静脉滴注。危重患者可用输血疗法。

(4)脑水肿者可用脱水剂与头部降温，肺水肿禁用吗啡及哌替啶，积极抢救休克及心脏停搏、呼吸循环衰竭等。

(5)为防止病情复发，重度中毒患者在中毒症状缓解后应逐步减少解毒药物用量，直至症状消失后停药，一般至少观察 3～7 天。

# 参 考 文 献

1.曲丽芳.精神心理疾病历代名家验案选粹.上海:上海科学技术出版社,2013

2.王飚.实用精神医学丛书·躯体疾病所致精神障碍.北京:人民卫生出版社,2012

3.杨世昌,王国强.精神疾病案例诊疗思路(第 3 版).北京:人民卫生出版社,2017

4.米歇尔·福柯.精神疾病与心理学(译文经典).上海:上海译文出版社,2016

5.张小澍,刘宇,蔡红霞,田成林.中老年精神心理疾病防治知识问答.北京:中国社会出版社,2011

6.张晋碚.精神科疾病临床诊断与治疗方案.北京:科学技术文献出版社,2010

7.姚贵忠.重性精神疾病个案管理.北京:北京大学医学出版社,2017

8.周会爽.实用精神疾病诊治与护理.河北:河北科学技术出版社,2012

9.包祖晓.精神疾病诊治心悟.北京:人民军医出版社,2013

10.王旭玲.心身疾病的中西医诊疗.北京:中医古籍出版社,2010

11.奇思赫姆·伯恩斯.神经精神疾病治疗原理与实践(第 2 版).北京:人民军医出版社,2013

12.贾福军.精神疾病司法鉴定.北京:人民卫生出版社,2015

13.梁龙腾.常见精神疾病的诊疗与护理.上海:上海交通大学出版社,2015

14.周幸来.神经精神疾病临证药对.北京:人民军医出版社,2014

15.林家兴.心理疾病的认识与治疗.北京:首都师范大学出版社,2016

16.徐俊冕.心理疾病治疗理论与实践.北京:人民卫生出版社,2012

17.张松.实用精神疾病中西医治疗.北京:人民军医出版社,2010

18.毕淑敏.毕淑敏心理咨询手记.湖南:湖南文艺出版社,2018

19.杨治良,郝兴昌.心理学辞典.上海:上海辞书出版社,2016

20.陈璐著,陈玮.微反应心理学全集.北京:中央编译出版社,2015